甜言『泌』语

趣说内分泌疾病

田利民◎主编

甘肃科学技术出版社

图书在版编目（CIP）数据

甜言“泌”语：趣说内分泌疾病 / 田利民主编.-- 兰州 ：甘肃科学技术出版社，2020.6（2021.5 重印）
ISBN 978-7-5424-2744-1

Ⅰ. ①甜… Ⅱ. ①田… Ⅲ. ①内分泌病－预防(卫生) Ⅳ. ①R580.01

中国版本图书馆CIP数据核字(2020)第054759号

甜言“泌”语：趣说内分泌疾病

田利民　主编

项目统筹　何晓东　韩　波
责任编辑　李叶维　韩　波
装帧设计　大雅文化

出　版　甘肃科学技术出版社
社　址　兰州市读者大道 568 号　730030
网　址　www.gskejipress.com
电　话　0931-8125103（编辑部）　0931-8773237（发行部）
京东官方旗舰店　http://mall.jd.com/index-655807.html

发　行　甘肃科学技术出版社
印　刷　上海雅昌艺术印刷有限公司
开　本　787 毫米 × 1092 毫米　1/32　印　张　9.25　字　数　266 千
版　次　2020 年 8 月第 1 版
印　次　2021 年 5 月第 2 次印刷
印　数　3001~8000
书　号　ISBN 978-7-5424-2744-1　　定　价　48.00 元

前　言

内分泌疾病是一类古老而又年轻的疾病。从远古时代吃动物健康器官治疗同类器官疾病的替代疗法、公元前11世纪（西周时期）我国古代人民将阉割技术用于动物和人的繁殖、1851年法国生理学家伯纳德第一次使用“内分泌”术语、1889年“内分泌学”的诞生、1902年促胰液素的发现到1905年激素的提出至今，数以万计的事件都记录着内分泌疾病的前世今生。内分泌疾病涉及人类的生长、发育、智力、精神、行为、繁殖能力等方面的异常，严重影响人类生活能力和幸福指数。随着我国经济发展、生活方式转变、人口老龄化和城镇化进程的加速，内分泌疾病发病率逐年上升、患病人数逐年增多、患病基数逐年增大，给患者、家庭和社会造成了沉重的负担。

提及内分泌疾病，相信多数人觉得陌生而神秘，脑海中常出现的可能是“内分泌紊乱”“内分泌失调”等词语，其实不然。内分泌疾病与人体内分泌腺体、内分泌细胞分泌的激素不当有关。各种原因导致人体内任何一种激素分泌过多或减少都可引起内分泌疾病。比如胰岛素不足引起糖尿病，生长激素过多引起巨人症等。由于内分泌疾病不同激素缺乏导致的疾病临床表现有相似性、多样性特点，容易混淆，导致人们对此类疾病认识模糊且存在很多误区。如何能让棘手的内分泌疾病变得通俗易懂、让僵化教条地内分泌疾病书籍阅读变得轻松有趣、让百姓对内分泌疾病误区得以纠正和让大众的防控意识得到提高？这正是我们编写这本科普图书的初衷。

本书由甘肃省人民医院内分泌科组织撰写。编写人员都是专业功底扎实和临床经验丰富的内分泌学专家、学者及具有博士、硕士学位的高年资医生。我们结合典型病例，通过讲故事、情景对话等方式将复杂的内分泌疾病防治知识用简单、直观、易懂的形式呈现出来，使广大读者易于接受和理解。书中的每一章讲述一个内分泌腺体疾病，同一腺体不同的疾病名称、表现和防控方法将使读者得到新的正确的认识。对于关注健康的您而言，此书是一本可以轻松阅读涨知识、快乐宣教助健康的科普书。希望此书能让您和您的家人走近和了解内分泌疾病，预防和远离内分泌疾病。愿此书陪伴您和您的家人甜美生活，甜美解“泌”。

由于编者有限，书中纰漏、错误在所难免，敬请大家批评指正。

祝愿大家生活愉快！

田利民

2020年6月

MULU

目 录

魔鬼与天使

第一章 魔鬼与天使

第一节 糖尿病来的静悄悄

李老爷子现年62岁了，年轻时在工厂上班，家里上有老、下有小，日子一直过得紧巴巴的，辛辛苦苦半辈子，终于供孩子读完大学，成了家，自己也光荣退休了，却突然查出个糖尿病。说起来李老爷子平时不抽烟不喝酒，也没什么爱好，就好吃两口，什么小糕点、焖羊肉，来者不拒，晚上还爱吃个夜宵，才能睡得踏实。但是说来奇怪，尽管老爷子吃得很多，却一直都不胖，还很瘦，除了平常喝水多、夜里经常起夜上厕所之外，没啥大毛病，家里人都认为岁数大了，前列腺有毛病了，一直没检查。直到有一次，医院进行糖尿病义诊，免费测血糖，李老爷子一时兴起，伸手要求给自己也扎个手指，查查血糖，结果一测血糖值显示13毫摩尔/升，而正常的空腹血糖应该是在6毫摩尔/升左右。老爷子不相信，到医院去抽静脉血再测了2次，结果血糖值都在12毫摩尔/升以上，最终被确诊为“糖尿病”。直到“戴上糖尿病的帽子”，李老爷子也没有搞清楚到底怎么得的病，没办法只好接受了。

生活中，像李老爷子这样的例子并不少见。一提到糖尿病，大家也许立马就会想到“终生服药”“许多好吃的不能吃了”“不治之症”等可怕又无可奈何的结论。然而事实却是：糖尿病的发生、发展不是一朝一夕的事，并且它可防可治。那么，究竟什么叫糖尿病？糖尿病的典型症状有哪些？我们应当如何预防糖尿病？为何糖尿病患者会经常感到饥饿？下面我将给大家一一道来。

一、甜蜜杀手，掀起你的盖头来

首先我们解释一下什么叫血糖，血糖就是指血液中的葡萄糖。如果把我们的身体比喻为一辆汽车，那么血糖是汽油。没有汽油，人体这辆汽车将无法正常运转。我们平时工作生活时可能根本感觉不到耗费了能量，但实际上做任何事都离不开它，无论是百米冲刺的运动员，还是在酣睡的儿童，或者是斜靠在沙发上看电视的老年人。虽然机体在不同的状态下对葡萄糖的需求并不一样，但是分分秒秒都离不开它。

在我们胃的后下方有一个长形器官叫胰腺。胰腺中散布的细胞团，形似小岛，称为胰岛。只有胰岛中的β细胞才能分泌胰岛素，它是人体内唯一能降低血糖的激素。胰岛素的用处在于帮助血液中的葡萄糖进入需要它的细胞内。它是如何工作的呢？胰岛素像一把钥匙，打开细胞膜上的机关，促使血液中的葡萄糖进入细胞，变成人体所需的能量。根据血糖的高低，β细胞分泌胰岛素的量也相应增减，始终使血糖保持在一个正常稳定的范围。如果胰岛素不能有效地工作，任何一个工作环节出现问题，那么血中的葡萄糖就会升高，引起人体器官：心、脑、眼、肾的损害，同时从尿中排出的葡萄糖也会增多，这就是糖尿病。

医学对糖尿病的定义是：糖尿病是以高血糖和糖类、脂肪及蛋白质代谢紊乱为特点，伴有绝对或相对胰岛素功能失调和（或）分泌不足而引起的一种疾病。

二、糖尿病的典型症状有哪些？

糖尿病的典型症状是“三多一少”，具体表现是：

1. 多尿

糖尿病患者因体内血糖过高，血浆渗透压升高，不能被充分利用就要排出。这类患者每昼夜的尿量可达3000 ~ 4000毫升，最多时可达10000毫升以上。此外，排尿的次数也增多，有的患者每日排尿次数可达20多次。血糖越高，排出的尿糖越多，尿量及次数也越多。

2. 多饮

由于多尿，水分过多丢失，引起口渴，只好以饮水来补充，饮水量和饮水次数都增多。排尿越多，饮水也越多。

3. 多食

由于尿中丢失糖过多，人体能量缺乏引起食欲亢进，老感觉吃不饱，主食、副食都比正常人明显增多，吃进去的东西增多了，血糖也随之升高，尿糖也增多，如此反复，形成恶性循环。

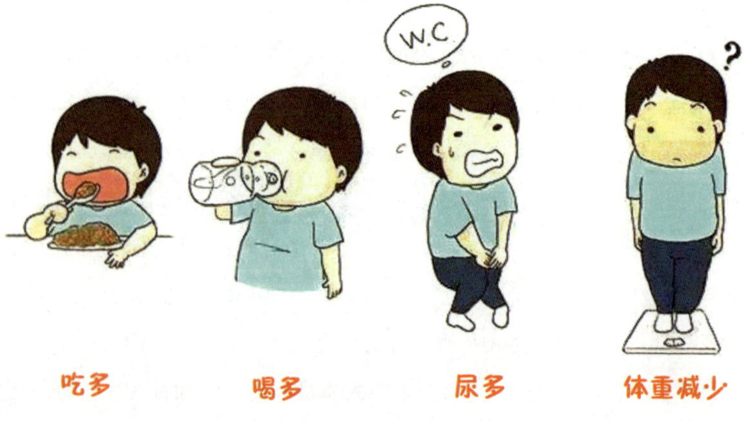

4.体重减轻

严重者体重可下降数十千克，以致出现疲乏无力，精神不振症状。同样，病程时间越长，血糖越高，病情越重，消瘦也就越明显。

糖尿病的典型症状为“三多一少”，但并不是所有的患者都如此。有的患者以多饮、多尿为主，有的以体重减轻、乏力为主，有的以急性或慢性并发症为首发症状，通过进一步的检查才发现患了糖尿病，甚至有的患者直到发生酮症酸中毒、高渗性昏迷才被确诊。还有不少糖尿病患者无自觉症状，在体检时或术前准备时偶然发现。因此，过分依赖“三多一少”症状易导致误、漏诊，这一点要引起我们足够的重视。

发现糖尿病的蛛丝马迹

一位老年妇女很长一段时间以来，外阴瘙痒难忍，痛苦万分又羞于对儿女讲，在小诊所就诊的结果是霉菌性阴道炎。她试遍了各种栓剂、洗剂等抗真菌药物，花了很多钱，但瘙痒症状仍然时好时坏。1年后因脚踝骨折在医院做手术时，才发现她的血糖竟然高达24毫摩尔/升，经进一步检查确诊为2型糖尿病。经过合理的治疗，老人家血糖控制得很平稳，阴道炎再也没有犯过，全家人都惊呆了，没想到糖尿病是元凶。

生活中有一些线索似乎与糖尿病毫无关系，但可能是糖尿病出现的信号，了解下列7种表现，也许它能帮助你及早发现糖尿病的来临。

（1）不明原因的疲劳乏力。

（2）不明原因的皮肤或外阴瘙痒、伤口不易愈合

（3）不明原因的肢端麻木或异样感觉。

（4）易得感染性疾病，且感染难控制。

（5）年龄较轻即有白内障，或视力减退。

（6）不明原因的多次流产或死胎。

（7）阳痿。

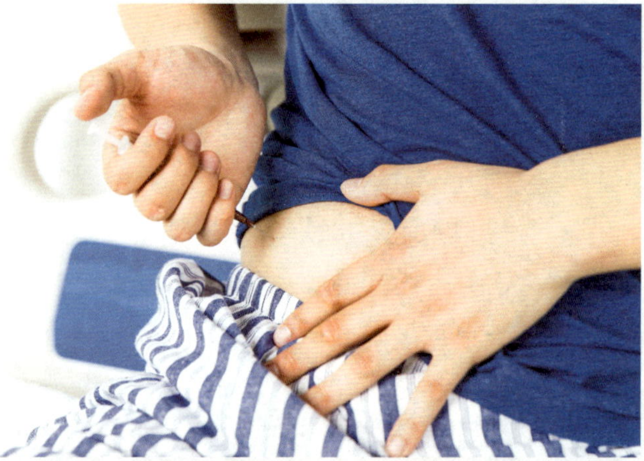

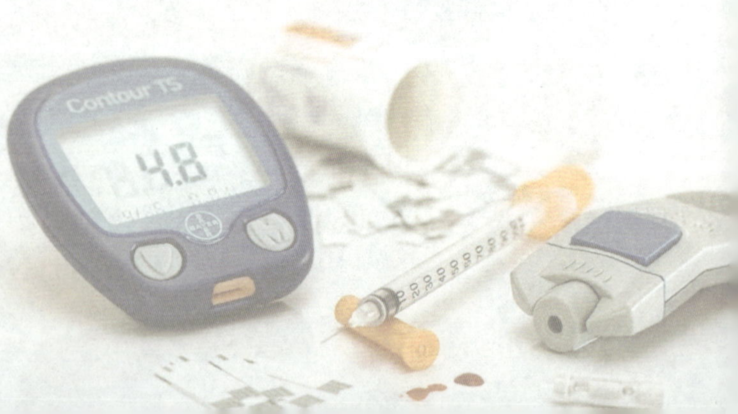

三、糖尿病的类型

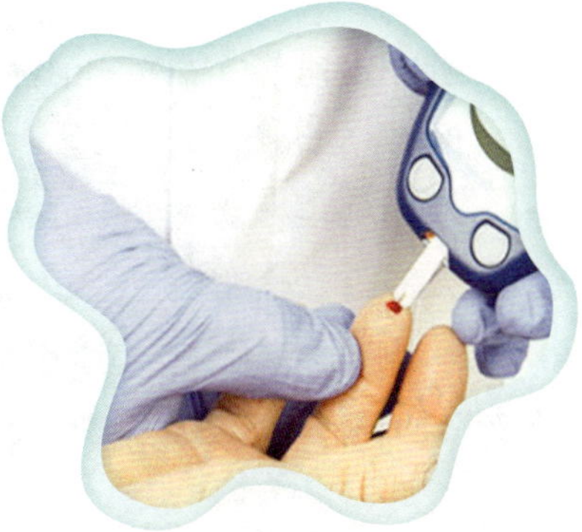

患者为10岁男孩，就读当地小学，平时放学回家喜饮冷饮，一日感冒后突然出现头晕、乏力症状，进而恶心、呕吐，老师急送入医院后，经CT检查无明显异常，尿酮体为2+，血糖为28.5毫摩尔/升，诊断为：1型糖尿病，糖尿病酮症酸中毒。

糖尿病分为四大类型：1型糖尿病、2型糖尿病、妊娠糖尿病及其他特殊类型糖尿病。

1型糖尿病

1型糖尿病是由于胰岛β细胞被破坏，胰岛功能衰竭，导致胰岛素分泌减少而导致的，以胰岛素绝对缺乏为主，属于自身免疫性疾病，可发生在任何年龄，但多见于青少年和儿童，起病急，“三多一少”症状较为明显。易发生多体型消瘦，酮症酸中毒，因为这些特点，一旦确诊，治疗上大多需终生注射胰岛素。过去也称其为“胰岛素依赖型糖尿病”。

2型糖尿病

过去相当长一段时期内，人们都认为糖尿病是由于胰岛素缺乏引起的。后来人们发现一些糖尿病，特别是2型糖尿病的早期，胰腺中β细胞分泌胰岛素的量并不低，但是，血糖仍然降不下来。这是什么原因呢？

刚才我们说了胰岛素是一种特殊的“钥匙”，一旦钥匙出现问题，或者胰岛素本身出现质量问题，都不能使血糖降下来。换句话说，即使胰岛素的量没有问题，甚至比正常还要高，但是，胰岛素的作用器官，如骨骼肌、脂肪组织及肝脏等对胰岛素的敏感性及反应性降低或丧失，那么正常量的胰岛素就难以维持正常血糖水平。为了维持正常血糖水平而过多分泌胰岛素的现象就是胰岛素抵抗。出现胰岛素抵抗时间久了，在这种超负荷分泌的状态下，β细胞的功能就会受损，胰岛素分泌的代偿能力下降，就会出现糖耐量减低或2型糖尿病。

其他特殊类型糖尿病

主要包括胰腺疾病或胰腺切除引起的胰源性糖尿病、内分泌性糖尿病（肢端肥大症、甲状腺功能亢进、嗜铬细胞瘤引起）、药物及化学性糖尿病（糖皮质激素、利尿剂、口服避孕药等引起）、胰岛素或胰岛素受体异常遗传综合征等所引起的糖尿病。这类糖尿病随着原发疾病的好转痊愈，血糖也可恢复正常。

妊娠糖尿病

妊娠糖尿病分为两种，一种是妊娠前已有糖尿病的患者妊娠，称糖尿病合并妊娠；另一种为妊娠前糖代谢正常或有潜在糖耐量减退，而在妊娠后发现血糖高于妊娠期正常标准，称为妊娠期糖尿病（GDM）。妊娠期糖尿病患者糖代谢多数于产后能恢复正常，但将来患2型糖尿病风险增加，必须引起重视。临床表现有多饮、多食、多尿症状，或外阴、阴道念珠菌感染反复发作，易并发羊水过多或巨大胎儿，最大的危险是影响胎儿的生长和发育，流产的风险也将增加。建议在妊娠24～28周进行妊娠期糖尿病筛查。

“糖妈妈”有巨大胎儿、胎盘功能不良、胎位异常或其他产科指征者，必要时应行剖宫产。

糖尿病对母亲的影响：

* 不易怀孕
* 流产的可能性增大
* 糖尿病人羊水过多的发生率增高

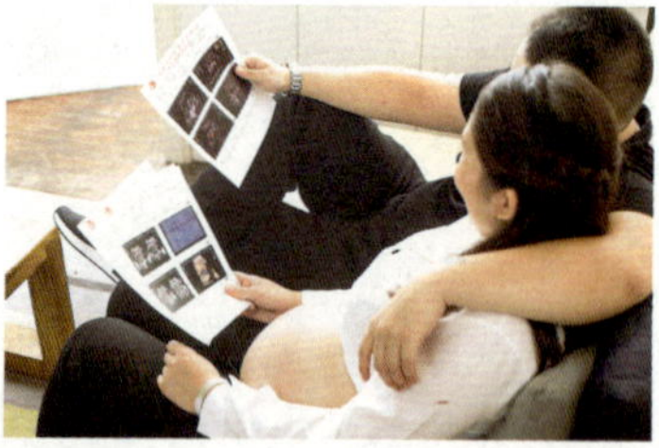

糖尿病对胎儿的影响：

* 巨大儿和畸形儿发生率增加
* 新生儿低血糖和呼吸窘迫发生率增加

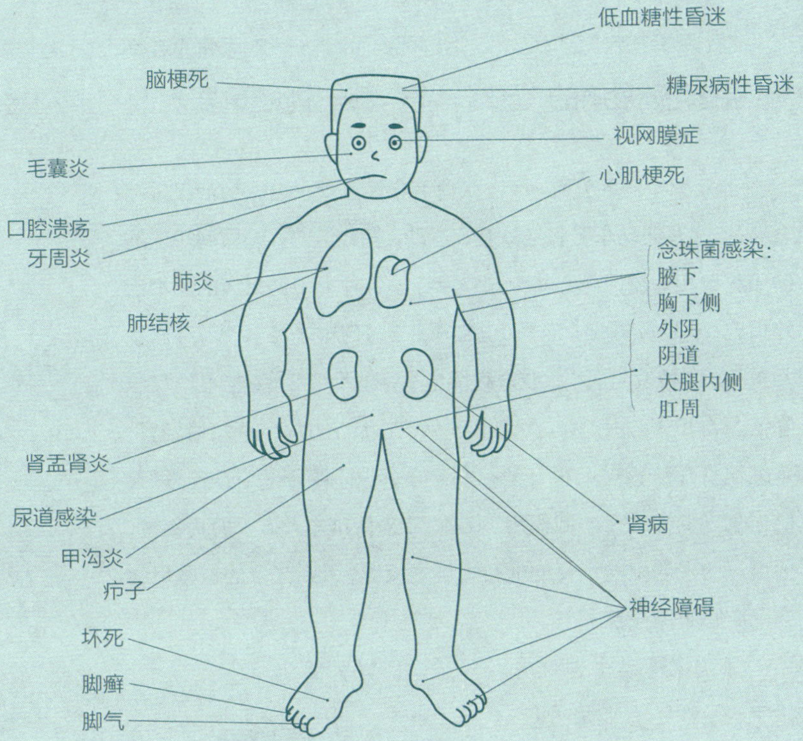

糖尿病会遗传吗？

糖尿病的发生是多因素的，主要是由于遗传因素和环境因素相互作用而引起的。其中遗传因素是内因，是疾病的基础。有糖尿病家族史的人比无家族史的人发病率高得多，但糖尿病患者遗传给下一代的不是疾病本身，而是易患糖尿病的体质，2型糖尿病对比1型糖尿病有着更强的遗传倾向。环境因素是外因，外因通过内因来起作用。因此，如果有糖尿病易患体质的人合理饮食和加强运动，可避免发生糖尿病。

四、平衡开启“五驾马车”，达标更要治本——糖尿病的治疗

治疗糖尿病的“五驾马车”哪一辆最重要呢？

治疗糖尿病的五驾马车，饮食治疗最重要。糖尿病治疗是综合性的，“五驾马车”包括饮食、运动、药物治疗、糖尿病知识的健康教育和血糖监测。其中饮食治疗是各种类型糖尿病的基本治疗措施，是最重要的一匹马，也常被称为“驾辕之马”，其余4匹也常被称为“拉套之马”。不论病情轻重，有无并发症，也不论口服降糖药物和胰岛素治疗等，都必须采取饮食治疗。一些病情轻者，单纯饮食疗法就可以很好地控制病情，不需要吃药。那么，每天应当吃多少合适呢？我们用“卡路里”来衡量每天摄入的食物量，你摄入的卡路里与消耗的卡路里应当相等，否则多余的卡路里就会变成脂肪储存起来。

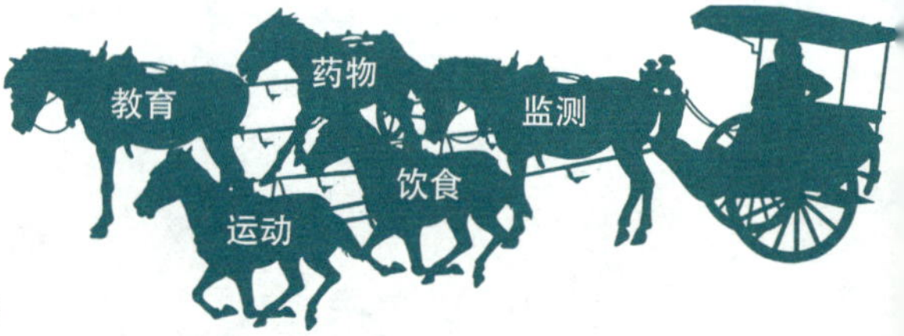

运动锻炼是个神奇的法宝，不管你原来是否热爱运动，只要你现在就开始行动，一点都不算晚。运动是最简单的控制糖尿病的方法，它可以消耗脂肪，减轻体重，促进血液在血管中的流动，增强心脏和肺的功能。运动要注意步骤和强度：正式运动前应先做5～10分钟的有氧热身运动，顺便伸展肌肉关节，运动结束时需要再做5～10分钟的整理运动，使心率恢复到每分钟比静息时高10～15次的水平。年轻人或身体状况较好的患者可以选择强度较大的运动，老年人或有心脑血管基础病的人可选择较低强度

的运动。每次运动以消耗至少8千卡热量（相当于75g米饭）为宜，即大强度运动5分钟，中等强度10分钟，低强度20分钟，最低强度30分钟。

大强度运动：游泳、跳绳、快跑。
中等强度运动：做操、平地慢跑。
低强度运动：跳交谊舞、平地骑车。
最低强度运动：太极拳、散步、做家务。

药物治疗是糖尿病治疗的重点之一，包括口服降糖药和胰岛素。每个患者根据不同的病情而采取不同的药物治疗方案。有些患者认为到底吃不吃药、什么时候吃药，都是医生说了算，自己不用知道，其实这个想法是非常错误的。糖尿病的治疗要靠患者与医生的密切配合，你掌握的糖尿病知识越多，依从性越高，对自己越有好处。有些患者因为怕麻烦，或者道听途说药物有副作用，或者是经济负担的因素，迟迟不肯用降糖药，这样做只会加重病情，到头来害了自己。

糖尿病知识的健康教育

广义的教育不仅是对糖尿病患者的教育，而是针对所有人群的教育，尤其是糖尿病患者的家人。一定要早诊断、早治疗。每年体检查血糖，而不是有症状后才去医院诊治。对体检所发现的糖尿病前期患者进行预防糖尿病的教育，要求他们改善生活方式、增加体力活动及减少饮食热量的摄入。

常有一些糖尿病患者患病后思想负担很重，精神非常紧张，整天胡思乱想，陷入苦恼和忧愁中，不是积极地想办法治疗，而是整天考虑治不好怎么办，出现并发症怎么办，既不利于治疗疾病，又容易使病情加重。医护人员或家属要积极开导病人，使病人放下负担，心情畅快，才能取得良好的疗效。

随时监测血糖水平，是减缓和预防多种并发症的有效措施。调查发现，经常进行自我血糖监测的糖尿病患者，其糖化血红蛋白低于没有自我血糖监测习惯的人。随着便携式家用血糖仪的普及，越来越多的糖尿病患者可以在任何时间进行血糖检测。

第二节　糖尿病的“秋后算账”

糖尿病的并发症可以分为急性和慢性两大类。急性并发症包括酮症酸中毒、非酮症高渗性昏迷、乳酸性酸中毒和低血糖症，可直接危害患者生命。慢性并发症有三类：第一类是微血管并发症，包括肾脏病变和眼底病变；第二类是大血管并发症，指心血管、脑血管和其他大血管的并发症；第三类是神经病变，很多人错误地认为血糖高一点没什么关系，治不治没什么关系，反正也没什么明显症状，其实糖尿病是一个秋后算账的病，它对人体的危害不是血糖高，而是因为血糖高引起的各种并发症。

一、来势汹汹的急性并发症

糖尿病酮症酸中毒患者，女性，11岁，糖尿病病史1年，平时注射胰岛素降糖，在街边进食不洁饮食后，突然出现腹泻、恶心、呕吐症状，逐渐出现昏迷，查空腹血糖在23.0毫摩尔/升，血钠142毫摩尔/升，尿糖（+++），尿酮体（++），血pH值为7.2，诊断为糖尿病酮症酸中毒。

糖尿病急性酮症酸中毒是以高血糖、酮症和酮症酸中毒为特征的糖尿病急性并发症，早期表现为：小便频繁、口渴、视力模糊、疲劳，此后上述症状往往加重，出现恶心、呕吐、呼吸困难、呼气有“烂苹果”味，一部分患者后期出现意识丧失、脱水、心跳加快等，脱水严重者皮肤黏膜干燥、弹性差、血压下降、呼吸深快，如不及时抢救，可导致死亡。糖尿病酮症酸中毒还有反复发作的倾向，故在酮症酸中毒纠正以后，患者应警惕诱因，再次出现相关症状时及早发现，并及早就医，以防病情进一步恶化。

下列是容易诱发糖尿病酮症酸中毒的几种情况，应当引起大家的重视。

1.血糖控制不佳

随意中断或不适当减少胰岛素及口服降糖药剂量；大量进食高糖饮食；糖尿病未经正规降糖治疗。

2.感染

患者并发肺炎、消化系统感染、泌尿系统感染、坏疽等时，甚至感冒也可诱发。

3.饮食不当

暴饮暴食或饮食不洁引起呕吐、腹泻。

4.应激性刺激

其他严重外伤或手术后、妊娠和分娩等应激性刺激。

低血糖症

糖尿病患者不仅面临着高血糖带来的诸多危害，同时也要面对低血糖可能造成的身体损害。对于糖尿病患者来说，血糖低于3.9毫摩尔/升时，就可能发生低血糖的表现。发作时每个人的感觉不尽相同：大汗淋漓、疲乏无力、面色苍白、头晕、饥饿、手颤、心慌，腿软、视力模糊、神志不清、昏迷等，都是可能出现的症状。老年糖尿病患者对低血糖的耐受性差，反应不如其他年龄患者敏感，易发生严重低血糖事件，而且一旦发生，纠正起来很困难。多见于以下几种情况：①促进胰岛素分泌剂过量，如优降糖；②胰岛素注射过量；③使用降糖药物后，没有进食，或进食减少，或不按时进餐；④锻炼时间过长，或强度比平常大；⑤肾功能不全致降糖药排泄减少而在体内蓄积。

对于低血糖，应该预防大于治疗，尽快识别低血糖的表现，特别是有些患者低血糖的反应很特别，比如打呵欠，或只是出现无神疲惫的表情，或者根本没有症状，一定要有敏锐性，否则可能危及生命。

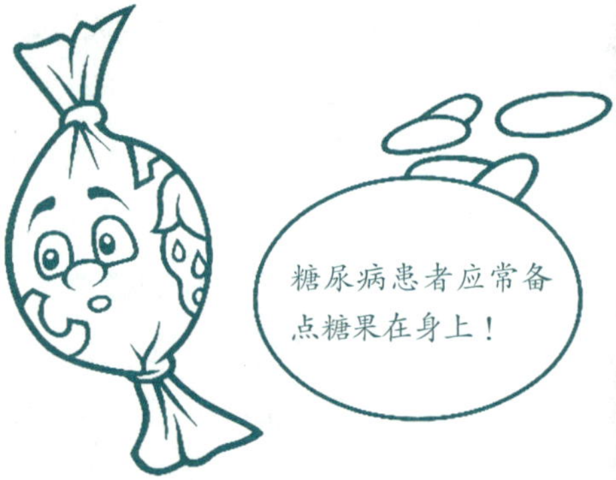

如何处理低血糖？

因为种种表现怀疑低血糖，应立即进行血糖测定，如果没有条件测血糖，那么应该马上采取措施。最快速的方式为喝含糖饮料（如可乐或橙汁），也可以吃面包、馒头等主食，进食后宜休息10～15分钟，如15分钟后仍感身体不适，可再吃些水果、饼干、蛋糕等含糖食物。若低血糖反应持续发作，或患者神志模糊，应立即将其送往最近的医院进行救治。

二、不可小看的慢性并发症

糖尿病肾病是糖尿病最严重的微血管并发症之一，也是引起患者死亡的主要原因之一。如果你发现尿中出现了蛋白，这提示肾脏可能受到了损伤。人体的肾脏里面有很多毛细血管，它们就像是很多细小的过滤器。将血液中的毒素和废物过滤出去，形成尿液，而有用的成分如蛋白质又会重吸收入体内。而如果因为糖尿病控制欠佳，引起这些毛细血管阻塞或损伤，就不能把全部毒素和废物排出体外，这就是为什么糖尿病肾病终末期会发展到肾衰竭，需要透析；另一方面，还可能发生渗漏，使人体需要的蛋白质等有用物质随尿液排出体外。

研究表明：血糖控制良好，可以明显延缓糖尿病肾病和糖尿病眼底病变的发生和发展。

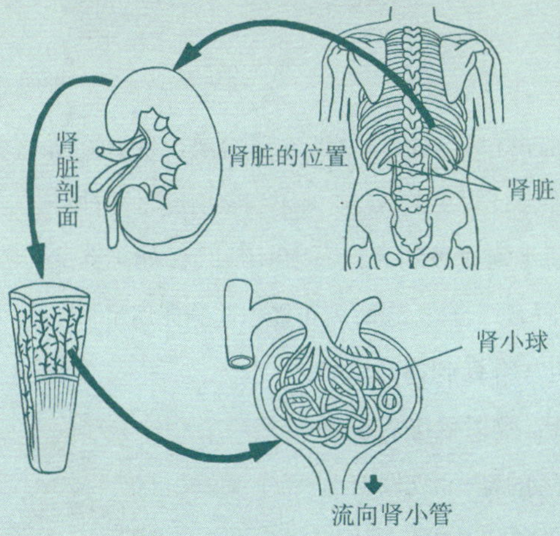

建议患者做到以下几点：

严格控制血糖和血压

定期检查肾功能

一旦确诊为糖尿病，就应该定期检查24小时尿蛋白和血清肌酐、尿素氮等。

少盐少蛋白

食盐每天不超过6克，少食或不食植物蛋白，尽量食用优质动物蛋白。

检查眼底

一般来说，糖尿病肾病和眼病的发生发展是同步的，有时候眼底病变往往比肾病出现得更早些。

积极动员患者接受胰岛素治疗

为了控制好病情，又不至于影响肾脏功能，建议患者注射胰岛素控制血糖。

来自眼睛的糖尿病信号 —— 糖尿病眼病

随着年龄的增大，迟早会出现眼睛的问题。但如果得了糖尿病，遇到这个问题的时间可能会比别人提早一些。糖尿病对眼睛的损害可能是一个漫长的过程，这些眼病中，最常见而且对视力影响最大的是白内障和糖尿病视网膜病变。白内障可以通过手术来根治，患者的视力可恢复很多。但是首先必须控制好血糖及血压，以免术中眼底出血，术后感染或者愈合不好。视网膜病变既是糖尿病微血管病变的重要表现之一，也是糖尿病患者失明的主要原因。按眼底改变可分为两大类：非增殖性视网膜病变和增殖性视网膜病变。但是糖友也不要害怕，不要沮丧！坚持控制血糖，其次，要定期看眼科医生，至少每年1次，一旦发现苗头，及时治疗。总之，对于糖尿病性眼病来说预防是关键，及早治疗是出路。

糖尿病足

足部位于人体的最下端，距离心脏的位置最远，因此，也最容易出现血液循环不良。糖尿病患者，一则腿部的循环会变得更差；二则糖尿病常引起足部神经损伤，让人感觉不到疼痛，即使脚部起水疱或被刺破，可能也不知道，如果继续行走，就会导致足部溃疡、感染。这些因素结合到一起，就可能引起糖尿病足。

由于足部感觉神经的病变，早期常有针刺样或者蚁走样的感觉，后期变得感觉迟钝、不敏感，这时候患者很容易在洗脚时被热水烫伤，或穿不合适的鞋子磨破脚，或踩到钉子等异物被扎伤，又因患者痛觉减退或消失，不能及时察觉病变，常常使溃疡加大。再者患者血管病变导致足部血液供应不足，足部皮肤因此非常干燥缺乏弹性，容易皲裂和形成“鸡眼”，此时如果细菌感染，常形成脓肿、溃烂并

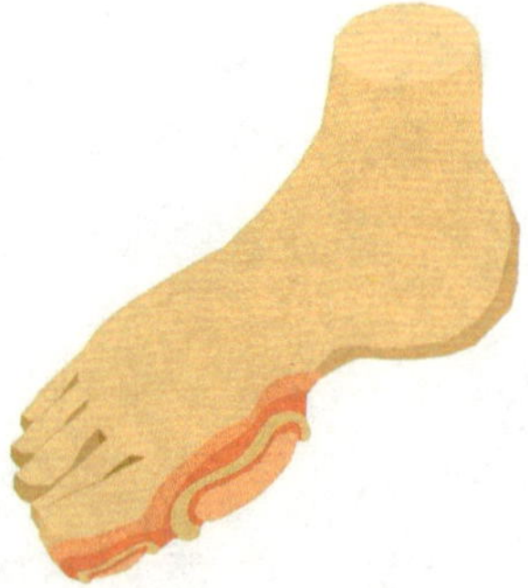

逐渐坏死，严重者需要截肢，感染严重时还可引起全身败血症。

如何预防呢？建议患者做到以下几点：

（1）避免穿不合脚的鞋，清除鞋内异物，最好穿白袜子；

（2）勤剪趾甲，但不要剪得太短过秃；

（3）保持足部清洁干燥，温水洗脚，必要时请家人代试水温；

（4）细心检查双足，以免小损伤变成大溃疡；

（5）积极戒烟；

（6）不拖延，发现糖尿病足，及时就诊，避免截肢。

糖尿病心血管并发症——为什么糖尿病与冠心病形影不离？

冠状动脉是专为心脏供血的血管，当冠状动脉血管壁发生粥样硬化，阻碍血流，引起心肌血液供应不足时，就形成冠状动脉粥样硬化性心脏病，简称冠心病。与非糖尿病患者相比，糖尿病患者更易患冠心病，因此糖尿病患者往往伴发高血压、高血脂、蛋白尿。主要表现为胸闷、活动后气短、心口痛、脚肿、咳嗽、心慌等，还有一部分患者虽有心肌缺血和心肌梗死，但是没有感觉到心口疼痛，临床表现常常不典型，少数病人发展到严重的心衰，睡觉时不能平躺，甚至突然猝死。

糖尿病脑血管并发症

糖尿病为脑血管病的主要危险因素之一。脑梗死最多见，还可发生脑出血、短暂性脑缺血，必要时行脑CT（Computed Tomography，即电子计算机断层扫描，以下简称CT）或MRI（Magnetic Resonance，即磁共振成像，以下简称MRI）检查。糖尿病代谢紊乱，如高血糖、低血糖、高渗透压、酮症等均可导致中枢神经系统功能改变，其中以反复低血糖发作的危害最大。需要控制血糖平稳，而不是忽高忽低。

糖尿病性周围神经病变

糖尿病因神经损伤的部位不同，出现的症状也各不相同，患者可根据以下症状自己做些初步的判断：

1.脑神经病变

上眼睑下垂、眼球活动障碍、看东

西重影、听力下降、口眼歪斜等。

2.感觉神经病变

最为常见，症状为肢体疼痛、麻木，部分患者可有感觉异常，如有针刺感、烧灼感、蚁走感、触觉过敏，但真正受到高温、低冷或刺伤等外界刺激时反而没有正常的感觉，走路常常像“踩在棉花上一样”或感觉穿着靴子。严重者甚至痛不欲生。

3.运动神经病变

主要表现为全身无力、肌肉萎缩、肢体疼痛等，多数患者经过积极治疗，症状可以消失。

4.自主神经病变

主要症状为：头面部和躯干部汗多，四肢无汗，有的患者为半身出汗；腹胀、胃排空延迟、大便失常或腹泻便秘交替出现；排尿障碍，或有尿尿不出来，或小便淋漓不尽；一些患者有直立性低血压，一站起来血压就下降，甚至头晕跌倒；男性勃起功能障碍。这些患者，我们除了严格控制血糖外，还要使用营养神经及改善循环的药物。

几种生活中常见的消化系统自主神经病变：

（1）胃排空延迟，持续的饱腹感，食欲减低；

（2）腹泻、便秘或腹泻与便秘交替发作；

（3）胃部或胸骨后有烧灼感，在饭后、躺下或弯腰时更为明显，需首先做胃镜排除其他器质性病变。

很多老糖友为其所困，受尽折磨，长期腹泻，吃了止泻药后又顽固性便秘，吃了泻药，又拉肚子，反反复复，非常痛苦。

这里可以教大家一些调理方法：养成按时排便的习惯，多运动，增强

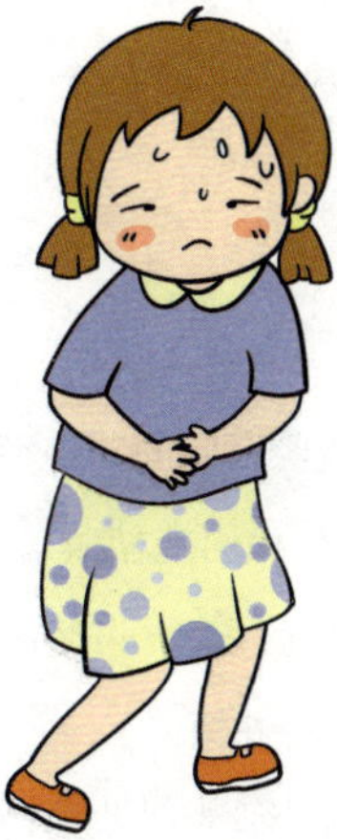

胃肠蠕动。多喝水，多吃粗纤维。自我按摩，热毛巾敷肚子，或双手叠压于腹部，顺时针、逆时针交替画圈。中药调理，切不可用太猛的泻药，以免破坏肠道环境的平衡，从而导致更严重的便秘。

糖尿病与骨健康

糖尿病对人全身都有影响，特别需要关注骨和关节。为了预防骨质疏松，要及早补充钙剂和维生素D，这里推荐大家服用钙元素含量较高的碳酸钙和活性维生素D（骨化三醇），平时多晒太阳，多吃含钙高的食物（牛奶、虾皮等）。

第三节 甜蜜现形记
——如何诊断糖尿病？如何监测血糖？

一、糖尿病的初诊

尿糖就一定是糖尿病吗？

尿中有糖不一定就是糖尿病，糖尿病也不一定都尿中有糖。人体的肾脏很像一张“过滤网”，它会把对人体有价值的东西，例如葡萄糖吸收保存下来，同时把血液中无用的东西过滤排出，因此，在通常情况下，葡萄糖不会从尿中排出。然而，当各种原因使血糖升高到超过肾脏对其耐受的阈值时，葡萄糖就会漏到尿液中，这时就会检测出尿糖。

下列情况也可出现尿糖，但不是糖尿病。

妊娠期糖尿：孕妇往往由于血容量增加，导致流经肾脏的葡萄糖量也相应增加，超过了肾小管对葡萄糖的重吸收能力，而出现糖尿。

滋养性糖尿：少数正常人，在摄取大量糖类食物后，血糖可暂时性升高，甚至超过肾脏的“肾糖阈”，于是就出现了暂时性糖尿。

肾性糖尿：由于各种原因导致的肾脏损伤，使肾小管重吸收葡萄糖的能力下降，在血糖值小于“肾糖阈”时，就出现糖尿，或干脆因为肾糖阈降低而出现尿糖。

其他糖尿：在胃大部切除吻合术等胃肠道手术后或甲状腺功能亢进症，进餐后血糖迅速升高又很快降低，可出现暂时性糖尿或随后出现低血糖症状。

确诊糖尿病的主要检查包括：

1.血糖测定检查

血糖值是诊断糖尿病的重要数据，有空腹血糖、餐后2小时血糖和随机血糖。空腹血糖是8～10小时无任何热量摄入的血糖，随机血糖是指餐后任何时间测的血糖，餐后2小时血糖是从进食开始计时，两个小时后所测得的血糖值。正常人的空腹血糖不超过6.1毫摩尔/升（110毫克/分升），餐后2小时血糖不能超过7.8毫摩尔/升（140毫克/分升）。

2.糖耐量试验

先测空腹血糖，然后口服含有75克葡萄糖的溶液300毫升，再抽血检查服糖后2小时的血糖值，以确定是否是糖尿病。

3.如何判断自己背上了甜蜜的负担

根据1998年美国糖尿病学会（ADA）制定的糖尿病诊断标准，有下列条件之一者即可初步诊断为糖尿病：

任何时间的血糖超过了11.1毫摩尔/升（200毫克/分升）。

空腹（8小时以上）血糖超过7毫摩尔/升（126毫克/分升）。

口服葡萄糖耐量试验中，餐后2小时血糖超过11.1毫摩尔/升（200毫克/分升）。

符合上述任何一项标准，同时排除了有感染、应激反应等突发的事件，可以初步诊断为糖尿病，但最好再另选一个时间复查一下，如果有同样结果，即可以确诊。

4.血液胰岛素浓度检查

血液中胰岛素浓度检查，是为了测定由胰脏分泌的胰岛素的量在什么水平上，根据胰岛素值是否降低、是否升高，或者升高很慢、高峰延迟，来帮助确定所患的糖尿病类型。

二、定期检测项目

任何糖尿病患者在治疗过程中都应监测血糖。尤其是反复低血糖和酮症患者，强化胰岛素治疗者，口服降糖药疗效不稳定者，糖尿病伴应激状态如发热、肺炎、腹泻、麻醉、手术，糖尿病高渗性昏迷及酮症酸中毒者，以及妊娠糖尿病患者，更需要血糖监测。除此之外，还应定期检查糖化血红蛋白、血脂、肝功、肾功、24小时尿蛋白、眼底、感觉阈值、四肢血管彩超等。

对糖尿病高危人群应该进行定期监测，以便早期发现糖尿病和糖耐量异常状态，从而早期防治。

糖尿病的高危人群主要有以下一些人：

（1）糖尿病患者的一级亲属，如父母、同胞和子女；

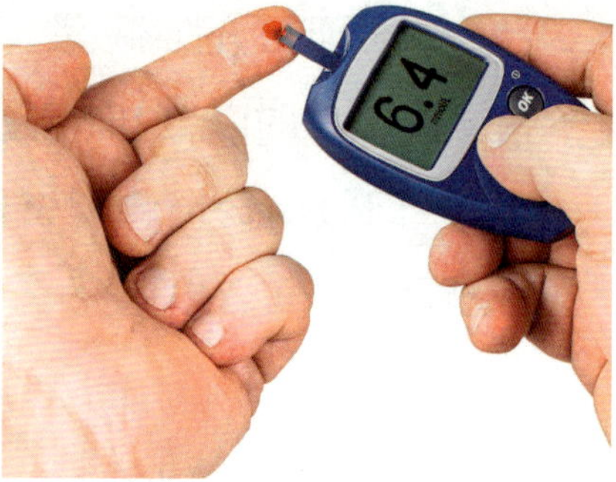

（2）有巨大胎儿分娩史的妇女及低体重初生儿；

（3）肥胖人群，尤其中心性肥胖者；

（4）目前血糖正常但有过妊娠糖尿病病史的妇女；

（5）患有高脂血症、原发性高血压或冠心病（代谢综合征）的患者；

（6）夫妻中一方患有糖尿病，虽然无血缘关系，因为共同的生活习惯导致；

（7）过量吸烟及酗酒者；

（8）精神压力或情绪波动大；

（9）缺乏运动者。

四、“苏木杰现象”与“黎明现象”

在临床上有时碰到这样的难题，胰岛素不断加大剂量但清晨血糖反而升高，这需要明确是“苏木杰现象”还是“黎明现象”。

“苏木杰现象”是指糖尿病患者夜间低血糖，早餐前高血糖的现象。主要是由于过量使用口服降糖药或胰岛素而导致夜间低血糖发生后，机体为了自身保护，通过负反馈调节机制，使具有升高血糖作用的激素（如胰高血糖素、生长激素、糖皮质激素等）分泌增加，血糖出现早晨反跳性升高。

“黎明现象”是指糖尿病患者在夜间血糖控制尚可且平稳，即无低血糖的情况下，在凌晨3点左右血糖开始升高，持续到上午8点至9点，这是由各种激素间不平衡分泌所引起的一种清晨高血糖状态。一些正常人若精神紧张、睡眠不好，也会在黎明时出现血糖升高的现象。应该注意与“苏木杰现象”的清晨高血糖相鉴别。

为了鉴别这两种现象，我们可以检测凌晨2点至3点的血糖（尤其是反复低血糖和酮症患者，强化胰岛素治疗人群），且全面了解前一天晚上所表现的症状，如果前晚深夜出现乏力、心慌、饥饿、出汗等低血糖现象，多为反应性高血糖（苏木杰现象），则应减少晚餐前降糖药物的剂量。若无上述表现，而尿糖、血糖持续较高，此为降糖药物剂量不足所致，需增加晚餐前降糖药物的剂量。

第四节　吃出来的病可以靠吃控制好吗？——糖尿病的饮食治疗

有些人一想到“糖尿病饮食”就认为是索然无味、令人厌烦的食物，那就错了。其实，糖友可以和正常人一样，享用各种美味可口的食物，但关键是选择健康的食物，还要把握好度。

有的糖尿病患者怕血糖升高，所以不吃主食或吃得很少，而以吃肉食代替主食，这种饮食方法是错误的，是不可取的。每天必须摄取一定量的肉类，但是在选择肉食的种类时，腿越少的动物对你的健康越有利。比如：四条腿的猪、牛、羊等不如两条腿的鸡、鸭等禽类，两条腿的禽类又不如没有腿的鱼类，尤其是深海鱼。也就是白肉比红肉拥有更高的蛋白和更低的脂肪。

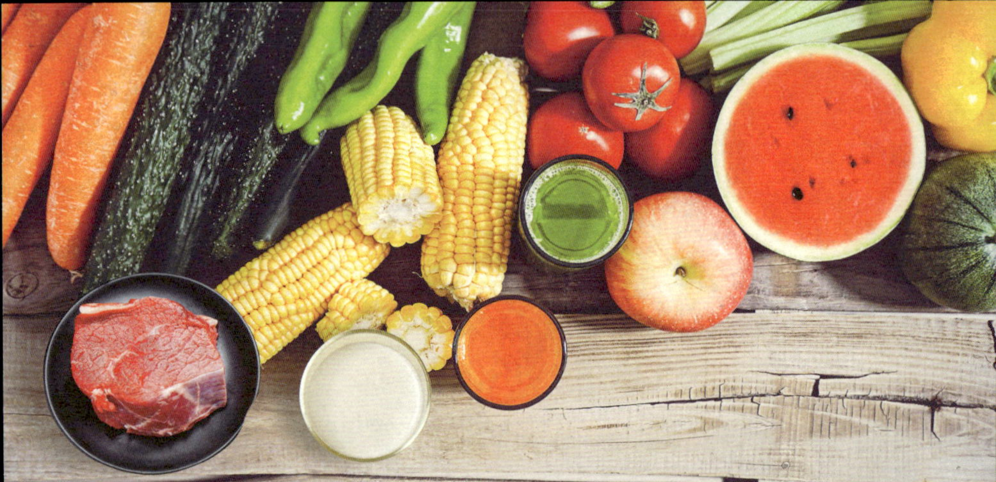

一、糖尿病患者饮食治疗的基本饮食原则

首先，控制总热量，平衡营养，合理饮食结构。

第二，固定三餐，抵制诱惑。

第三，清淡饮食——少油、少糖、少盐。

第四，多食粗纤维——控糖、通便、减脂。

第五，少量饮酒，坚决戒烟。

二、控制总热量

人体内提供热量的三大营养物质为碳水化合物、蛋白质和脂肪。我们应该根据每个人每日需要的热量来控制进食量，这3种食物在人体内理想的构成第一类：谷薯类，即大米、白面、玉米等。
第二类：水果、蔬菜类。
第三类：肉、蛋、奶、豆。
第四类：油脂。

主食应粗细粮搭配，副食应荤素食搭配，勿挑食，勿偏食。按照如下步骤计算出每日的总热量。

1.评价目前体重情况

理想体重（千克）=身高（厘米）—100（男）或105（女）。

然后去称一称你的实际体重，看你与理想体重相差多少。超过或低于理想体重的百分比是体重状况。

体重状况（%）=（实际体重—标准体重）÷标准体重×100%

如算出你的体重在±10%以内，就属于理想体重；如果超出理想体重的20%以上，就属于肥胖型；如果低于理想体重的20%，就属于消瘦型。

2.根据自己的活动量选择适合自己的热量级别。

每天需要的热量=理想体重×热量级别

不同体力劳动的热量需求表

劳动强度	千焦/千克标准体重/日		
	消瘦	正常	肥胖
卧室休息	84~105	63~84	63
轻体力劳动，如办公室职员、教师、售货员、家务劳动	146	105~125	84~105
中等体力劳动，如学生、司机、电工、外科医生	167	146	125
重体力劳动，如农民、建筑工人、搬运工	167~188	167	146

计算公式虽然看起来有些复杂，但耐心计算出的结果，却可以保证你在相当长的时间内，吃得既开心又放心，所以非常值得一试。

三、无糖食品我能放开了吃吗？

所谓“无糖食品”正确的说法应当是“未加蔗糖的食品”，目前各大超市、商场及糖尿病食品店都陈列着琳琅满目的“无糖食品”，如：“无糖奶粉”“无糖面包”“无糖汤圆”“无糖饮料“等。广大糖友千万不能一看“无糖”两个字就两眼放光，觉得自己终于找到可以放开吃也不升高血糖的健康食品了，这些所谓的“无糖食品”中原有的糖类成分依然存在。比如“无糖奶粉”中的乳糖在人体内可分解成葡萄糖和半乳糖，而“无糖面包”和“无糖汤圆”里依然含有淀粉，在人体内可以消化分解成葡萄糖。因此“无糖食品”也不能想吃多少就吃多少。

四、我该如何和你相处
——迷人的酒

糖尿病患者不要沾酒一直在民间流传。大量证据显示：过量饮酒对人体是有严重危害的。

危害主要表现在：

（1）长期大量饮酒可引起酒精性肝炎、肝硬化及多种脏器损伤，并产生酒精成瘾性。

（2）引起营养不良。

（3）能增强口服降糖药和胰岛素的效用，容易诱发低血糖。

（4）酒也能够产生热量，喝酒之后应当把这些热量计算到饮食中去。

是时候对香烟说拜了！

吸烟可以引起血管痉挛，增加糖尿病患者的心脑血管事件发生风险，应严格戒烟。

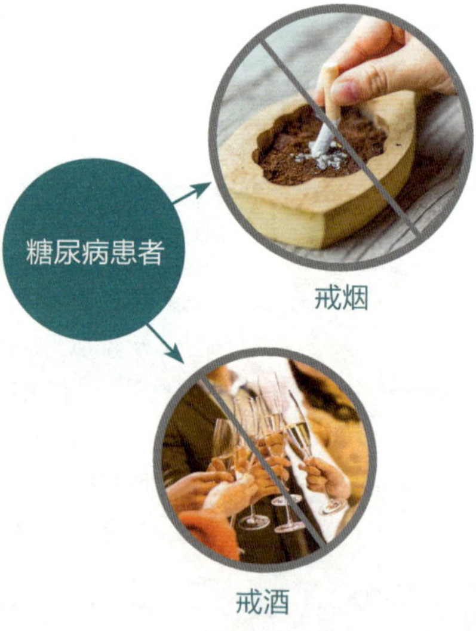

五、吃水果，还要有点小讲究

水果中含有大量的维生素和矿物质，但同时也含有大量葡萄糖、蔗糖和果糖。所以水果不是不可以吃，但是一定要清楚它的含糖量。不同种类水果所含糖量的多少是不一样的，以每百克水果为单位，看看它们的含糖量。

含糖量在10克以下的有：西瓜、椰子、橙、柠檬、葡萄、桃、李、杏、枇杷、菠萝、草莓、樱桃、橄榄等。

含糖量在11～20克的水果有：香蕉、石榴、柚、橘、苹果、梨、荔枝、杧果等。

超过20克的有：枣、红果，特别是干枣、蜜枣、柿饼、葡萄干、杏干、桂圆等。

心理学实验有个结论：越压抑自己对食物的渴望，你就越想吃，并且过量的饮食会给身体带来负担，下面有一些办法可以帮助你战胜饥饿感。

1.细嚼慢咽，延长就餐时间

延长就餐时间，那么只需少量的饮食就能够消除饥饿感，最终吃进去的食物总量会减少。

2.多吃蔬菜、高容积的食物

如西红柿、菠菜、黄瓜、大白菜、油菜、茄子、韭菜、燕麦等，以低热量、容易饱腹的食物代替高热量的食物，把整个胃撑满，就不会总是感觉吃不饱。

3.分散注意力，培养新习惯

人的进食量与饮食习惯有关，在保证基本热量和营养的前提下，每次想吃东西时，干一些自己喜欢的事情转移注意力，经过一段时间身体适应后，养成新的饮食习惯，饥饿感就会减轻，甚至消失。

第五节　合理运动——血糖控制的“助推器”

一、怎样运动才叫“有讲究”？

老王头今年65岁，已经有20多年糖尿病病史了，他年轻的时候就不爱运动，平时上班坐办公室，休息时间就呼朋唤友去喝酒、打牌，血糖一直控制不好。退休以后，老王头不怎么出门，在家不是做家务就是看看电视，还戒烟戒酒，可血糖依然居高不下，偶尔还会出现低血糖。没办法，跑去找医生，医生建议他加强运动，多去户外，不能老窝在家里，看着忽高忽低的血糖，老王头开始每天晚饭后半个小时去附近公园快步走，刚开始每天40分钟都坚持不下来，气喘吁吁，腿也酸困，后来他干脆约上小区邻居一起锻炼，互相鼓励，慢慢地走起来越来越带劲，去医院复查，糖化血红蛋白竟然降到5.8%，降糖药物的用量也开始减少了，低血糖反应很少发生。

运动有如下好处：

运动可以直接消耗糖分，起到降血糖的作用；

运动可以提高胰岛素敏感性，用较少的药就能达到降血糖的目的；

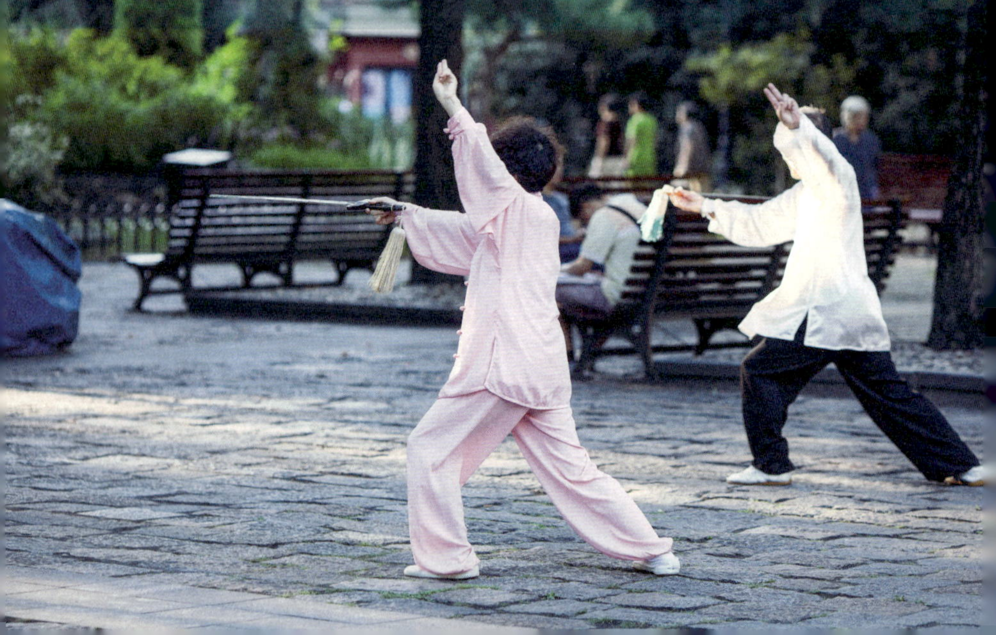

运动是减肥的有效方法；
运动可以降血压、降血脂；
运动可以改善血液循环，锻炼心肺功能；
运动可防止骨质疏松；
运动可以改善情绪，降低心理压力，促进身心和谐。

但糖尿病患者运动量不是恒定的，既要有一定的运动负荷，又要考虑每个人的年龄和身体状况，建议用以下两个方法判断。

1. 自我感觉

运动后有点疲劳，但感觉舒服。运动后全身微微出汗，而不是大汗淋漓。

2. 通过心率脉搏估算

公式：运动时的正常心率=170－年龄。

比如你是60岁，那么，你的运动量是心率每分钟不要超过110次。

二、步行锻炼法

步行是一种疗效确切、简便易行的运动锻炼方法。应选择在空气清新、环境幽静的花园、公园、林荫道上进行，全身放松，身体重心落在脚掌前部。步行运动量的大小因人而异，一般开始宜用慢速步行，以后再逐步增快速度。步行的时间可从每次10分钟开始，逐渐延长至每次30～40分钟，步行距离也应该逐渐延长。

三、慢跑锻炼法

慢跑是一项中等强度的锻炼方法，老少皆宜，坚持跑步可以增加机体的摄氧量，增强心肌舒缩力，增加冠状动脉血流量，防止冠状动脉硬化。跑步时下肢大肌群会交替收缩放松，可以减少下肢静脉和盆腔瘀血，预防静脉内血栓形成。慢跑应该严格掌握运动量和运动时间，跑的脚步最好能配合自己的呼吸。

四、糖尿病患者外出活动时应做到哪三个携带？

1.携带一张自制的糖尿病卡

卡上要写明自己的姓名、住址、联系电话、所患糖尿病的类型、正在使用的降糖药名称等。

2.携带矿泉水和饮水杯

口渴时要及时饮水，以免发生高渗性昏迷等危急情况。

3.携带糖果

外出时要随身带上一些糖果，当不能按时吃饭或过度运动后出现低血糖反应时，可以及时食用。

五、运动时有哪些注意事项呢？

第一，准备合适的鞋袜（轻便、防滑、合脚、透气）。

第二，选择人多安全的运动场地，带好急救卡（并注明：我是糖尿病患者，当我软弱无力时请帮助将糖块放入我口中；如我已不省人事，请即送往附近医院）。

第三，先热身，运动过程中注意观察心率，运动应循序渐进，开始可以只运动5～10分钟，以后若自我感觉轻松再逐渐增加，一般单次不宜超过40分钟。

第四，及时补充水分，防止脱水；携带糖果，预防低血糖发生。

第五，若出现不适（心慌、乏力、头晕、胸闷、气短、出虚汗、胸痛等），应立即停止运动，必要时及时就医。

第六，不可突然停止运动，避免运动损伤。

第七，固定运动时间及频率，建议每周运动3～4次。

第六节　糖尿病的药物治疗

没有哪种降糖药物是十全十美，对所有糖尿病患者疗效都好。糖尿病用药应个体化，在医生的指导下，选用适合自己病情的药物。如肥胖患者应首选双胍类药物；偏瘦患者首选磺脲类药物；如果患者是以餐后血糖升高为主，可选择α－糖苷酶抑制剂或瑞格列奈；如伴有轻度肾功能不全的糖尿病患者，则应选择格列喹酮（糖适平）或瑞格列奈（诺和龙）。

一、是否用了胰岛素治疗，就需终身用胰岛素？

很多糖友都闻胰岛素色变，即使血

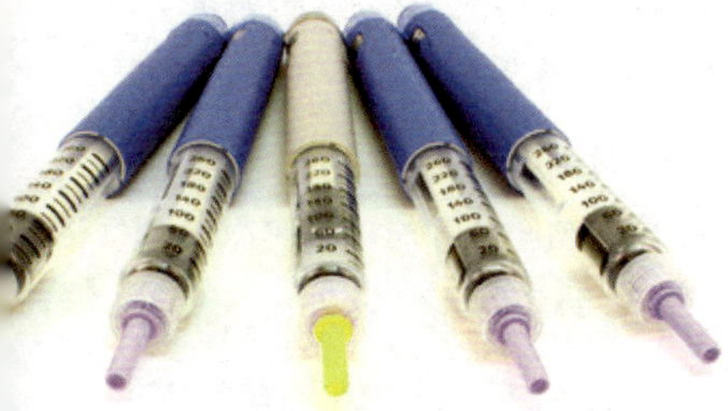

糖很高，医生反复建议注射胰岛素，仍然有许多担心和顾虑。这是因为“江湖”中关于胰岛素的传言太多，很多糖友不明真相，以讹传讹，把胰岛素越传越可怕。有一个最普遍的说法就是注射胰岛素将成“瘾”，一旦使用，终身都要用药。还有一个说法是胰岛素是晚期病人的救命稻草，如果早期用药，等以后病情严重，胰岛素就不管用了。实际上，是否该用胰岛素，是短期用还是长期用，是由病情决定的。很多初发病人就是使用胰岛素强化治疗，然后等血糖平稳后再换成口服药物的。还有些病人只在血糖不稳定期间短期使用胰岛素，所以很多糖友的担心完全是多余的。越来越多的研究表明，胰岛素不仅可以控制血糖，同时还可以扩张血管、改善循环、抗炎症反应，需要时应当及早使用。

二、什么叫胰岛素？

胰岛中的β细胞负责分泌胰岛素，它是人体中唯一能降低血糖的激素。

（1）1型糖尿病患者，系胰岛素绝对不足，需胰岛素终身替代。

（2）2型糖尿病，可短期用胰岛素治疗，待病情缓解或好转后停用胰岛素，改用原治疗方案。

以下糖尿病患者应该考虑使用胰岛素治疗：

（1）1型糖尿病患者；

（2）2型糖尿病中多种口服药大剂量使用，血糖仍控制不佳或需要短期强化治疗；

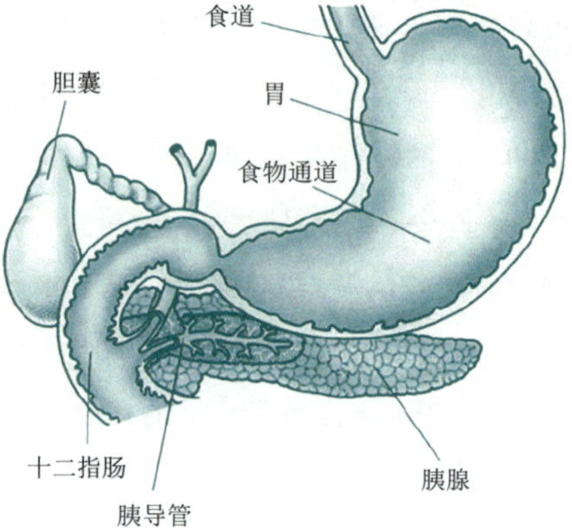

（3）肝、肾功能不全患者；

（4）妊娠和分娩；

（5）糖尿病患者围手术期；

（6）糖尿病急性并发症（酮症酸中毒、高渗性昏迷、重症感染等）；

（7）慢性严重并发症（糖尿病肾病、糖尿病视网膜病变、糖尿病足等）；

（8）胰腺严重损害的患者。

胰岛素可以注射在腹部、手臂上及外侧、大腿前及外侧、臀部。不同注射部位对胰岛素的吸收速度不同，按由快至慢的速度分为腹部、手臂上及外侧、大腿前及外侧、臀部。注射部位要换着打，因为老打一个地方，会引起皮下组织萎缩，吸收也不好。应有规律地轮换注射部位和区域，可按照左右对称轮换的原则。不要在距脐部5厘米的范围内注射胰岛素。由于肌肉层吸收快，易引起低血糖，因此胰岛素应注射在皮下组织层，而不是肌肉层，其正确的方法是：捏起皮肤注射，同时使用短而细的针头。儿童和消瘦的成年人以45度进针，正常体重成年人及肥胖的成年人垂直于皮肤进针。

胰岛素的储存注意事项：要避免日晒，2～8摄氏度冰箱冷藏，不能冷冻，温度过高或过低均可导致胰岛素失效；已经开封的胰岛素，室温保存1个月后，剩余的部分应丢弃。

注射胰岛素的注意事项：注意监测血糖；谨遵医嘱，不能随便更改剂量；定时定量进餐和进行适当的体育活动；胰岛素从冰箱中取出后应该回复到室温后再用；选择合适的注射部位，运动前后避免选择上下肢进行注射；交替选择注射部位，每两次注射部位之间应该至少间隔2.5厘米；针头不能反复利用。

胰岛素主要不良反应：低血糖，过敏反应，胰岛素抵抗，注射部位脂肪萎缩、脂肪增生。

蝴蝶的色彩

第二章 蝴蝶的色彩

第一节 小蝴蝶大本领——影响全身的甲状腺激素

一、人体的小蝴蝶在哪儿？

我们人体内有好多被称为“腺”的器官，例如大家熟知的乳腺、前列腺，那么甲状腺位于人体的哪里呢？

很多人都知道“大脖子病”，其实就是甲状腺肿大，所以甲状腺位于人体的颈部。把手指放在咽喉处并发出声音的时候，手指感觉震动的地方是喉结，下方就是甲状腺。甲状腺分左右两叶，中间以峡部相连，形似蝴蝶，犹如盾甲，并可随吞咽上下移动。健康成人的甲状腺，单侧长4~5厘米，宽2~3厘米，厚约1厘米，重约15克，感觉很小，但却是人体内最大的内分泌腺，是人体内一只美丽的“蝴蝶”！下次我们再去医院做甲状腺超声检查的时候千万别在“露肚子”“解裤子”啦，但是我们需要解项链、取围巾、露脖子。

甲状腺由左叶、右叶、中间的峡部三部分构成

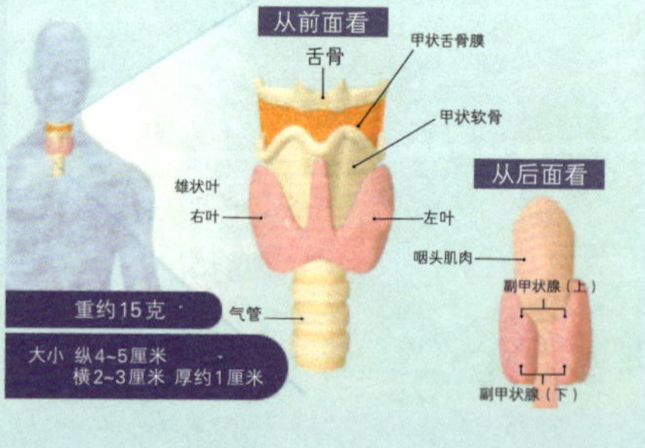

二、小蝴蝶不采花粉，专采“碘”

甲状腺的功能单位是滤泡，由滤泡细胞和滤泡旁细胞构成。滤泡细胞的主要功能是摄取体内的碘，并以碘为主要原料，合成、储存和释放甲状腺激素，包括三碘甲状腺原氨酸和四碘甲状腺原氨酸，简称T3和T4。滤泡旁细胞可分泌降钙素，参与体内的钙调节与骨代谢。

三、小蝴蝶的本领

甲状腺激素几乎作用于全身各个器官，主要功能有：①促进新陈代谢：提高人体大多数组织的耗氧量及产热量；②促进生长发育：甲状腺激素是维持人体正常生长、发育必不可少的激素之一，主要是促进脑、长骨和生殖器官的生长、发育；③促进糖、脂肪、蛋白质、矿物质、水电解质、维生素代谢；④对各系统的影响：对于心血

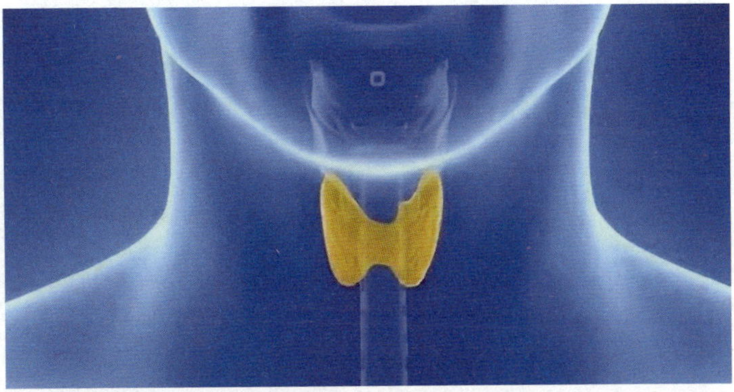

管系统有增加心率、增强心肌收缩力的作用；对于消化系统有促进肠蠕动、促进食欲的作用；对于神经系统有促进中枢神经系统的兴奋作用；对于肌肉有促进肌肉活动速度的作用。

第二节　兴奋的小蝴蝶——甲状腺功能亢进症

一、什么是甲亢？

甲状腺功能亢进症又称甲亢，到底是怎么回事呢？简单来说，就是由于甲状腺这只小蝴蝶生产了过多的甲状腺激素，过量的甲状腺激素被释放入血液使得血液中甲状腺激素水平升高，从而使甲状腺激素的生理功能得到不同程度放大，产生一系列临床表现。

二、小蝴蝶为何会兴奋？

甲亢的原因复杂，常见原因包括：Graves病（毒性弥漫甲状腺肿，以下称Graves病）、功能性腺瘤和多结节性毒性甲状腺肿、甲状腺激素摄入过多、TSH（促甲状腺激素，以下简称TSH）异常分泌、甲状腺炎、碘摄入过多等。其中，弥漫性毒性甲状腺肿引起的甲亢，又称Graves病，是最常见的甲亢原因，占所有甲亢的50%~80%。Graves病是一种自身免疫性疾病。我们自身的免疫系统犯了糊涂，把自身的甲状腺当作外来入侵者，产生对抗甲状腺的抗体，即TSH受体抗体（TR-Ab），该种抗体使小蝴蝶更加兴奋，精神抖擞的加速生产、分泌甲状腺激素，从而导致甲亢的发生。

三、小蝴蝶兴奋时会有哪些临床表现？

甲亢发生时，患者可表现为多个系统和器官的功能异常。主要表现有怕热多汗、心慌手抖、多食易饥、便次增多、烦躁易怒、失眠多梦、疲乏无力、体重减轻、眼球突出、脖子增粗等。概括地说，就是几乎一切生理反应都在加速，心跳加快、胃肠运动加快……你虽躺着，但是你的身体却在跑马拉松。因此，甲亢不能不重视，一旦长时间贻误诊治，全身各器官都会累得油尽灯枯。

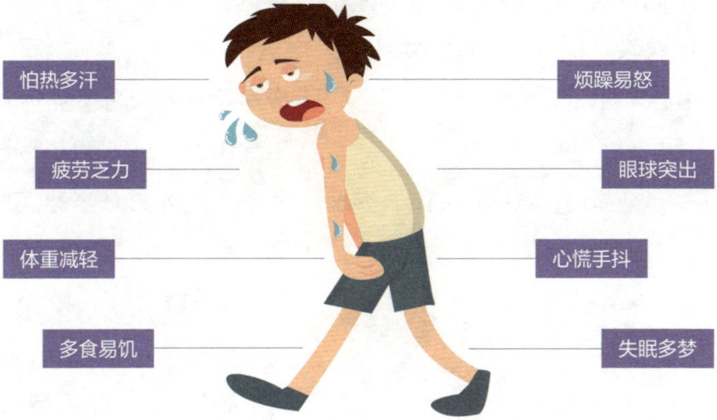

四、怀疑自己得了甲亢，应该做哪些检查？

1.甲状腺功能

帮我们了解甲状腺激素水平是否异常及异常的程度。

2.甲状腺相关抗体

主要有TRAb、TPO-Ab、Tg-Ab，这些抗体可以帮助我们明确甲亢的病因，究竟是Graves病引起的甲亢还是甲状腺炎引起的甲亢，这对甲亢的治疗有重要意义。

3.血常规

甲亢时会引起白细胞减少，严重时需要先升高白细胞再进行抗甲状腺药物治疗。另外，治疗甲亢的药物也会影响白细胞，所以在治疗前确定白细胞是否降低及降低的程度是非常有必要的。

4.肝功能

甲亢本身可以引起肝功能损害，而抗甲状腺药物亦可引起肝损，因此治疗前必须明确肝功能。

5.甲状腺超声

这是最简便、经济的影像学检查方法，Graves甲亢的典型表现是“火海征”。

6心电图

甲亢患者常有心悸症状，心电图检查可以帮我们初步判断是否存在心脏疾病。

这些检查都是必需的，对进一步明确甲亢的病因诊断及制订治疗方案很有帮助。

五、得了甲亢应该怎么吃？

1.低碘

减少碘的摄入，忌食含碘量高的食物，如深海鱼（海参、鳕鱼）、虾、蟹、贝类、海带、紫菜、海白菜等海产品，还包括中药类的牡蛎、昆布、海藻、夏枯草等。烹调选用无碘盐。

2.高能量

保证能量供给，增加餐次，每日5~6餐，充足碳水化合物，以米面为主，可多摄入土豆、芋头、山药等淀粉类食物。

3.高蛋白

建议每天每千克体重1.5~2.0克，不宜食动物蛋白，以植物蛋白为主，优质蛋白占60%，如蛋类、奶类、淡水鱼肉、禽类、大豆及其制品等。

4.低脂

烹调采用植物油小于25克/天，忌食肥肉、油炸食品，适当摄入坚果，如花生、瓜子、核桃等，小于等于30克/天。

5.高维生素

每日蔬菜500克，水果250克，如莴笋、生菜、番茄、黄瓜、冬瓜、青椒、茄子、西瓜、苹果、猕猴桃、广柑等。多选用维生素B_1、维生素B_2及维生素C丰富的食物，必要时补充特殊营养素制剂。

6.矿物质

适当增加钾、钙和磷等微量元素，腹泻更应注意，尤其对于症状长期不能控制和老年甲亢的患者。

7.其他

适当限制食物纤维的摄入，包括粗粮以及粗纤维蔬菜，注意保肝，避免饮酒。

六、甲亢患者是不是所有的海产品都不能吃？

许多人认为甲亢患者不能吃海产品，其实这是个很大的误区。首先，甲亢患者的碘摄入不是忌碘饮食，而是低碘饮食。除了在甲亢症状较重时期尽量不摄入碘之外，当甲亢病情得到控制后可以开始低碘饮食。其次，通常人们都会认为海产品含碘量很高，下表中列出了各类食物的碘含量，我们可以看到海带、紫菜、虾等海产品的含碘量比较高，但带鱼的含碘量远低于可乐。再次，海产品中还含有许多对人体很重要的元素，如锌等。因此，甲亢患者在甲功控制稳定后，可以适量选择含碘低的海产品食用。

七、青少年甲亢患者能上体育课吗？

不少患有甲亢的青少年和家长认为患甲亢后不能运动，申请停上体育课。其实，这并没有必要。因为只有在甲状腺功能亢进严重的青少年机体处于高代谢状态或出现心功能不全、心律不齐、心动过速时才需要停止运动。青少年儿童处于生长发育期，应当适当参加体育活动促进孩子的身高增长。

食物含碘量一览表（每100克所含）

食物名称	含碘量	食物名称	含碘量
1.裙带菜（干）	15878 微克	2. 紫菜（干）	4323 微克
3.海带（鲜）	923 微克	4.鸡精	766.5 微克
5.海虾	346 微克	6.虾皮	264.5 微克
7.虾酱	166.6 微克	8.虾米	82.5 微克
9.可乐	68.4 微克	10.叉烧肉	57.4 微克
11.豆腐干	46.2 微克	12.开心果	37.9 微克
13.鹌鹑蛋	37.6 微克	14.火鸡腿	33.6 微克
15.牛肉辣瓣酱	32.5 微克	16.鸡蛋	27.2 微克
17.牛腱子肉	24.5 微克	18.菠菜	24 微克
19.黄酱	19.8 微克	20.羊肝	19.1 微克
21.刘松茸	17.1 微克	22.雏鸽	16.3 微克
23.金枪鱼	14 微克	24.墨鱼	13.9 微克
25.花椒粉	13.7 微克	26.鸡肉	12.4 微克
27.松子仁	12.3 微克	28.南瓜子（炒）	11 微克
29.鱼翅（干）	10.9 微克	30.核桃	10.4 微克
31.牛肉（瘦）	10.4 微克	32.小白菜	10 微克
33.大豆	9.7 微克	34.甜面酱	9.6 微克
35.青椒	9.6 微克	36.杏仁	8.4 微克
37.方便面	8.4 微克	38.杏仁（炒）	8.4 微克
39.甜杏仁	8.4 微克	40.胡椒粉	8.2 微克
41.白胡椒	8.2 微克	42.赤小豆	7.8 微克
43.冻豆腐	7.7 微克	44.平鱼	7.7 微克
45.羊肉（瘦）	7.7 微克	46.羊前腿肉	7.7 微克
47.松花蛋（鸭蛋）	6.8 微克	48.黑鱼	6.5 微克
49.青鱼	6.5 微克	50.柿子	6.3 微克
51.小黄鱼	5.8 微克	52.榴梿	5.6 微克
53.带鱼	5.5 微克	54.午餐肉	5.4 微克
55.杏仁露	5.3 微克	56.橘子	5.3 微克

八、甲亢的治疗方法有哪些？

首先，我们要确定甲亢的病因。甲亢最常见的病因是Graves病。下面讲讲这种最常见类型甲亢的三种治疗方法：抗甲状腺药物治疗、同位素碘131治疗和手术治疗。

甲亢的危害不能忽视，三种成熟的治疗方法都有各自的适宜人群和禁忌人群，根据具体情况在专科医生建议下择其一种，将是明智之举。

* 三种治疗方法

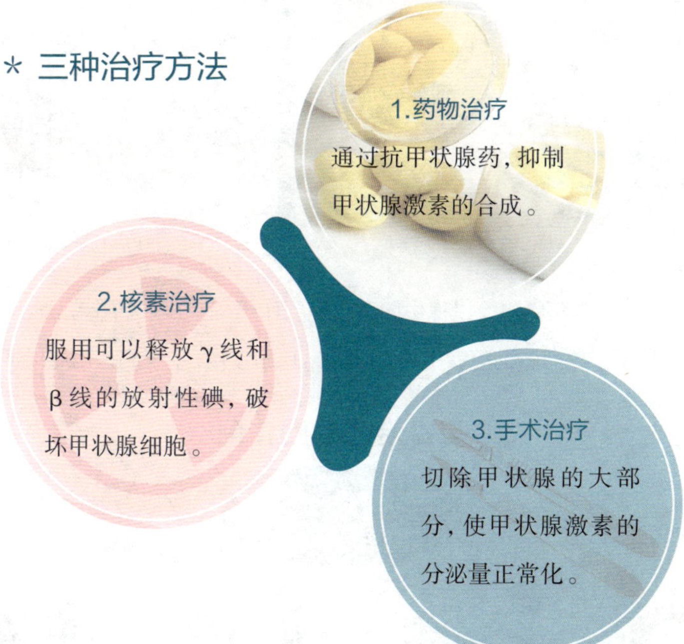
1.药物治疗
通过抗甲状腺药，抑制甲状腺激素的合成。
2.核素治疗
服用可以释放γ线和β线的放射性碘，破坏甲状腺细胞。
3.手术治疗
切除甲状腺的大部分，使甲状腺激素的分泌量正常化。

九、Graves甲亢的药物治疗

抑制甲状腺激素合成的主要药物有以下两种

甲硫咪唑

商品名
（他巴唑）

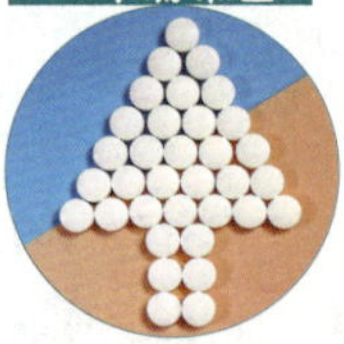

丙基硫氧嘧啶

商品名
（硫脲嘧啶）

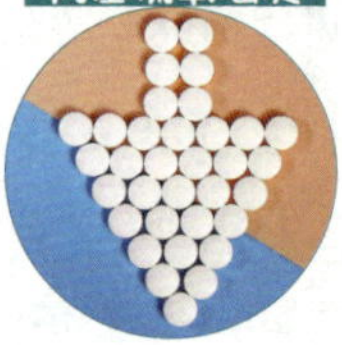

这两种药对甲状腺功能抑制作用的区别不大，不过，甲硫咪唑显效更快，副作用比丙基硫氧嘧啶略小。

药物治疗的长处和短处					
长处	·治疗方法简单 ·治疗的同时可以进行日常生活 ·即使是在药物效果强烈以致出现其他器官功能损害的时候，只要中止药物就会恢复	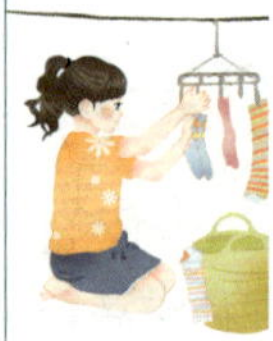	短处	·症状稳定的人的比例低 ·必须长期服用药物 ·有副作用	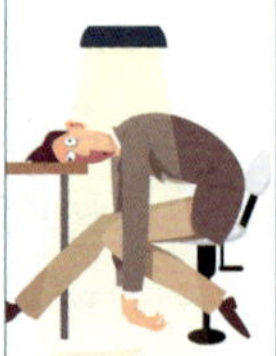

十、抗甲状腺药物治疗过程中如果出现副作用，应立刻去医院就诊

服用抗甲状腺药物的患者中有20%会出现副作用，主要副作用有以下几点：

药物治疗的副作用

抗甲状腺药——主要的副作用有以下四种

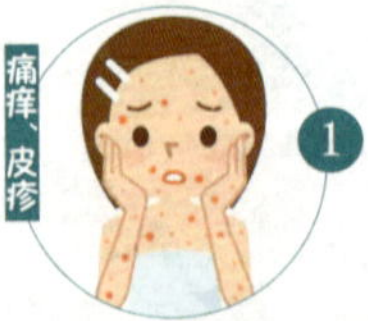

出现严重的皮疹，并伴随高热

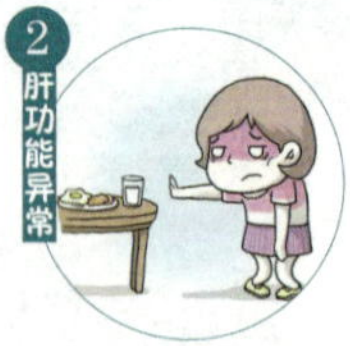

出现尿的颜色深、黄疸、呕吐、食欲不振等症状

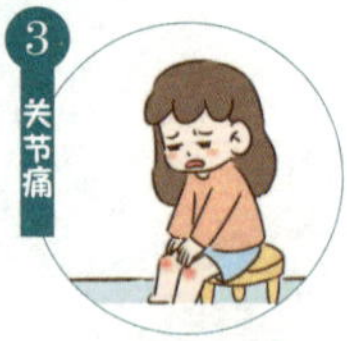

下肢和上肢关节疼痛

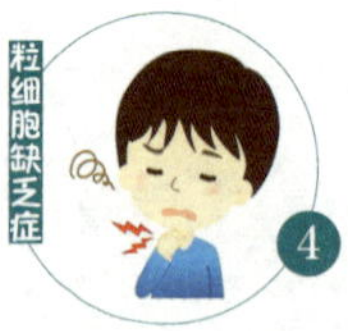

同时出现高热和咽炎，出现频率不高

十一、Graves甲亢的同位素治疗

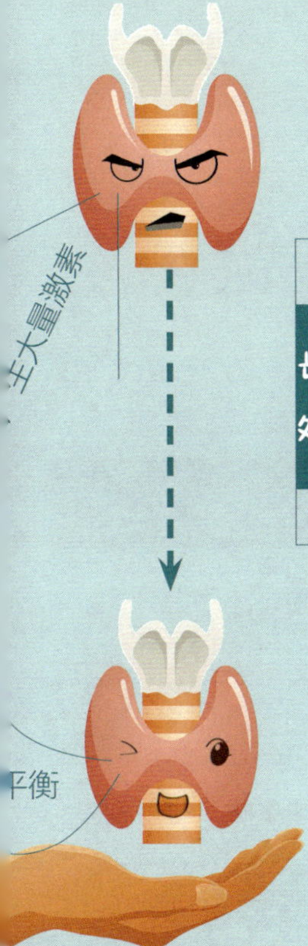

核素（放射性碘）治疗的构造

（1）体内吸收的放射性碘和普通的碘同时被甲状腺吸收。

甲状腺内部……

（2）放射性碘释放γ射线、β射线，攻击增多的甲状腺细胞。

（3）放射线的作用使细胞减少，亢进的甲状腺功能恢复正常。

核素治疗的长处和短处

长处	短处
·治疗效果比药物治疗快 ·价格便宜 ·无痛苦 ·几乎无复发	·妊娠、哺乳者不能使用 ·引起甲状腺功能低下 ·需要特殊的设备

※放射性碘对正常细胞没有不良反应，无须担心。

十二、哪些Graves甲亢患者不适合同位素治疗

1.妊娠期

考虑服用放射性碘对胎儿甲状腺有一定影响，所以不建议妊娠期女性选用同位素治疗。不过对于以后想要妊娠的女性患者来说，即使进行治疗，也没有任何问题。

2.哺乳期

母乳中会出现服用的放射性碘，所以哺乳期不能实施此治疗。

3.青春期之前的小儿

同位素治疗对儿童未来的影响没有具体明确，目前对于小儿还是不主张进行该治疗。

听到同位素、射线，很多人会认为有辐射，担心癌症的发生。目前被认为放射线治疗引起的甲状腺癌和白血病的发生概率是非常低的，所以不用担心。事实也证明，在甲状腺癌的发病比例中，没有接受同位素治疗的人和接受同位素治疗的人几乎没有差别。除了以上不能进行同位素治疗的患者之外，可以说同位素是治疗Graves甲亢的有效方法。

不适合用核素治疗的人

同位素治疗用的虽然是对身体没有危害的放射线，对放射线有一点担心的人，不进行此治疗。

妊娠

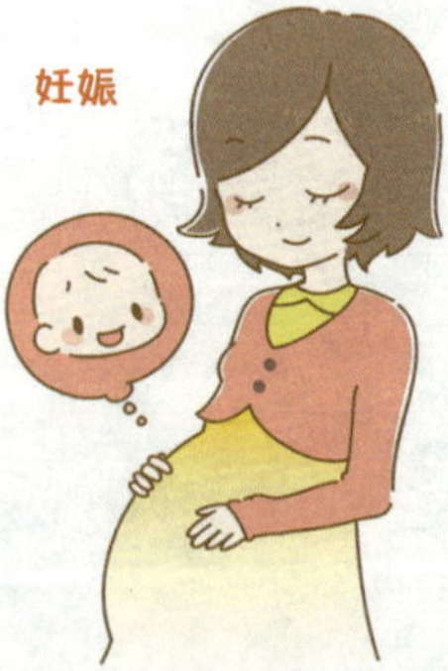

考虑放射线对胎儿的影响，不使用此治疗

哺乳期妇女

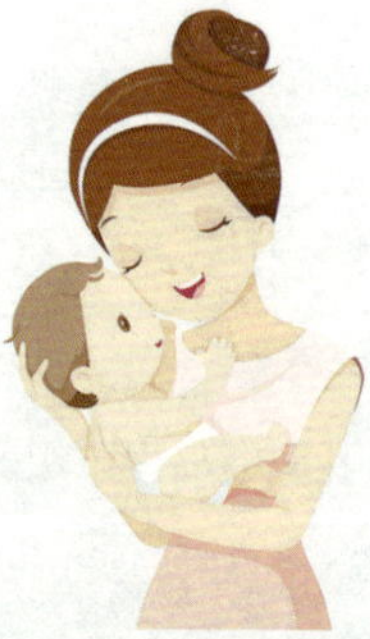

放射线释放在母乳中，对婴儿有影响，不使用此治疗

青春期

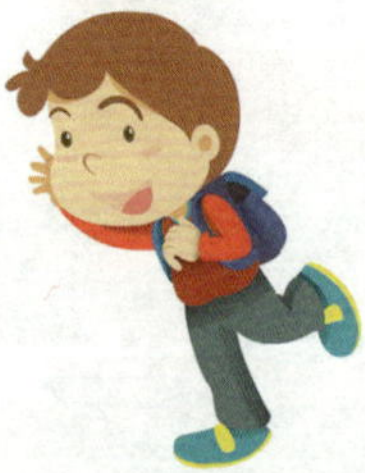

无法确定对将来的影响，不使用此治疗

第三节 困倦的小蝴蝶——甲状腺功能减退症

一、什么是甲减？

甲状腺激素的合成和分泌减少或者组织利用不足，就会出现甲状腺功能减退，简称甲减。

二、甲减如何分类？

根据甲减发生的部位分为：

1.原发性甲减

由于甲状腺腺体本身病变引起的甲减，占全部甲减的95%以上。原发性甲减的原因主要有自身免疫、甲状腺手术和甲亢131碘治疗。

2.中枢性甲减

由于下丘脑和垂体病变引起的甲减。垂体区射线照射、垂体大腺瘤、颅咽管瘤及产后大出血是常见原因。

3.周围性甲减

又称为甲状腺激素抵抗综合征，是由于甲状腺激素在外周组织实现生物效应障碍引起的综合征，比较罕见。

根据甲减起病的年龄分为：

1.呆小病

又称克汀病，指甲状腺功能减退始于胎儿或新生儿期。

2.幼年型甲减

起病于发育前儿童。幼年型甲减表现似克汀病。较大儿童如成人型甲减。表现为生长发育受影响，青春期发育延迟，智力与学习成绩差。

3.成年型甲减

起病于成人，表现为机体代谢和各系统功能减低为特点的临床症候群。

原发性和继发性甲状腺功能低下的原因

甲状腺功能低下症分为以下两大类

原发性甲状腺功能低下症	继发性甲状腺功能低下症
甲状腺的功能本身低下，甲状腺激素的分泌减少而引起	控制甲状腺功能的下丘脑、垂体的疾病伴随发病

三、甲减的主要表现有哪些？（如下图）

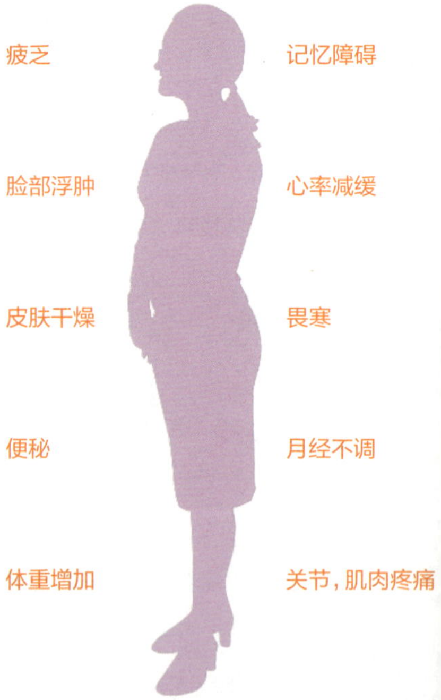

四、如何诊断甲减？

甲功化验对甲减的诊断是必要的。血清甲状腺激素（TT4、FT4，TT3、FT3）水平减低，而促甲状腺激素（TSH）升高；抗甲状腺抗体测定无助于甲减的诊断，但可提示甲减的病因。

依据甲状腺功能减低的程度，分为临床甲减和亚临床甲减。临床甲减为血清TSH升高，甲状腺激素水平降低，且伴有甲减的临床表现；亚临床甲减为血清TSH轻度升高、甲状腺激素水平正常，可无或轻微甲减的临床表现。

五、甲减如何治疗？

按照“缺啥补啥”“缺多少补多少”的原则，甲减的治疗非常简单，主要是甲状腺激素替代治疗即补充甲状腺激素。只要提供合适剂量的左甲状腺素钠片（LT4），甲减患者和健康人几乎没有任何差别。

六、甲减需要终身服药吗？

甲减有许多种类型，如果是因为炎症破坏导致的一过性甲减，如亚急性甲状腺炎，此类患者大部分甲状腺功能可以自行恢复，不必终身用药。但大部分的甲减都属于终身性甲减，比如甲状腺手术、同位素治疗，或桥本甲状腺炎所致的甲减，一般都需要终身服药。

七、长期服用LT4会不会有什么副作用？

很多患者认为长期服用LT4（左甲状腺素钠片，以下简称LT4）会有副作用，其实这是一种误区。甲状腺素本身就是人体需要的一种激素，只不过是甲减患者的甲状腺因多种原因造成功能减退而不能生产或生产的甲状腺激素不够用，只要每天补充到人体正常的需要量，甲减患者和正常人是一样的。药片（甲状腺激素）本身不具有药理毒性，更不会产生副作用。

八、LT4的最佳服药时间？

食物可能会影响LT4的吸收，为保证药物的最佳利用，建议患者空腹或睡前至少60分钟服用LT4。空腹服用LT4，与早餐间隔至少半小时以上，最好早晨醒来后立即服用。虽说睡前一小时服用也是可以的，但是，有些对LT4敏感的人可能会影响睡眠，所以一般不做首选。

九、LT4可以和其他药物同服吗？

有些药物，如碳酸钙、硫酸亚铁、硫糖铝、奥利司他、考来烯胺等，可能会对LT4的吸收产生影响，因此，当需要同时服用这些药物时，建议间隔4小时后再服用LT4。

十、甲减就需要补碘吗？

很多患者认为甲减就是缺碘导致的，所以就需要大量补碘，其实并非如此。甲减患者是否需要补碘关键要看导致甲减的原因，也就是看看甲状腺缺不缺碘。只有单纯缺碘引起的甲减，才需要在医生的指导下适量补碘。事实上，大多数原发性甲减是慢性淋巴细胞性甲状腺炎（即“桥本氏病”）所导致，其病因是自身免疫紊乱，如果高碘饮食则会激活甲状腺的自身免疫机制，破坏甲状腺组织，诱发并加重甲减。

十一、甲减对妊娠有影响吗？

正常的甲状腺功能对于维持正常的生殖功能有重要意义。甲状腺功能减退的妇女因缺乏甲状腺激素常发生月经紊乱、排卵障碍，不易怀孕或怀孕后容易流产。此外，孕期发生甲减可导致母婴双方发生不良妊娠结局，包括妊娠高血压综合征、自发性流产、胎儿窘迫、早产及低体重儿。

甲减对妊娠有这么多不良影响，那么甲减妇女可以怀孕吗？回答是当然可以，关键是甲状腺功能控制达标并稳定至少3个月再怀孕，这样对孕妇及胎儿最有益。

十二、甲减患者合并妊娠时需要注意什么？

（1）孕前控制甲状腺功能至正常范围，并至少稳定3个月以上再怀孕。

（2）甲减患者服用左甲状腺素片怀孕后，药物剂量在原来的基础上增加25%~30%，并复查甲状腺功能调整药物剂量。

（3）产后恢复至孕前剂量，并需关注新生儿的甲状腺功能状态。

十三、服用左甲状腺素可以哺乳吗？

甲减孕妇产后一般左甲状腺素的剂量都会恢复至孕前剂量，并在产后1个月时复查甲功，必要时调整药物剂量。研究发现，只有微量的甲状腺素可以从乳汁排出，因此，如孕前已患有甲减的孕妇哺乳时不必停用药物，不会对婴儿造成不良影响。

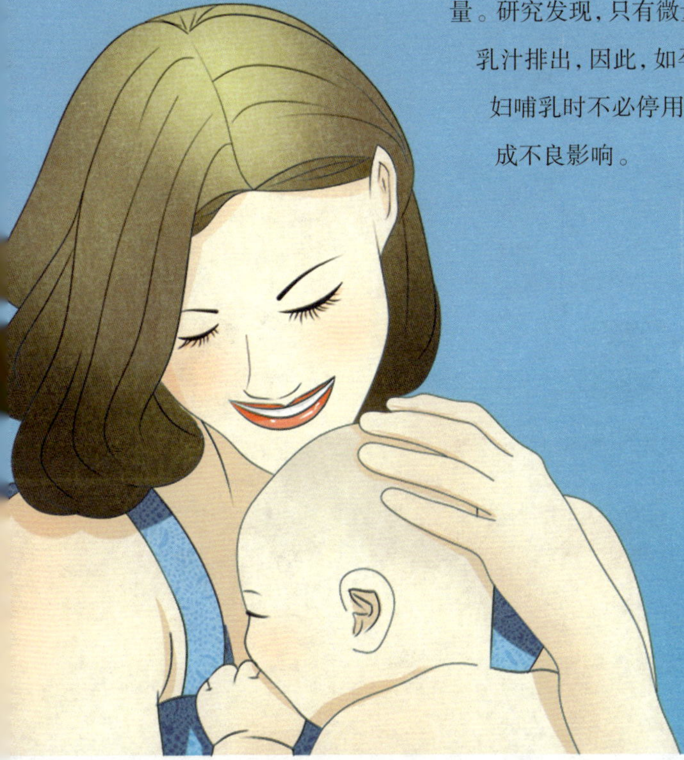

十四、甲亢与甲减——性格迥异的孪生“蝶”

从以上甲亢与甲减的临床表现看，一个是暴躁蝶，一个是温顺蝶；一个是大食神，一个是小吃鬼；一个是手震震，一个是木呆呆；一个骨瘦如柴，一个脑满肠肥。本是同根生，相煎何太急！

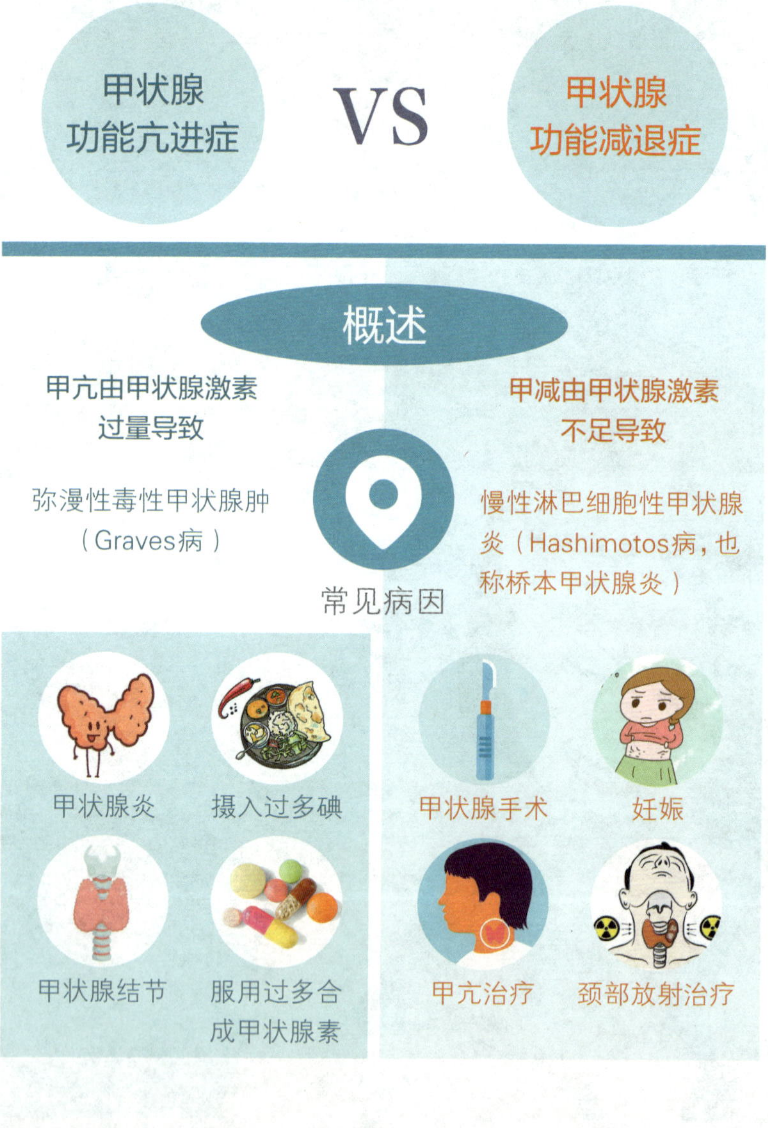
甲状腺
功能亢进症
VS
甲状腺
功能减退症
概述
甲亢由甲状腺激素
过量导致
甲减由甲状腺激素
不足导致
弥漫性毒性甲状腺肿
（Graves病）
常见病因
慢性淋巴细胞性甲状腺炎（Hashimotos病，也称桥本甲状腺炎）
甲状腺炎
摄入过多碘
甲状腺结节
服用过多合成甲状腺素
甲状腺手术
妊娠
甲亢治疗
颈部放射治疗

其他病因

TSH受体抗体（TRAb） 促甲状腺激素（TSH）受体		T细胞 甲状腺抗原
		细胞因子
TRAb与TSH受体结合，激活腺苷酸环化酶信号系统		T细胞与甲状腺抗原结合，产生细胞因子
甲状腺细胞增生 甲状腺激素合成与分泌↑	发病机制	甲状腺细胞死亡 甲状腺激素合成与分泌↓
皮肤湿热湿润 发质好且柔软	皮肤与毛发	皮肤干燥粗糙 头发细且易断 脱发
畏热	温感	畏寒（最常见）
烦躁易怒 失眠 眼部突出	其他症状	抑郁 难以集中注意力 记忆障碍 月经不调

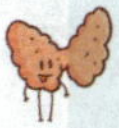

诊断

甲亢以TSH为一线诊断指标		甲减需结合TSH与FT4进行判断
TSH < 0.1毫单位/升	TSH 促甲状腺激素（TSH）	TSH > 5.5毫单位/升
升高	FT_4 血清游离甲状腺素（FT_4）	降低

治疗方法

甲亢的治疗以减少甲状腺激素的产生为目的		甲减的治疗以恢复甲状腺激素水平为目的
·控制钠摄入量 ·增加钙、维生素D摄入量	一般疗法	·控制豆类、碘及纤维素摄入量 ·增加抗氧化剂、硒的摄入量
抗甲状腺药物： ·丙硫氧嘧啶 ·甲硫咪唑	药物治疗	口服左旋甲状腺素钠
·甲状腺次全切除术 ·适用于中重度患者	手术治疗	尚无有效术式
易复发	预后	需终生服药

第四节　小蝴蝶会发炎——甲状腺炎

一、什么是甲状腺炎？甲状腺炎有何特点？

甲状腺炎是多种原因引起的甲状腺组织的炎性病变。组织充血渗出、坏死变性、细胞增生是炎症的三个过程，也是甲状腺炎共同的病理特征。因为引起甲状腺炎的病因不同，炎症损害的程度及临床表现也不同，病情的发生、发展及结局也有不同的表现。多种原因都可以引起甲状腺炎。可以由特异性病原（病毒、细菌等）感染引起，也可以由物理化学因素和免疫机制紊乱（自身免疫）引起。

甲状腺炎的共同特点：临床表现早期由于甲状腺滤泡被破坏，滤泡内储存的甲状腺激素大量释放到血液循环中，使血中甲状腺激素水平短期内升高，从而出现临床甲亢的症状。炎症使甲状腺组织细胞坏死变性，甲状腺摄碘和合成甲状腺激素的功能降低，随时间的延长，生成的甲状腺激素越来越少，则可发生甲减的表现症状。同时患者可有不同程度的发热、乏力、甲状腺部位疼痛不适等症状。

大部分甲状腺炎患者可经过甲亢→甲减→恢复三个阶段，获得痊愈，预后良好，部分患者会遗留长期甲减。

二、常见的甲状腺炎有哪几种？

临床根据甲状腺炎的发病原因和起病的急缓，可分为以下几种：

急性甲状腺炎

①急性化脓性甲状腺炎。

②急性放射性甲状腺炎。

亚急性甲状腺炎（简称亚甲炎）

慢性甲状腺炎

①慢性淋巴细胞性甲状腺炎（桥本甲状腺炎）。

②慢性硬化性（纤维化）甲状腺炎。

无痛性甲状腺炎

该病又分为：

①产后型无痛性甲状腺炎（产后甲状腺炎），与妊娠分娩关系密切。

②散发型无痛性甲状腺炎，也是女性多见。

三、哪些原因可引起甲状腺炎？

1.感染

化脓性细菌感染可以直接引起急性化脓性甲状腺炎，临床较为少见。病毒可以启动自身免疫反应，可以成为一些甲状腺炎的可能诱发因素。

2.自身免疫

多数甲状腺炎都不是细菌、病毒直接感染引起的，甲状腺炎的发病大都与自身免疫有关。自身免疫是人体自身的某种组织（如甲状腺组织），由于外伤、感染、离子辐射、药物等因素发生了改变，成为自己身体的“异己分子”，产生了“抗原”效应，刺激身体产生特异性抗体，诱发人体免疫系统对甲状腺组织进行攻击，启动了一系列炎症反应的过程，这就是自身免疫反应，实际上是身体内部发生了敌我不分的内战，而非外来敌人（如细菌、病毒等）的直接攻击。慢性淋巴细胞性甲状腺炎，即桥本甲状腺炎，的发病就属于此种类型的疾病。

3.物理化学及生物因素

外伤、烧伤等可以直接损伤甲状腺，引起炎症，进而合并细菌感染，发展成化脓性甲状腺炎。应用放射性碘治疗的患者，也可发生放射性甲状腺炎。

四、诊断甲状腺炎需要做哪些检查？

1.甲状腺彩超

可以发现形态变化（增大或萎缩）、回声异常及血流是否增多。发生炎症的区域一般血流是增多的。但与甲亢的血流火海状是不同的。

2.甲功

早期，T3↑，T4↑，TSH↓（同甲亢）；后期，T3↓，T4↓，TSH↑（同甲减）。

3.血常规

急性化脓性甲状腺炎可有白细胞增高。

4.甲状腺吸碘率测定

反应甲状腺摄碘功能，↑为甲亢，↓为甲减。与甲功测定值结合诊断，二者结果不一致，呈分离现象，是诊断甲状腺炎的特异性证据。

5.甲状腺同位素碘扫描

可以判断是否有冷结节或热结节，可提供有明确鉴别诊断意义的依据。

6.甲状腺穿刺活检

可以提供炎性病变发生的证据。甲状腺抽出脓性液，也是确诊急性化脓性甲状腺炎的有力证据。

7.自身抗体TGAb、TPO-Ab检查

抗体阳性可以提供自身免疫病的证据。尤其是对桥本甲状腺炎有明确的诊断价值。

五、急性化脓性甲状腺炎

（一）急性化脓性甲状腺炎——感染细菌引起的疾病

急性化脓性甲状腺炎，又称急性甲状腺炎。此病发病急，病情变化快，是由化脓性细菌引起的急性化脓性炎性病变。临床较为少见，多发生于儿童。此病细菌感染的途径可由血液、淋巴或者邻近组织器官化脓性病灶侵及甲状腺，也可以由甲状腺内原有的囊肿等继发感染后而发生。外伤、手术及穿刺检查等有时也可引起感染。

（二）如何诊断急性化脓性甲状腺炎？

1.临床症状

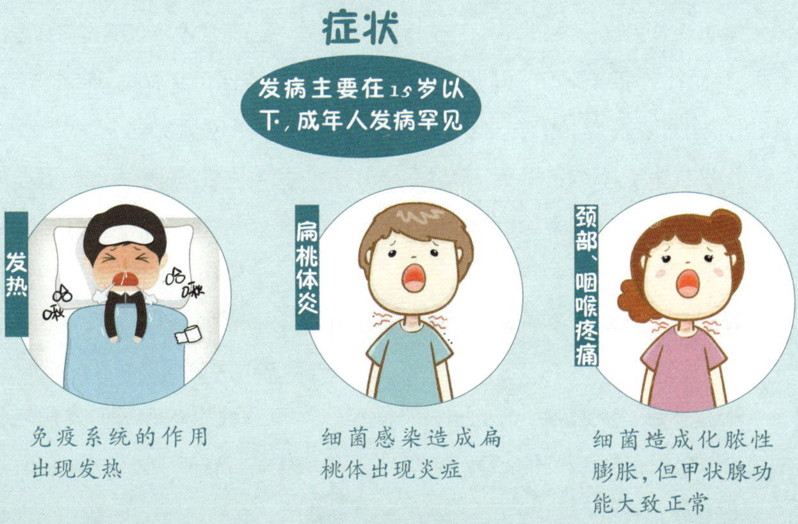

①起病急，发热，体温可达38摄氏度以上，畏寒，寒战，全身不适等感染性症状明显。②甲状腺肿大伴疼痛，吞咽、说话时疼痛加剧，并可向耳、下颌及枕后部位放射，影响进食及睡眠。患者颈部活动受限，局部皮肤红肿热痛，有肿块，边缘模糊不清，压痛明显。如果有脓肿形成，肿块处按之有波动感。

2.血常规检查

白细胞及中性粒细胞计数增多，但厌氧菌感染者，血象可以正常。血液细菌培养可能出现阳性。

3.甲状腺功能检查

甲功一般正常。当病变范围较大时，也可以出现甲功异常，可见T3↓、T4↓、TSH↑。自身抗体TGAb、TPO-Ab检查均为阴性。

4.甲状腺同位素碘扫描

炎症部位摄碘降低，早期显像变淡，化脓后可表现为不显像。

5.甲状腺穿刺活检

早期可见炎性细胞，化脓后可抽吸出脓液。

（三）急性化脓性甲状腺炎如何治疗？

1.一般治疗

卧床休息，增加营养，多饮水，疼痛明显者可服用止痛药物吲哚美辛等。

2.全身抗生素治疗

选择有效抗生素治疗。

3.引流排脓

化脓时可进行穿刺抽脓或切开引流排脓，可减轻疼痛，有利于炎症的消退。

4.中医药治疗

早期可用疏风清热、解毒消肿法治疗；成脓期宜清热解毒、透脓散结法治疗；溃后期可继续解毒排脓，养阴清热治疗。

（四）急性化脓性甲状腺炎预后如何？

本病预后较好，治疗得当，病程往往2～4周即可治愈，多无并发症，但个别患者可因治疗不及时或治疗不当而发生败血症，病情严重，可使病程迁延。

六、亚急性甲状腺炎

（一）亚急性甲状腺炎有什么特点？

亚急性甲状腺炎，简称亚甲炎，是甲状腺炎中最常见的一种疾病。多见于20～40岁女性，起病可急、可缓，病程长短不一，可数周、数月或1～2年，常有复发。一般病程多为2～3个月，比急性甲状腺炎病程长，比慢性甲状腺炎病程短，故称为亚急性甲状腺炎。

亚急性甲状腺炎的发病与病毒感染有关，发病前半月左右，多有上呼吸道感染。亚急性甲状腺炎可能是由于病毒感染后产生的抗原抗体免疫反应，导致甲状腺损害。颈前区疼痛明显，常放射至耳、咽喉、下颌角等部位，甲状腺可有轻至中度肿大、结节等触痛剧烈。病情呈自限性，大多数患者不需治疗也可自行痊愈。甲状腺功能经历甲状腺毒症阶段、甲减阶段、甲状腺功能恢复阶段，整个病程约6~12个月。

（二）如何诊断亚急性甲状腺炎？

患者有亚急性甲状腺炎的临床表现，体格检查发现甲状腺轻到中度肿大，有压痛，常出现结节。实验室检查血沉明显增快，甲状腺功能提示甲亢，同时甲状腺摄131碘率明显降低，两者呈现分离现象，就可以诊断为亚急性甲状腺炎。

（三）亚急性甲状腺炎需要用抗生素吗？

亚急性甲状腺炎一般认为与病毒感染有关，抗生素治疗无效，病情呈自限性，大多数患者不需治疗也可自行痊愈。一般轻症患者仅仅需要服用芬必得等药物对症治疗，重症患者需要激素治疗。

症状

多见中年女性，几乎不见于小儿

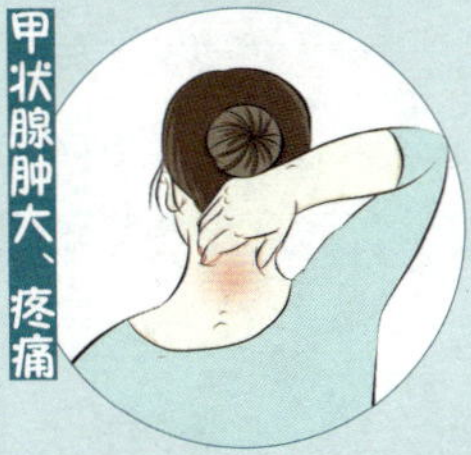

甲状腺处生成的肿块部分，出现压痛（按压时出现疼痛）

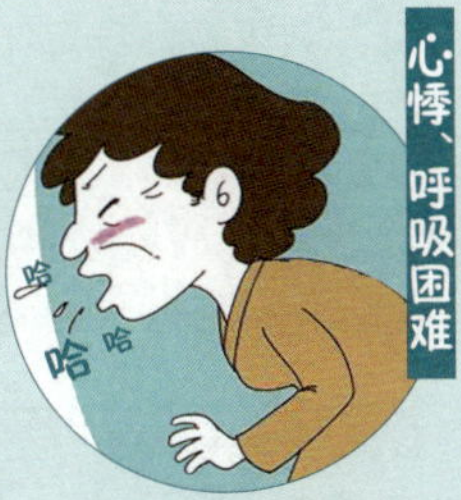

甲状腺细胞被破坏，甲状腺激素在血液中流动，出现心悸、呼吸困难等症状

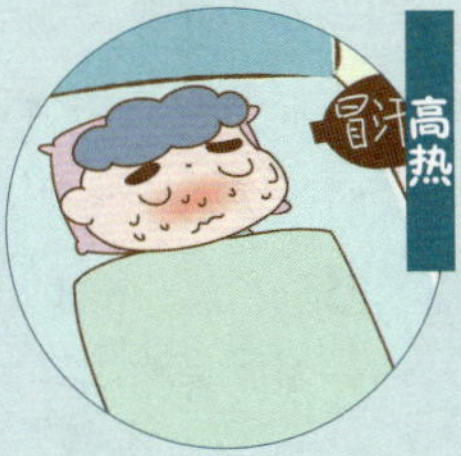

感染后首先发热，出现咽喉疼痛

七、慢性淋巴细胞性甲状腺炎（桥本甲状腺炎）

（一）什么是桥本甲状腺炎？

慢性淋巴细胞性甲状腺炎又称桥本甲状腺炎、桥本病，女性发病率较男性高，是男性的15~20倍，高发年龄在30~50岁。甲状腺多呈弥漫性、分叶状或结节性肿大，质地坚韧。起病多隐匿，早期可无明显临床表现，进展缓慢，随病程延长，晚期甲状腺被破坏，出现怕冷、心动过缓、便秘甚至黏液性水肿等甲减表现。甲状腺自身抗体（甲状腺过氧化物酶抗体、甲状腺球蛋白抗体）滴度明显升高是本病的特征。早期仅有甲状腺自身抗体阳性，甲状腺功能正常；以后发展为亚临床甲减（FT4正常，TSH升高），最后表现为临床甲减（FT4降低，TSH升高）。甲状腺细针穿刺和细胞学检查对本病有确诊价值，但多数可临床诊断，很少采用。

（二）桥本甲状腺炎治疗及预后

对桥本甲状腺炎的治疗，目前尚无统一特效的方法。一般视甲状腺肿大及有无症状而定。部分桥本甲状腺炎患者最终会导致永久性甲减，需要终身服用甲状腺激素替代治疗。甲状腺激素替代治疗疗效显著，可以使甲状腺功能恢复正常，使部分患者肿大的甲状腺不同程度的缩小。总之，桥本甲状腺炎根据病情需要，给予充分的甲状腺素治疗后，一般预后较好。如果有血清学证据（抗体阳性），而甲状腺功能正常时，应注意每年复查，及时发现是否有甲减发生，以便及时治疗。

（三）桥本甲状腺炎患者可以吃碘盐吗？

有些桥本甲减的患者，特别是伴有甲状腺肿的病人，认为自己可能存在碘缺乏，于是大量补碘，以为这样可以让甲状腺激素合成多一些，期望用这种方法可以控制甲状腺肿大，这是一个误区。桥本甲状腺炎患者可以吃碘盐，但不要刻意去补碘，正常的饮食满足正常人体对碘的需求就可以了。

八、无痛性甲状腺炎

（一）无痛性甲状腺炎有什么特点？

无痛性甲状腺炎的特点是有甲状腺肿大，无甲状腺疼痛，临床表现经历甲状腺毒症、甲减和甲状腺功能恢复3期，与亚急性甲状腺炎相似。50%病人不进入甲减期，甲状腺功能即可恢复正常。若甲减期持续6个月以上，成为永久性甲减可能性较大。甲状腺毒症期（甲亢期）呈现血T4、T3浓度升高，甲状腺131碘摄取率降低，恢复阶段131碘摄取率逐渐回升。超过半数病人甲状腺自身抗体（甲状腺过氧化物酶抗体、甲状腺球蛋白抗体）阳性，滴度可以较高。血沉不增快。

（二）产后甲状腺炎有什么特点？

产后甲状腺炎表现为产后1年内出现一过性或永久性甲状腺功能异常。甲状腺过氧化物酶抗体（TPOAb）阳性的妇女发生本病的风险高。临床有3个亚型，先后表现为甲亢甲减型、只表现甲亢型、只表现甲减型。甲亢期发生在产后1~6个月，持续1~2个月，辅助检查有“分离现象（见亚急性甲状腺炎）”。甲减期发生在产后3~8个月，持续4~6个月。恢复期发生在产后6~12个月。甲状腺轻-中度肿大，无触痛。多数患者病情为自限性（可自行恢复）。少数患者在产后甲状腺炎恢复后3~10年发生甲减。

（三）萎缩性甲状腺炎有什么特点？

萎缩性甲状腺炎常以甲减症状为首发表现，甲状腺无肿大，其他表现类似桥本甲状腺炎（慢性淋巴细胞性甲状腺炎）。

九、甲状腺炎患者如何进行生活护理？

甲状腺炎患者生活护理：①急性甲状腺炎及较重的亚急性甲状腺炎，应卧床休息，增加营养，多饮水。较轻者也要少活动，多休息，避免劳累。②疼痛明显者可服流质饮食，颈部冷敷，加服止痛药如吲哚美辛等。③细心观察临床症状及变化，注意监测甲状腺功能和甲状腺肿大的变化，及时向医生汇报，协助医生调整用药及剂量，避免药物治疗的副作用发生。④不要着急生气，保持情绪稳定，心情开朗。情绪不好会加重病情，阻碍疾病康复。⑤病情缓解后，可以适量活动，增强体质，防止感冒；还要继续监测，定期复查，防止复发。⑥患病期间既要增加营养，改善体质，增加康复能力。但也要对食物有所选择，可以适量进食一些优质蛋白，如鸡蛋、瘦肉等。需要少吃的食物有：油炸、油腻不易消化食物；海带、海鲜及高碘食物；可致甲状腺肿的食物也要尽量少吃，如卷心菜、豆浆等，以避免对甲状腺炎症的康复发生不利影响。

第五节 小蝴蝶也会长"痘痘"——甲状腺结节

一、什么是甲状腺结节？

甲状腺结节是由于甲状腺组织上出现了一些跟正常组织不一样的病灶，通过触诊或B超可以发现的肿块。简单点讲，就是甲状腺上长了一个"痘痘"。

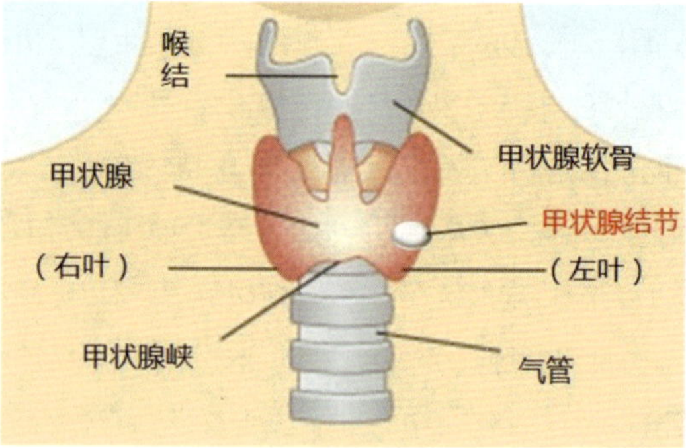

二、甲状腺结节的患病率为什么这么高？

甲状腺结节高发，除了与生活方式、环境因素、精神压力增大有一定关系外，还和目前检查手段的进步对甲状腺结节检出率升高也有很大影响。以前诊断甲状腺结节全靠医生手摸，只能发现1厘米以上结节，现在高分辨率彩超的使用，使0.1厘米的结节都无处遁形。

三、哪些人容易长甲状腺结节？

（1）女性患病率显著高于男性；

（2）有甲状腺疾病家族史的人；

（3）碘摄入量过多或过少都易发生甲状腺结节；

（4）经常接触电离辐射的人；

（5）精神压力大的人。

四、甲状腺结节会有什么症状吗？

绝大多数甲状腺结节是良性的，没有什么症状，有的人会无意中摸到脖子上有个疙瘩，或者照镜子时发现脖子上有个疙瘩，但大多数患者都是通过体检发现。如果结节过大或侵袭性生长时，可能会压迫食管、气管、喉返神经，导致吞咽困难、气短及声音嘶哑等症状。另外如果结节合并甲状腺功能异常时，可伴有相应的临床表现。例如，合并甲亢时会出现心悸、手抖、失眠、烦躁，易怒等症状；合并甲减时会有怕冷、乏力、纳差等症状。

五、甲状腺结节如何分类？

从结节数量上来说分为单发结节和多发结节；从超声回声上来说分为囊性结节、实性结节和混合性结节；从病理角度可分为良性结节与恶性结节。良性结节包括良性滤泡性结节（腺瘤样结节、胶质结节）、桥本甲状腺炎、亚急性甲状腺炎等。恶性结节包括原发性肿瘤，如甲状腺乳头状癌、甲状腺滤泡细胞癌、甲状腺未分化癌、甲状腺髓样癌或淋巴瘤及转移癌等。

六、筛查甲状腺结节最好做什么检查？

筛查甲状腺结节以及判断结节的良恶性，高分辨率的彩超准确率较高。除非要看有无胸骨后甲状腺肿或怀疑气管、食管及血管被侵犯时，才需要做甲状腺CT及核磁共振检查。

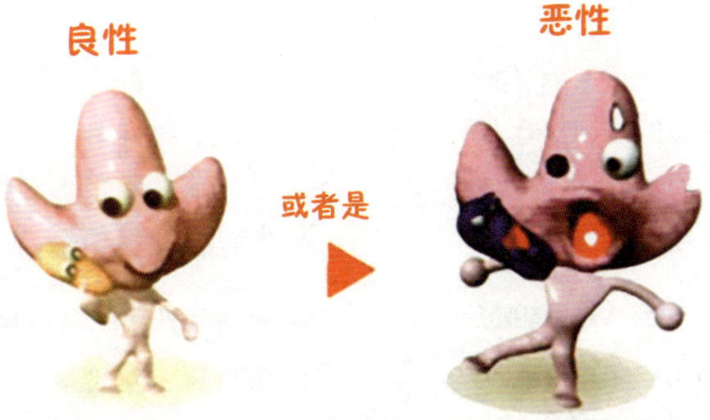

七、甲状腺的超声检查有什么意义？

高分辨率的超声检查是评估甲状腺结节的首选方法。对触诊怀疑或是X线、CT等检查偶然发现的甲状腺结节均应行颈部超声检查。颈部超声检查可以确定：①甲状腺结节是否真的存在，明确临床发现的包块是否与甲状腺有关；②确定甲状腺结节的数量、大小、位置、质地（囊性或是实性）、形状、边界、血供、钙化和与周围组织的关系等情况，同时评估颈部区域有无淋巴结和淋巴结大小、形态、结构特点等。

八、有钙化的结节一定是癌吗？

不是所有钙化的甲状腺结节都是癌，钙化是指甲状腺结节内出现的钙沉积现象，这种现象在良性结节中也可能出现，只不过恶性结节发生钙化的概率更高一些。从专业上来讲，钙化分为粗大钙化和细小钙化（沙砾样钙化），粗大钙化大部分都是良性的，而沙砾样钙化是甲状腺乳头状癌的特征性表现之一。当超声发现甲状腺结节钙化时大家要提高警惕，最好进一步检查。

九、甲状腺结节越大越可能是癌吗？

这是一个认识上的误区，事实上，结节的大小不是鉴别良恶性的指标，小的未必没事，大的也未必就是癌，所以甲状腺结节的良恶性不以大小论英雄。

十、甲状腺结节癌变的高危因素有哪些？

①儿童或者青少年时期有头颈部放射性照射史；②有甲状腺癌家族史；③患者年龄小于14岁或者大于70岁；④男性结节的癌变概率比女性高；⑤定期复查发现，短时间内结节明显增大。

十一、甲状腺结节的恶性率有多高？什么样的结节可能是恶性的？

甲状腺结节中只有约5%～15%的结节是恶性的。当超声提示有以下3种或3种以上征象时，就要高度怀疑甲状腺癌了：①低回声结节；②结节内有沙砾样钙化；③结节血供丰富；④结节边界不清，并向周围浸润；⑤结节纵横比大于1。

十二、如何确诊甲状腺结节的良恶性？

超声引导下甲状腺结节细针穿刺是鉴别结节良恶性最可靠的方法。啊，甲状腺穿刺？莫害怕！甲状腺穿刺是一种创伤很小的诊断技术，准确率还是比较高的，通过穿刺能获得较为明确的病理诊断，判断结节的良恶性，从而决定是否需要手术治疗。

十三、什么情况下需要做超声引导下甲状腺细针穿刺细胞学检查？

①直径大于10毫米的实性低回声结节；②超声检查怀疑腺外生长或颈部淋巴结转移的任何大小的甲状腺结节；③儿童或青春期有颈部放射性接触史的患者；④甲状腺乳头状癌、甲状腺髓样癌或多发性内分泌腺瘤病2型患者的一级亲属；⑤有甲状腺癌手术史者；⑥在无任何干扰因素的情况下所测降钙素水平升高者；⑦当直径大于5毫米，小于10毫米，但超声检查发现有与恶性病变相关征象（低回声和（或）边界不规则、纵横比大于1、有微小钙化或结节内血流信号紊乱的结节）；⑧经过观察体积增大超过50%的结节。

十四、甲状腺细针穿刺检查怎么做？痛苦吗？

甲状腺细针穿刺活检，是目前鉴别甲状腺结节良恶性的微创、安全、准确的诊断技术。穿刺过程是医生用一根比抽血针更细的穿刺针，在超声引导下，刺入患者颈部甲状腺结节组织内，并抽取病变部位的细胞，制成病理涂片，再由病理科医生做出细胞学诊断。整个过程就像平时打针、抽血一样，不需要打麻醉，操作时间很短，只需要几分钟，不会有什么痛苦。

十五、甲状腺细针穿刺时患者需要做哪些准备？

穿刺部位在颈部，需要穿着无领或低领衣服，不要佩戴项链等首饰。穿刺前要静坐休息放松心情。医生在进行穿刺操

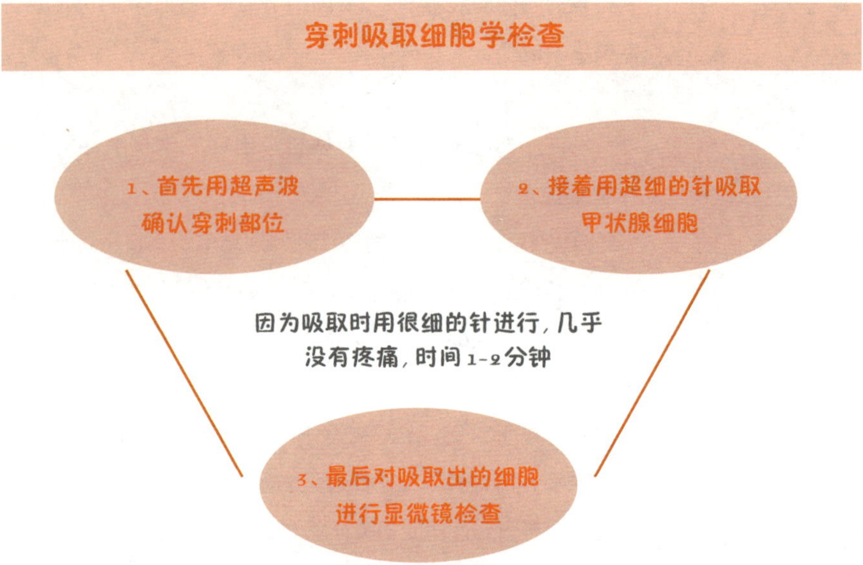

作时，你需要取仰卧位并保持颈部后仰，充分暴露颈部，尽量保持颈部不动，不要说话、咳嗽，不要做吞咽动作，以减少甲状腺的移动。

十六、甲状腺细针穿刺后需要注意什么？

甲状腺细针穿刺的伤口只有针尖大小，穿刺后不需要进行包扎。穿刺后的疼痛和抽血差不多，大多数人不需服用止痛药物，如果您对痛觉比较敏感，觉得疼痛难忍可以服用止痛药，但是避免服用含有阿司匹林成分的止痛药，因为可能增加出血风险。穿刺完可以进行日常工作、开车、户外活动，注意不要搬重物等剧烈体力活动，并注意穿刺点24小时内保持干燥。

十七、甲状腺细针穿刺可能有哪些风险？

甲状腺细针穿刺是一种安全可靠的检查手段，一般不会有什么并发症。但它毕竟是有创检查，可能会出现以下风险：①皮下或甲状腺包膜下血肿：发生率低，一般不严重，少量出血可以在数日内消退，无须特殊处理，穿刺后局部多按压一会儿就可以减少出血；②感染：由于是无菌操作，发生率也极低，如果发生可以遵医嘱服用抗菌药物；③局部不适或疼痛：少数人穿刺后会出现局部不适和疼痛，一般不需处理，数天内可自行缓解。如果实在疼痛难忍，可以在医生指导下服用止痛药物；④气管损伤：如果穿刺过程针尖碰到气管，可以引起咳嗽或咯血，一般不严重，此时应该安静休息，避免过度紧张；⑤颈部血管损伤：一般都是小血管，局部按压止血即可；⑥神经损伤：可引起声音嘶哑，比较罕见，可自行缓解，不需特殊处理。

十八、甲状腺细针穿刺检查会不会导致肿瘤扩散？

细针穿刺采取抽吸取材的方法，吸取的细胞被吸在针芯中，不会漏出、污染其他组织，即使极少量肿瘤细胞被转移至周围组织或血循环中，很快会被自身免疫系统或其他机制消除，所以基本没有导致肿瘤扩散的可能。

十九、哪些甲状腺结节不用治？

如果B超提示：结节形态规则、边界清晰，内部回声均匀，没有细小钙化，没有纵横比失调，生长缓慢。这样多为良性结节，观察即可，无须治疗。

二十、甲状腺结节如果不需治疗，如何动态观察？

在诊断初期，每3至6个月复查一次。如果结节生长稳定，没有恶性倾向的话，复查间隔可以延长，一年一次。检查项目主要是甲状腺B超和甲状腺功能。

二十一、如何预防甲状腺结节？

①合理饮食；②规律作息；③情绪平稳；④接触放射线时注意防护，尤其是儿童；⑤远离工作生活中的辐射环境；⑥定期进行甲状腺超声检查（有甲状腺结节家族史的人更应重视）。

「一起探寻矮人」的秘密

第三章　一起探寻“矮人”的秘密

第一节　关于矮小的灵魂三问

昊昊已经7岁了，但是身高却一直是同伴里最矮的，在班级排队总在前三名，衣服穿了两年还挺合身。昊昊妈妈在家里也没觉得他有多么矮，可是与同伴一起玩的时候，站在一起尤其明显，比别的小朋友矮了半个头。妈妈就一边每个月为他测量一次身高，一边四处打听如何长高。昊昊爷爷、奶奶说孩子只是晚长，根本不用带孩子去医院检查。他们对吗？难道真的是妈妈瞎操心了？

现实生活中，很多家长对孩子身材矮小并不重视。有的家长认为自己的孩子是晚长，肯定能等到“窜个子”，那晚长的概率有多大呢？打个比方：晚长的孩子就像高考前三个月杀出的黑马，平时成绩平平，中等水平甚至不及，最后三个月突飞猛进，逆袭成功！从医学角度看，这样的黑马也确实存在，尤其是在物质生活极其匮乏的年代，不少家长的印象就是“某某上了高中还猛长呢”。可是，如今营养水平有了很大改善，晚长的比例已经很低，往往是100个等待晚长的孩子中97个丧失了长高的机会。还有的家长认为，“我就是晚长，孩子肯定随我”，可是他们既不能肯定孩子是晚长，又盲目寄希望于晚长，直到骨骺线闭合才知道已经错过了长高的机会。

其实昊昊妈妈的担心是必要的，随着生长发育知识的普及，越来越多的家长都在重视身高问题，有时候自家孩子比别家孩子矮一点就不免开始担心，怀疑自家孩子是不是矮小身材。这些疑问，大多可以概括为矮小的灵魂三问，什么是矮小？为什么会矮小？矮小应该怎么办？

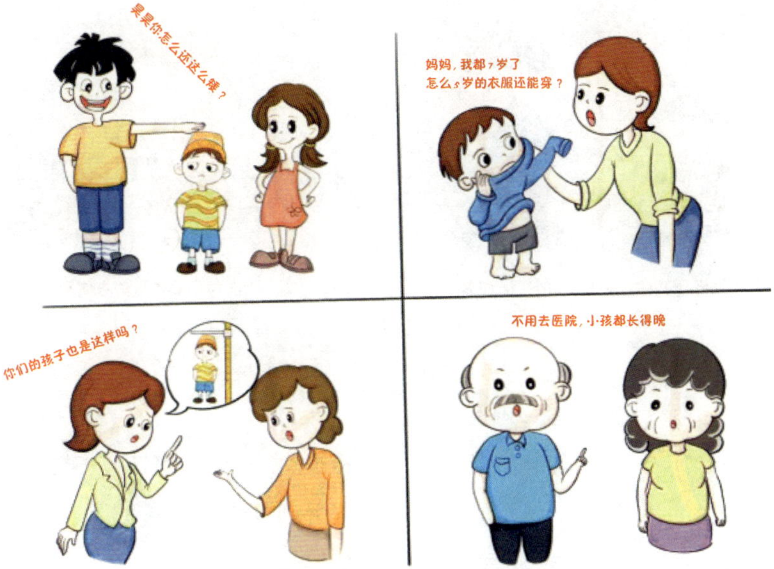
昊昊你怎么还这么矮？
妈妈，我都7岁了
怎么5岁的衣服还能穿？
你们的孩子也是这样吗？
不用去医院，小孩都长得晚

一、什么是矮小症

1. 如何识别儿童的身高是否正常？

如果您的孩子座位在班内前两排，或者身高处于班级后三位，或者身高明显低于同年龄、同性别正常儿童平均身高5厘米以上，或每年身高增长速度小于5厘米，则可能存在身高问题。

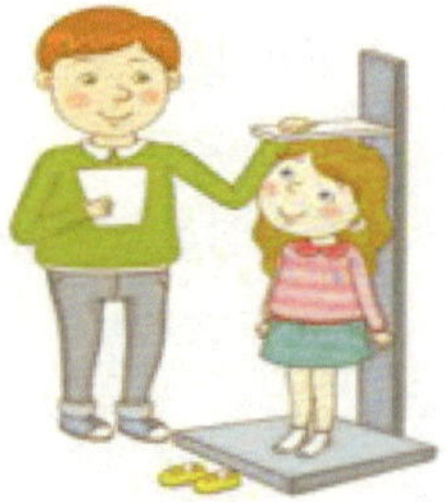

每年长高不足五厘米

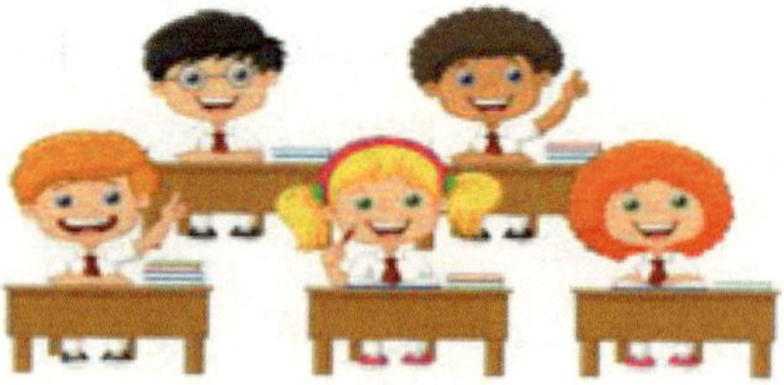

长期坐在教室前三排

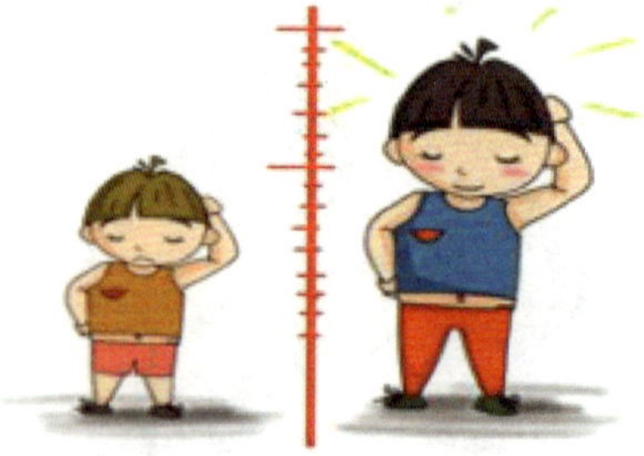

长期低于同龄人半个头（5~10厘米）

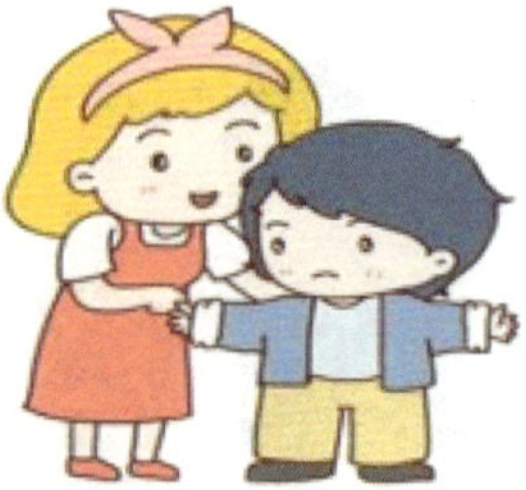

长时间不买大号的衣服和鞋子

这时您应该带孩子去医院进行专科检查以寻找原因，千万不要盲目等待，同时给予孩子更多的关爱和心理疏导，防止形成不良性格。

2. 如何判定孩子身材是否矮小？

其一，看绝对值。

凡在相似生活环境下，同种族、同性别和同年龄的个体身高低于正常人群平均身高2个标准差者（即比平均身高低5~10厘米以上），或低于第3百分位数者（即在100名同龄儿中位于倒数第三位），就属身材矮小（矮小症）。如下表。

0~18岁男童身高标准表

周岁	均值 正常	偏矮 -1SD	矮小 -2SD	特矮 -3SD
1	76.5	73.8	71.2	45.2
2	88.5	85.1	81.6	78.3
3	96.8	93.0	89.3	85.6
4	104.1	100.2	96.3	92.5
5	111.3	107.0	102.8	98.7
6	117.7	113.1	106.6	104.1
7	124.0	119.0	114.0	109.2
8	130.0	124.6	119.3	114.1
9	135.4	129.6	123.9	116.3
10	140.2	134.0	127.9	122.0
11	145.3	138.7	132.1	125.7
12	151.9	144.6	137.2	130.0
13	159.5	151.8	144.0	136.3
14	165.9	158.7	151.5	144.3
15	169.8	163.3	156.7	150.1
16	171.6	165.4	159.1	152.9
17	172.3	166.3	160.1	154.4
18	172.7	166.6	160.5	154.4

0-18岁女童身高标准表

周岁	均值 正常	偏矮 -1SD	矮小 -2SD	特矮 -3SD
1	75.0	72.3	69.7	67.2
2	87.2	83.8	80.5	77.3
3	95.6	91.8	88.2	84.7
4	103.1	99.2	95.4	91.7

续表：

周岁	均值 正常	偏矮 –1SD	矮小 –2SD	特矮 –3SD
5	110.2	106.0	101.8	97.8
6	116.6	112.0	107.6	103.2
7	122.5	117.6	112.7	108.0
8	128.5	123.1	117.9	112.7
9	134.1	128.3	122.6	117.0
10	140.1	133.8	127.6	121.5
11	146.6	140.0	133.4	126.9
12	152.4	145.9	139.5	133.0
13	156.3	150.3	144.2	138.2
14	158.6	152.9	147.2	141.5
15	159.8	154.3	148.8	143.3
16	160.1	154.7	149.2	143.7
17	160.3	154.9	149.5	144.0
18	160.6	155.2	149.8	144.4

其二，看生长速率。

婴幼儿期（3岁以下）生长速度低于7厘米/年

儿童期（3岁至青春期）生长速度低于4~5厘米/年

青春期低于5.5~6厘米/年。

孩子若有以上情况可能存在生长速度缓慢，必须带孩子去医院进行检查，以寻找原因。

3. 矮身材的发病率

根据相关调查数据显示，我国身材矮小者超过700万人，每年还在以16.1万人的速度递增。我国矮小症发病率约为3%，所有矮小人口中，4~15岁需要治疗的患者约有700万。目前，每年真正接受合理治疗的患者不到3万名。

4. 现状

目前普遍存在的问题之一是，生长速度的减慢常不引起患者及其家长的察觉和重视，往往把矮小当作“晚长”，错过了矮小的最佳诊断治疗时机。其实矮小症可防可治，及早诊断，抓住时机。目前，矮小症正成为继肥胖、早熟之后又一个危害儿童健康的大敌。

二、为什么会矮小呢？

孙明明，国内最高的篮球运动员，身高2.36米，比姚明还要高出10厘米。

你一定会很好奇，孙明明为什么能长这么高呢？

孩子的身高，遗传因素只占70%，还有30%是由内分泌决定的，很多人觉得30%太少，其实一点都不少，如果按150厘米的身高计算，30%就是45厘米。这就可以解释为什么在NBA打球的林书豪能长到190厘米，而他爸妈却不高。

预测遗传身高的公式：

男孩=（父身高+母身高+13）÷2

女孩=（父身高+母身高−13）÷2

上下浮动6～7厘米。这个公式可以预测出遗传身高，但是后天环境的影响也占了相当的比重，这是不可忽视的。

除了遗传因素，导致孩子身高的还用许多疾病因素：

1. 生长激素缺乏症

生长激素缺乏症是指由于垂体前叶合成和分泌的生长激素部分或者完全缺乏，或者是由于生长激素结构异常，受体缺陷等所致的生长发育障碍性疾病。患儿身高的增长，自幼年期直至青春期，均明显落后于同种族、同年龄、同性别的正常健康儿童。生长激素缺乏症是导致儿童身材矮小的主要原因，也是最常见的小儿内分泌疾病之一。

若该病不能及时诊治，不但成年后身材矮小，而且心血管疾病发生率也会升高，部分患者伴有性腺发育不良、甲状腺功能低下和肾上腺皮质功能减退症等。若能得到早期治疗，不但身高能够达到正常人高度范围内，而且可以维持肌肉活力，改善心脏功能，延缓衰老，防治骨质疏松、肥胖等。

2.小于胎龄儿

小于胎龄儿是指出生体重低于同胎龄平均体重的第10百分位数，或低于同胎龄平均体重的2个标准差的新生儿。除生长激素缺乏性矮小外，一部分是由于宫内生长迟缓引起的，部分患儿呈现生长落后。因此，这部分儿童若不及时诊治，认知能力的发育也会受到影响。

3.先天性卵巢发育不全综合征

先天性卵巢发育不全综合征是由X染色体完全或部分缺失或结构异常所致，也是唯一的人类出生后还能存活的完全单体疾病。活产女婴的发病率为1/2000~1/2500。

4. 特发性矮小症

特发性矮小症是个体身高低于同年龄、同性别，与其相同的正常群体平均值2SD以上，且无全身性、内分泌性、营养性疾病，或染色体异常情况，出生体重和生长激素水平均正常，体质性青春发育延迟及家族性身材矮小也属于此类。

5.性早熟

正常青春发育年龄是，女孩一般从18岁到13岁，男孩从19岁到14岁。正常青春期发育特征是，女孩表现为乳房发育，随后出现阴毛、腋毛最后出现月经初潮；男孩则表现为睾丸和阴茎增大，随后出现喉结，声音变粗，长出胡须、阴毛和腋毛，最后出现遗精。然而，如果女孩8岁前出现乳房发育或10岁前月经来潮；男孩9岁前出现睾丸增大，12岁前出现变声、长胡须和喉结，即可诊断为性早熟。性早熟的孩子骨龄往往大于实际年龄，骨骺提前闭合，生长周期缩短，所以成人后最终身高常常较低。

6. 青春期发育延迟

女孩13岁，男孩14岁仍未青春期发育（如外生殖器幼稚，男孩无变声、无胡须生长，女孩无乳腺发育、无月经来潮）则为青春期发育延迟。

引起矮小的原因有很多，必须通过详细的检查找到原因才能做出准确的诊断，然后考虑如何治疗，只有对症治疗才能获得最好的治疗效果。

三、矮小症的临床表现有哪些？

个子不高的晨晨一直被班上的其他小伙伴称为“小霍比特人”，身材矮小就一定是矮小症吗？下面介绍一下矮小症的常见表现：

1. 身材矮小，生长速率减慢，骨成熟延迟和代谢异常

矮小身材通常分为①生长缓慢性矮小：外观均匀性矮小，但生长缓慢，最常见于生长激素缺乏症，其他环境和精神因素引起的矮小、染色体病变引起的特纳综合征、慢性疾病（如营养不良、慢性肾脏疾病、先天性心脏病、慢性哮喘等）引起的矮小症。②体型不匀称性

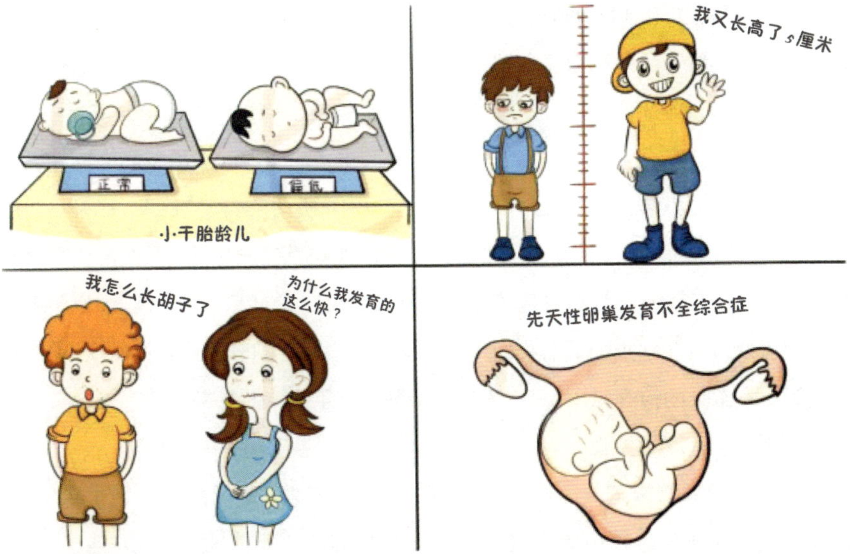

矮小：外观不匀称性矮小，即患儿的躯干与四肢长短不成比例，常见于软骨发育不良、成骨不全和甲状腺功能减低症。③体型正常、生长速度正常的矮小：外观为匀称性矮小，且每年的生长速度正常，常见于家族性矮小症。

2.原发病或伴发症状

如有促肾上腺皮质激素（ACTH）缺乏者容易发生低血糖；甲状腺激素（TSH）缺乏者除有生长发育落后、基础代谢率低、骨龄明显落后外，还有智能低下；伴有促性腺激素缺乏者性腺发育不全，出现小阴茎（即拉直的阴茎长度小于2.5厘米），到青春期仍无性器官和第二性征发育等；颅内肿瘤则多有头痛、呕吐、视野缺损等颅内压增高和视神经受压迫的症状和体征。

四、得了矮小症应该怎么办？

许多患儿家属反映除了常规的测量身高外，大多数家长并不清楚孩子患矮小症需要做哪些检查。下面我们来说一些矮小症常见的检查：

1.生长激素激发实验

生理试验系筛查试验，药物试验为确诊试验。对于年龄较小的儿童，尤其空腹时有低血糖症状者给胰岛素要特别小心，因其易引起低血糖惊厥等严重反应。

2.胰岛素样生长因子的测定

类胰岛素一号增长因子（IGF-1）主要以蛋白结合的形式存在于血循环中，其中以胰岛素样生长因子结合蛋白3-IGF-BP-3为主（95%以上），IGF-1和IGF-BP3较少日夜波动，甚为稳定，其浓度在5岁以下小儿甚低，目前一般可作为5岁到青春发育期前儿童生长激素缺乏症GHD筛查检测的指标。该指标有一定的局限性，还受营养状态、性发育程度和甲状腺功能状况等因素的影响，判断结果时应注意。

3. 其他辅助检查

①X线检查：常用左手腕掌指骨片评定骨龄。GHD（生长激素缺乏症）患儿骨龄落后于实际年龄2岁或2岁以上。②MRI（磁共振成像）检查：已确诊为生长激素缺乏症的患儿，根据需要选择垂体或MRI（磁共振成像）检查，以了解下丘脑—垂体轴有无器质性病变，尤其对肿瘤有重要诊断意义。

4. 其他内分泌检查

生长激素缺乏症一旦确立，必须检查下丘脑—垂体轴的其他功能。

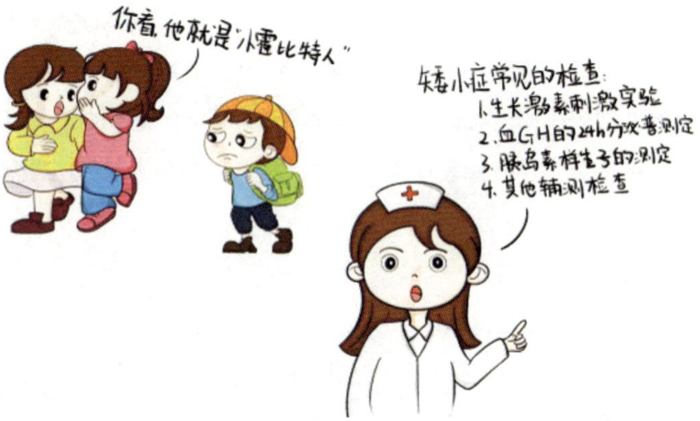
你看，他就是“小霍比特人”
矮小症常见的检查：
1.生长激素刺激实验
2.血GH的24h分泌谱测定
3.胰岛素样生长因子的测定
4.其他辅助检查

第二节 全民拯救矮小症

一、神秘骨龄知多少

爸爸妈妈也不矮，为啥孩子不长个儿？孩子的爸爸妈妈都不高，那孩子应该怎么办？孩子会在高中“冲刺”长个儿吗？医生说孩子是骨龄落后，骨龄到底是什么呢？

1. 骨龄的介绍

骨龄是指骨骼的年龄，简称骨龄。而骨龄和实际年龄并不一定相同，人的身高增长更多与骨龄相关，而不是取决于实际年龄。通常来说，女孩骨龄超过15岁，男孩骨龄超过17岁，骨骺大多已闭合，几乎没有再长高的机会。孩子的最终身高是由骨龄决定，而不是由年龄决定。骨龄评估能较准确地反映个体的生长发育水平和成熟程度，骨龄的测定还对一些儿科内分泌疾病的诊断有很大的帮助。

2. 骨龄判定

骨龄的发育贯穿于整个生长发育过程，是评估生物体格发育情况的良好指标。依据左手腕、掌、指骨正位X片，观察各骨化中心的生长发育情况（左利手患儿则观察右手X片）。正常情况下，骨龄与实际年龄的差别应在±1岁，落后或超前过多均为异常。骨龄的异常，常常是儿科某些内分泌疾病所表现的一个方面。若发现孩子的骨骼异常，则应带孩子及时到医院就诊。

二、矮小症如何就诊

如果您的孩子有以下几个明显的特征，就要到正规的医院进行筛查、诊断。

①身高低于正常儿童平均身高-2SD以上；
②身高增长速度慢；
③慢性疾病史；
④明显畸形。

就诊第一步：准备资料

①患儿母亲的妊娠情况；患儿出生时的身长和体重情况；

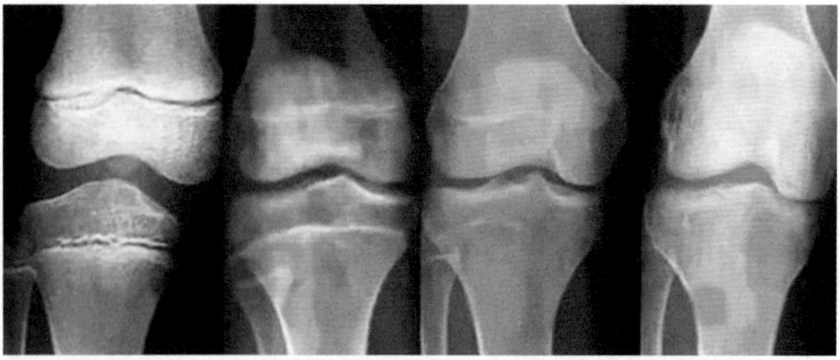

没闭合　半闭合　接近闭合　钙化闭合

② 孩子出现矮小的时间、每年体检的身高，或近一两年身高增长情况的记录；

③孩子的饮食、运动、睡眠等情况，包括使用药物情况；

④父母身高、青春发育情况等，家庭成员中是否有个子矮小的长辈等；

⑤ 如既往做过检查及检查结果，也需带上。

就诊第二步：做检查

①查体：初步筛查孩子的身高体重是否处于正常的范围之内，再判断是否需要进行进一步的检查；

②骨龄片：是为了判断孩子的骨龄、生长空间；

③生长激素激发实验及内分泌激素测定：为了确定患者的生长激素水平及是否伴有慢性症；

④垂体核磁：在患者确定用药治疗之前需要做垂体核磁，来排除垂体肿瘤等风险。

第三步：遵医嘱治疗

①配合医生；

②均衡饮食；

③坚持运动；

④心理关怀；

⑤监测身高。

三、矮小症如何治疗？

根据病因进行有针对地治疗。

1. 生长激素缺乏症的治疗

生长激素在1985年被美国食品药品监督管理局批准为治疗矮小的有效药物。通常剂量：0.5~0.7IU/kg/W，每日睡前皮下注射1次。注射部位为：大腿、上臂或脐周，每次注射可以换注射点，避免短期内重复而引致皮下组织变性。疗程：开始治疗的年龄越小，疗效越好。疗程要持续到骨骺愈合。疗效：第一年疗效最显著，身高增长12~16厘米，次年略有下降，约9~11厘米。

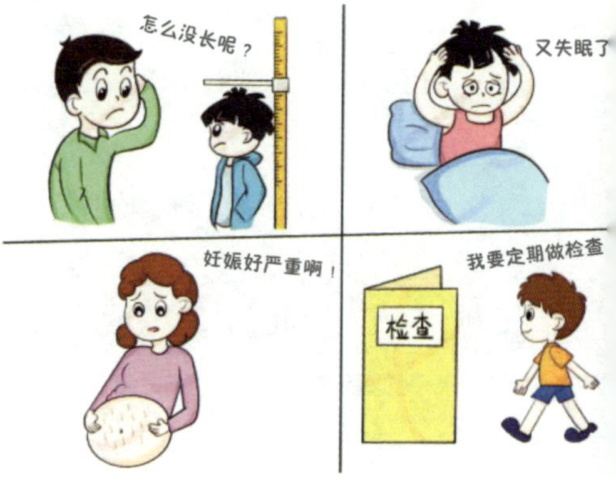
怎么没长呢？
又失眠了
妊娠好严重啊！
我要定期做检查
检查

2.持发性矮小的治疗

美国食品药品监督管理局2003年批准使用生长激素治疗持发性矮小。

3.小于胎龄儿的治疗

美国食品药品监督管理局2001年7月，批准使用生长激素治疗由小于胎龄儿造成的身材矮小。

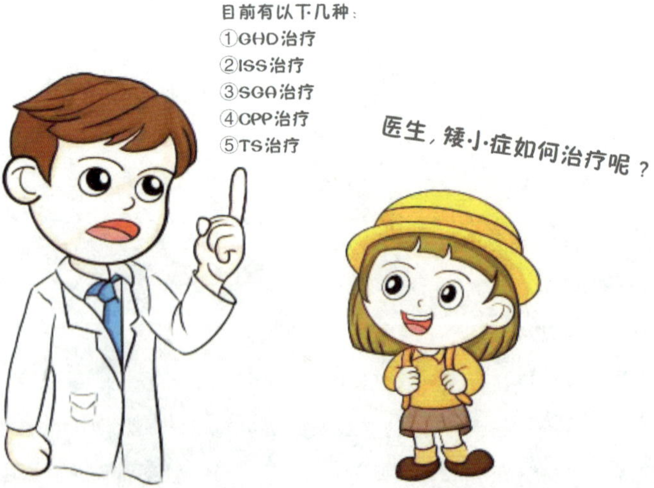
目前有以下几种：
①GHD治疗
②ISS治疗
③SGA治疗
④CPP治疗
⑤TS治疗
医生，矮小症如何治疗呢？

4.性早熟的治疗

用促性腺激素释放激素激动剂（GnRHa）治疗性早熟后，会出现生长减速，影响孩子成年期身高。因此，建议治疗同时联用生长激素，来帮助孩子达到理想身高。

5.先天性卵巢发育不全（Turner综合症）的治疗

美国食品药品监督管理局1996批准使用生长激素治疗由Turner综合征造成的身材矮小。

第三节　揭开生长激素的“神秘面纱”

“医生，我儿子16岁才刚1米58，你看看能不能给他用点你原来说的那种生长激素啊？”“孩子的骨骺已经闭合了，现在用已经晚了，两年前让你给孩子治，你不听啊！”

这样的医患对话经常发生在内分泌科的诊室里。医生说：很多矮小患儿的家长有“激素恐惧症”，闻“激素”色变，拒绝让孩子接受生长激素治疗，往往会导致孩子错过最佳治疗期而造成终身遗憾。下面让我们来揭开生长激素的“神秘面纱”。

一、你是否有“激素恐惧症”

很多家长会谈“激素”色变，一提到激素就想到身体发胖、骨质疏松、肝肾毒性等副作用，立即表示拒绝治疗、放弃治疗，因为他们觉得“生长激素是激素，小孩子不能用”。

人们通常所说的“激素”一般是指糖皮质激素，这类激素如果孩子长期大剂量使用，则会出现上述副作用。那么生长激素到底是什么呢？生长激素是由人体脑垂体前叶分泌的一种肽类激素。生长激素通过刺激肝脏等组织产生IGF-1发挥其生理功能，促进骨

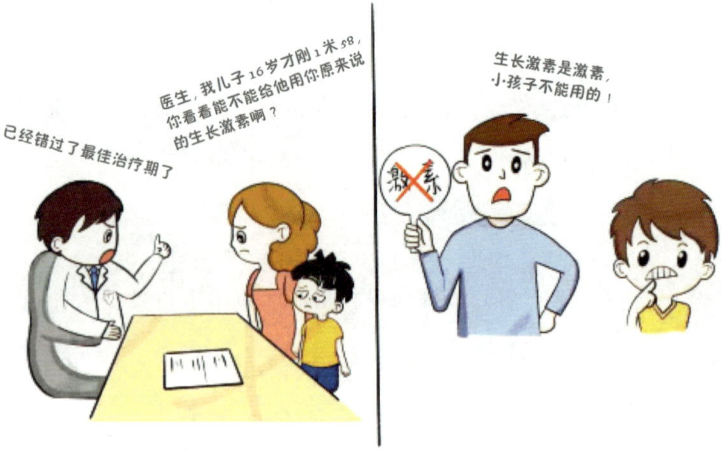
医生，我儿子16岁才刚1米58，你看看能不能给他用你原来说的生长激素啊？
已经错过了最佳治疗期了
生长激素是激素，小孩子不能用的！
激素

骼生长。青春发育期时，生长激素在性激素的协同作用下，更进一步引起身高快速增长。无论从来源、化学结构，还是从生理、药理作用上来说，生长激素都与糖皮质激素和性激素不同，也不会产生类似的副作用。

二、使用生长激素的担忧

许多家长都会问：使用这个生长激素会不会影响孩子自身的智力和性发育？会不会增加肿瘤发生率？答案自然是不会的，生长激素不会影响自身身体发育、智力和性发育。因为生长激素是人体内天然存在的。生长激素的生理作用是：促进生长、调节骨代谢、调节物质代谢、增加机体免疫力、促进心肌蛋白合成等作用。如果生长激素治疗前不伴有甲状腺功能低下等影响智力的因素，生长激素治疗不影响智力发育。生长激素也不参与性发育的调节，性发育由性激素参与调节。

听完这些许多家长心里悬着的大石头应该是终于放下来了。既然生长激素这么好，那就用吧！这时又有家长会问，那使用生长激素会不会影响孩子自身分泌生长激素，产生药物依赖性呢？答案也是不会的，生长激素不会影响自身分泌。矮小的孩子是因为生长激素分泌障碍（包括生长激素分泌数量和活性等因素）、生长激素不敏感等原因，使用生长激素治疗的目的是外源性补充生长激素，治疗只会促进孩子身高的增长，如果停药，孩子将按照原来的生长速度生长，对自身的分泌没有任何影响。

那使用生长激素会不会加快骨龄和骨骺闭合？

这也是不会的，因为生长激素是体内促进骨骼线性生长的激素，没有促进骨骺成熟的作用，如果出现使用生长激素后促进骨骺成熟现象，实际上患儿的生长速率已为用药前的数倍，已经实

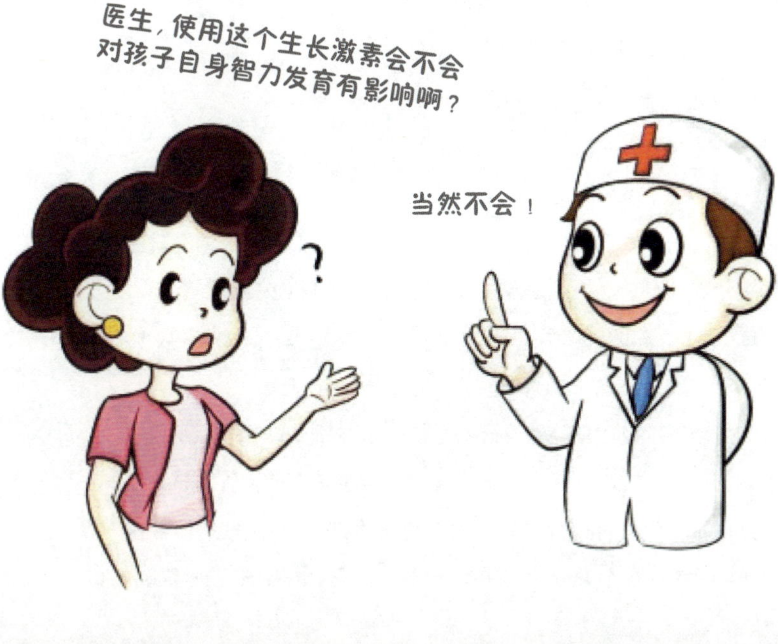
医生，使用这个生长激素会不会对孩子自身智力发育有影响啊？
当然不会！

现有效追赶身高。

生长激素治疗矮小症是一个长期连续的过程。开始治疗的年龄越小，疗效越好，治疗时间越长，身高改善越显著。同时再配合均衡的营养、适当的运动、充足的睡眠、良好的心态，是完全能达到理想身高的。

第四节　帮助“矮人”揭秘

不仅要治疗矮小患者的“身病”，更要治疗他们的“心病，不但解决了一个医学问题，也解决了一个社会问题。

一、这些“雷区”踩不得

发现孩子矮小，家长应该避免的误区：

1.盲目听信广告宣传的增高产品

近年来，市场上的增高药一直是层出不穷，如今各种打着高科技名目的秘方神药，可谓是“你方唱罢我登场”，似乎永远不缺捧场的人。然而，在增高药被热捧的背后，其实隐藏的是层层骗局。

2. 增高药物

（1）以钙、维生素D、氨基酸为主的营养补充剂

这类增高药大多说，“孩子不长个多数都是缺微量元素，但如果自己吃钙片，效果就不如这种把钙、维生素D和氨基酸等按比例配好的成药”，其言之凿凿，态度诚恳。但其实补钙只是让骨骼变得更结实，于长个并无直接必然影响。此外，也有研究证实，单纯

靠口服氨基酸，也不会产生显著的增高效果。科学的营养加锻炼才能起到一定效果。

（2）打着“生长激素”旗号的激素类药物

真正的矮小症患者中，确实有一类是因为生长激素缺乏，但服用前也先需要通过专科医院的检查才能判断是不是需要补充生长激素。生长激素是处方药，且必须注射才能管用。所以，市场上的“生长激素万万不可乱用，否则轻则无效，重则还会因为药不对症导致反效果。

（3）号称进口的生物基因高科技“秘方”

专家表示，现在能够证明确实有增高效果的药物只有生长激素，其他药物不管吹得有多高科技，都不可盲信。比如曾有段时间，有人宣传生长肽能增高。其实他们连基本的常识都不懂，肽是种长链蛋白质，吃进去就消化了，怎么能起到作用？虽然不排除有些药物吃了真的使身高短时增加了，但这很可能是因为其中添加了性激素。不适当地添加性激素使孩子提前发育，虽然个子会短时间变高，但同时也会使骨骺提前闭合，反而导致最终身高不足。

3.准备买增高药之前要考虑的几个问题：

（1）孩子是不是真的矮小？如果能够保证在3岁以后至青春期，每年能长高5厘米就没问题。

（2）个子矮是什么原因造成的？如果是因为挑食、运动少，就应从生活习惯上改善，只要好好吃饭，什么营养素都不会缺。如果是因为疾病，才需要治疗。

（3）选择怎样的治疗？到专科医院先进行咨询、诊断，确认病因，再在医生指导下用药。

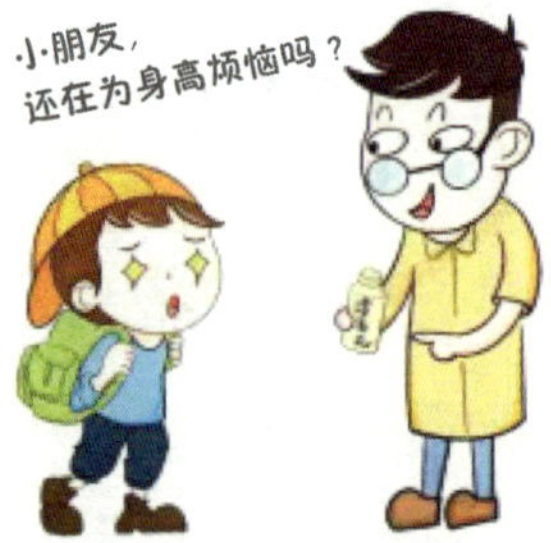
小朋友，
还在为身高烦恼吗？

4. 盲目就诊

听信非正规医院增高门诊的宣传，结果造成误诊或者错误用药，耽误了孩子的生长，甚至出现不良后果，此时既浪费了时间，又花费了大量的钱财，后悔已晚。

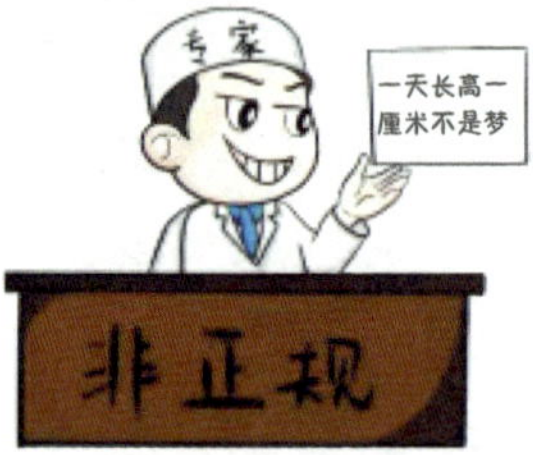
专家
一天长高一
厘米不是梦
非正规

5. 盲目等待

有的家长认为“孩子有早长和晚长，23岁还窜一窜”，孩子个矮时不着急，当发现孩子真不长个时，再到医院就诊，为时已晚，孩子的骨骺可能已经闭合，失去长高的机会。

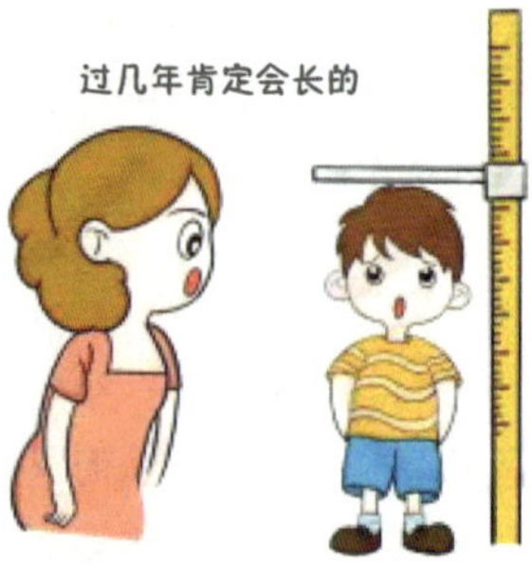
过几年肯定会长的

6. 早发现，早诊断，早治疗

尽早干预效果好。研究表明，孩子年龄越小，骨骺的软骨层增生及分化越活跃，孩子生长潜力及空间越大，对治疗的反应越敏感。药物促生长效果越好，矮身材治疗需要用药至能达到期望成年身高时为止。

二、家庭是强有力的后盾

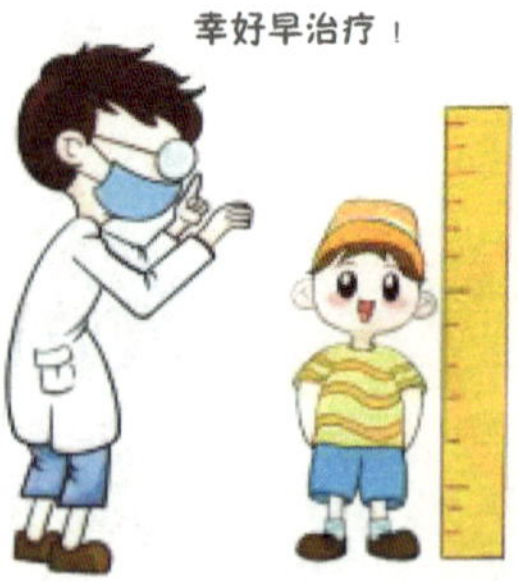
幸好早治疗！

家长配合治疗需要在日常生活中注意以下几点：

1. 充足均衡的营养供给是生长发育的物质基础

家长自己先做好功课，然后科学合理的安排好孩子每天的饮食，保证孩子摄入足够的蛋白质、碳水化合物及维生素，特别是要适当补充动物性的蛋白，以求最佳的蛋白质生物利用率。蛋白质的缺乏会直接影响身高的增长。一些重要的微量元素，如锌、铁和B族维生素在动物食物中比较丰富，缺乏这些营养素也容易造成孩子身材矮小。避免或尽少摄入碳酸饮料及含糖量高的油炸食品，避免体重过度增长。挑食和偏食在青少年的饮食习惯中十分常见，而普遍暴饮暴食可能严重影响青少年的身高。保证每天喝250~500毫升牛奶，吃1~2个鸡蛋，及适量的肉类、谷类、水果和蔬菜，将有利于青少年的生长。

青少年胃口往往比大人好，同时又缺乏自制力，一旦遇到丰盛可口的饭菜便大吃大喝，久而久之，难免出现胃肠功能紊乱。另外，孩子喜欢狼吞虎咽，食物往往没有经过有效的咀嚼就进入胃肠道，会明显增加胃肠道的负担，不利于食物消化吸收。

2.保持心情愉悦，坚持适当的体格锻炼

心情愉快，才是身高增长的催化剂。体格锻炼能促进孩子骨骼、肌肉、关节、韧带的发育和功能健全。督促孩子每天进行适当的运动，20~40分钟为宜，运动类型以有氧运动为主，如跳绳等纵向向上的运动。

3.保质保量好睡眠

要有充分的睡眠时间，让体内生长激素和其他生长发育相关激素处于最佳的分泌和发挥功能的状态。睡眠对身高的影响主要通过生长激素起作用。生长激素白天的分泌量很少，大部分是在入睡后分泌的，一般在入睡后1~2小时左右达到高峰，所以过少的睡眠时间会影响生长激素的分泌。一般来说，新生儿每天要睡14~20小时，1~3岁为12~14小时，4~6岁需要11~12小时。我国教育部印发的文件中明确规定，需保证小学生每天睡眠10小时，初中生9小时，高中生8小时。

4. 如何帮助孩子拥有一个健康的睡眠呢？

婴幼儿睡眠不安多与身体不适或疾病有关，家长要先帮孩子找原因，是饿了、尿了、冷了，或者还是其他不适感。有些宝宝昼夜颠倒，是因为他们大脑尚未发育完全，这就需要家长训练宝宝形成生物钟。

营造一个良好的睡觉氛围也很重要。大孩子睡眠差更多是与不良生活习惯有关，比如熬夜学习、看电视、玩游戏，睡前吃得过饱，或者剧烈运动，等等。所以，首先就要避免上述这些不良习惯，其次要提供孩子一个安静、舒适、无光的睡眠环境。另外家长要积极地以身作则，孩子通常会模仿家长的生活方式，所以除了要求孩子早睡早起外，家长要陪伴孩子养成健康作息的习惯。

5. 如何正确测量身高？

小树苗的成长离不开肥沃的土壤和细心地浇灌。同样在孩子的成长过程中，父母既要充当那肥沃的土壤又要细心地浇灌。需要学习的知识那可就不少，就连简单的一个量身高，里面学问也大着呢。那么，家长在家中给孩子量身高的时候，到底要注意些什么呢？

（1）多久量一次？

比较推荐的频率是两到三个月测量一次，由此得到的增长速度可信度比较高。如果是在青春期快速增长阶段的孩子，可

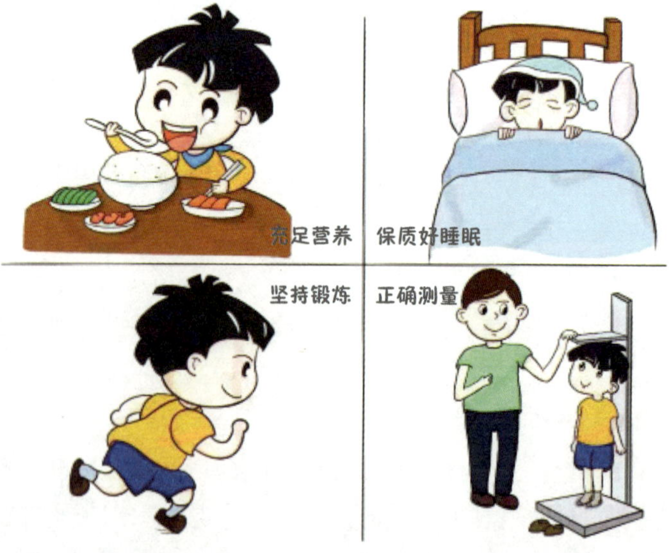

以一个月测量一次。有的家长过于担心孩子的身高，隔一两天就要测量一次，看没什么变化就唉声叹气，这种焦虑的情绪往往会影响到孩子，反而不利于孩子的长高。

（2）在什么时间量？

有些家长会问，这也要考虑？什么时候有空什么时候量呗！这样就错啦，不定时测量会使得每次测量的差值不够准确。正确的方法是在早晨刚起床时测量，至少也要在上午测量。有的家长说，为什么我家孩子早上和晚上量身高总是会相差1厘米？我也没量错啊？其实不光儿童这样，成年人也一样，早晨和晚上测量出的身高会相差1~2厘米，甚至更多。那么问题来了，请问是早上比较高，还是晚上比较高呢？

答案是早上。因为经过一天的运动和体重的压迫，椎间盘变薄，足弓变浅，脊柱弯曲度增加，身高会较早上起床时偏低1厘米以上，休息一晚上后，脊柱就又恢复了，身高也恢复了。白天的运动量不同，对脊柱的影响不同，晚上的身高偏差会比较大，所以，我们建议给孩子测量身高，最好是早上刚起床的时候，影响因素小，这样测量的数据之间就有对比性。

（3）正确测量的方法是什么？

让孩子背靠墙壁，双足跟靠拢成立正姿势，注意脚后跟、屁股、双肩紧贴墙壁，眼平视，手下垂，用三角板直角面（用硬皮书当然也可以）轻压头顶画线。注意测量时一定要让孩子脱鞋。但对于3岁以内，尤其是1岁半以内的儿童，立位测身高很不准确，需要到医院测卧位身长。

（4）量身高还要注意什么？

有一点特别重要，却总是被家长忽视，那就是量完之后家长要及时记录下日期和身高。

俗话说好记性不如烂笔头，如果不记录，过几天就会遗忘，定期量身高也就失去了意义。况且，等到医院就诊时，这个记录的内容就是医生诊治很重要的参考依据。

三、正确锻炼

通常有家长会问：医生说的让孩子好好吃饭、好好睡觉、好好锻炼，吃饭、睡觉我们能明白，可是应该怎样锻炼呢？

专家认为，动力性体育运动项目，如田径、游泳、球类等对长个子特别有利。儿童、青少年的骨骼系统比较软弱，长期局限于一种运动项目，忽视对称性运动，易导致骨骼发育不平衡。全面锻炼，多做伸展肢体、弹跳的运动，适当开展一些力量型练习，可促使全身各处骺软骨的新陈代谢处于相对旺盛状态，从而使全身匀称地生长发育。

目前认为有助于身高增长的运动包括弹跳运动，如跳绳、跑步等有助于四肢运动；伸展运动，如单杠、仰卧起坐、体操等则有助于骨骼的伸展；全身性运动，如篮、排球、羽毛球和游泳等，有助于骨骼伸展和延长。然而青少年正值学知识和升学考试的关键时期，不少孩子与家长往往抱怨，没有时间运动。事实上，每周至少要运动4~5天，每次要求40~50分钟是最佳选择。另外，青少年应当根据年龄、兴趣等来选择运动项目，在安全的前提下进行体育锻炼。尽量避免选择铅球、举重等运动。

与此同时，同样重要的一点，作为家长要加强学习，同时要采取些积极的措施，在进行体育运动的同时要有充足合理的营养支持，要注意运动保护，避免运动损伤。另外家长要积极参加孩子们

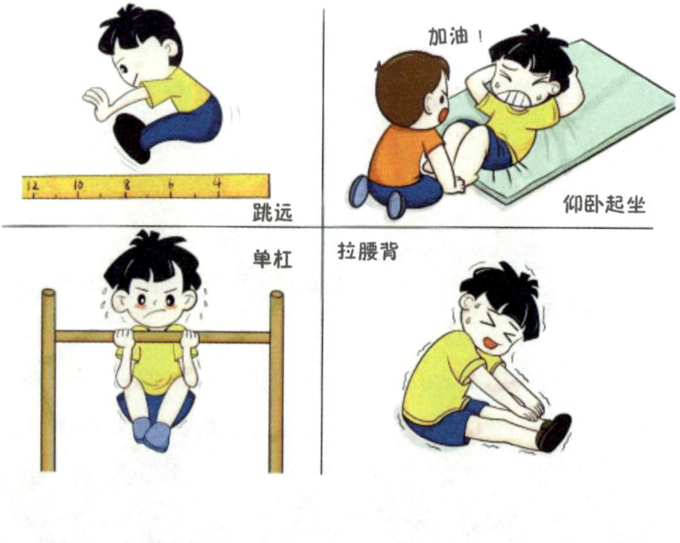

的运动锻炼，除了有利于孩子与家长建立良好的亲子关系和情感外，更重要的是孩子能够持之以恒地参加运动。养成良好的生活习惯，对于孩子一辈子的健康都具有非常重要的意义。

四、阳光的另一面

健康难道就是仅仅指身体上没有疾病么？其实并不是，心理健康也是同样重要，所以家长不只应该把治疗的重点放在孩子的身高上，心理护理也是刻不容缓的。

1. 矮小症孩子的几种表现：

（1）孤独心理。觉得自己是茫茫大海中的一叶孤舟，性格孤僻、害怕交往，自我封闭，不愿热情地投入生活，同时又抱怨别人不理解自己，不接纳自己。

（2）情绪不稳定。孩子常常焦虑、抑郁、恐惧，自身的期望与现实存在偏差，家庭和学校的压力很大，自我控制情绪的能力差。

（3）社交恐惧症。孩子遇生人面红耳赤，神经处于非常紧张的状态，它往往泛化，严重者拒绝与任何人发生社交关系，把自己孤立起来。由于自身生理上的不足，怕遭同学讥笑而耻于与人交往，产生压抑退缩而变得孤立、离群，同学之间关系较差。又因其外形较同龄人幼小，常受到家长的过分保护，往往缺少与他人交往和集体生活的机会，导致其在集体活动和社交能力方面明显落后于同龄人。

2. 家长应该如何应对呢？

（1）鼓励孩子积极参加集体活动。家长不要因为惧怕孩子受到伤害和挫折而过度保护，鼓励孩子主动和同伴、陌生人交往，让其在交往过程中逐渐去掉羞怯、恐惧感，使自己变得开朗、乐观、豁达。帮助孩子融入集体中，尝试各种团队活动，让孩子学会合作，真诚待人，建立友谊，鼓励儿童敞开心扉，学会交流和沟通。没有人是一座孤岛，只要孩子能够积极地参加集体活动，感受到大家并没有异样地看待自己，就会恢复他应该有的乐观和自信心。

（2）教孩子学会如何控制情绪

家长要做到理解儿童的情绪变化，少责备，多鼓励；指导儿童在情绪激动时将发生的事情搁置，不去想它，等情绪平稳后，他们自己可能意识到刚发生的只是小事。只要孩子对自己的情绪控制得当，就可以避免让孩子陷入无谓的自卑困境中，所以家长对孩子在这方面一定要理解，这比什么都重要。

五、爱，是一剂最佳增高剂

人们常说，孩子在成长过程中表现出来的一切心理和行为问题，都不仅是孩子个人的问题，应该是孩子父母乃至整个家庭

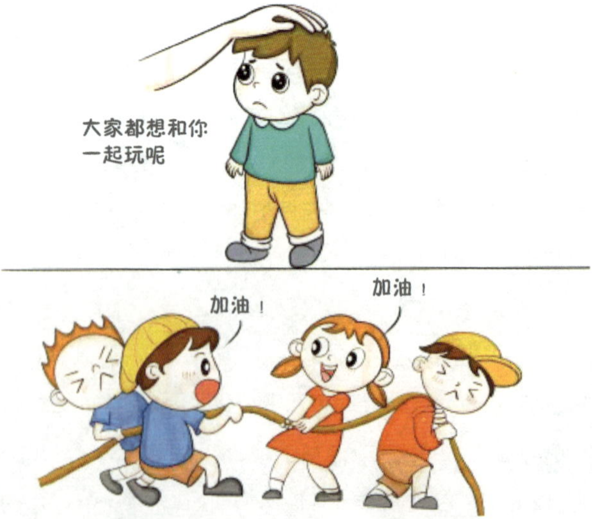

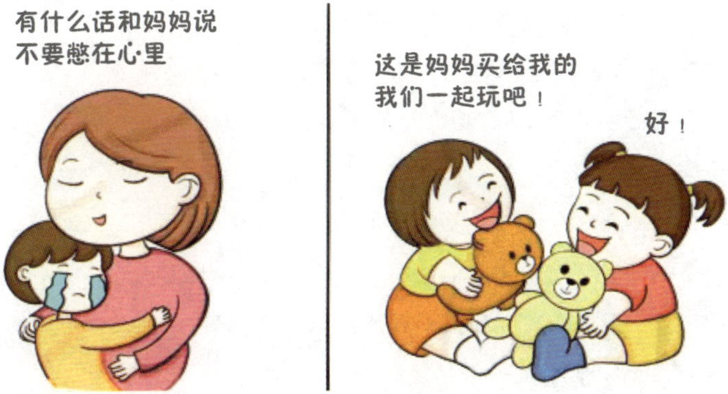

的问题。那么，矮小症的父母们，若需要了解如何应对这一系列挑战，必须先知道矮小症的孩子通常会出现哪些心理危机。

矮小症的孩子由于生长速率与心理期望值存在一定的差距，情绪往往处于不稳定状态，主要的表现为患得患失。在日常生活中，有绝大多数的患儿觉得自己处处不如人，自惭形秽，往往比一般人都更加敏感和缺乏自信，走在大街上，如果遇到高个子的人，仍然会有些轻微的恐惧，因为自己长得弱小，所以很缺乏安全感，在群体生活中怕被欺负。通常学龄期的孩子，由于矮小，怕遭同学讥笑，而耻于与人交往，产生压抑、退缩，而变得孤立、离群，同学之间关系较差，并经常有违纪行为，注意力不集中，严重者甚至影响学习。

更多时候孩子因身材矮小，不能适应周围的生活环境，又渴望得到关爱，而产生很大的心理负担，从而进一步导致孤僻性格的形成，90%以上的患儿有较为强烈的自卑心理。同时矮小给孩子和家庭带来的心理负担很重，容易让孩子自卑，性格产生扭曲，孩子与父母产生隔阂，甚至会责怪父母。通常儿童抑郁症集中在6~12岁，小年龄段矮小儿童抑郁症发生率与健康儿童相似，但大年龄段矮小儿童抑郁症发生率达72.92%。

患病的孩子比平时更需要心灵上的沟通和鼓励，也更需要爱。父母平时应注意与孩子的沟通和交流，用民主、平等的态度和孩子对话，与孩子一起讨论他所面临的各种问题，与孩子共同面对，共同解决。

早熟的杏儿

晚熟的忧伤

第四章　早熟的杏儿 晚熟的忧伤

有人说，青春期是花季，是雨季，所有关心你的人们会说，不要被鲜花陶醉，不要被暴雨打湿，你们要用理智迎接这花季雨季。对于所有即将步入青春期的少男少女们来说，青春期不但是令人期待的，而且同时是令人害怕的。你会突然发现自己的身体和心理发生了巨大的变化，对于这些变化你是否觉得不知所措。其实你不用害怕，你身边的同龄人都正在经历同样的事情，而这也是所有人都必经的人生阶段——青春期。青春期我们可能会经历各种各样的问题，或者是性早熟，或者是性晚熟，不管是哪一类的问题，我们都应该正确面对，轻松快乐的度过青春期。

第一节　我的多彩青春期

一、你进入青春期了吗？

由于受到遗传因素、生活条件及环境的影响，使得各个国家与地区对于青春期年龄的划分也不尽相同。国际上统一的青春期年龄是在10~19岁，这样一个比较大的幅度可以概括适用于更多的国家和地区。总的来讲，女孩的青春期一般从10~11岁开始，比男孩早1~2年，在17~18岁结束。这其中又细分为三个阶段：10~13岁为青春前期，14~16岁为青春中期，17~20岁为青春晚期。

1.青春前期

在此期间，女孩最早会出现乳房发育，骨盆开始变宽，臀部变圆，身高及体重增长速度超过平均数。男孩则睾丸、阴茎开始发育，身高、体重也迅速增加。此后2年，女孩会出现月经初潮，男孩会出现遗精，这是青春期的重要标志。但整体来说，男孩的发育没有女孩明显，此时女孩的身高也高于男孩。

2.青春中期

此时期又称为性征发育期，即在身高剧增的同时，生殖器官及第二性征发育成熟，由于内分泌功能活跃，使其产生性骚动。

3.青春后期

这一时期的主要特征是，青少年的性器官完全发育成熟，体格形态发展也开始逐渐完善。

二、青春期启动机制

在青春期，生殖系统发育与成熟的生物学变化过程被称为青春发动期，是青春期的早期阶段，时间跨度平均约4.5年（1.5 ~ 6 年）。青春发动期个体生理变化明显，包括体格生长突增、性腺和生殖器发育、第二性征出现等。青春发动期各种事件初现的时间存在明显的个体差异，与群体平均水平比较可表现为提前、适时和推迟。一般以人群青春发动期生殖系统发育各种事件初现时间的前第25百分位数作为青春发动

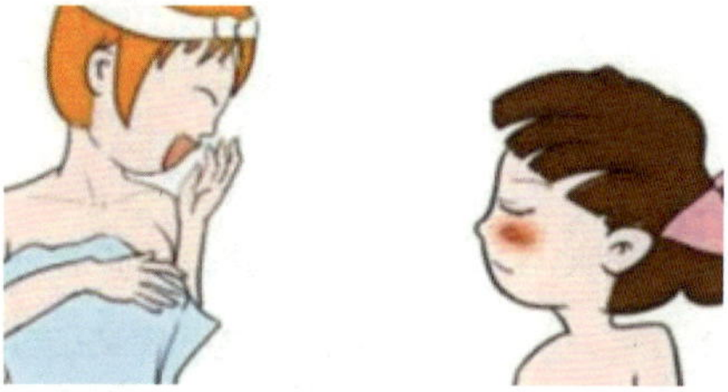

期时相提前的划界值。下丘脑—垂体—性腺轴（HPG）系统变化是青春期内分泌变化的核心。两个重要的内分泌变化现象是性腺功能初现和肾上腺皮质功能初现。关于青春期启动的机制，迄今未获得完全一致的认识。中枢神经系统、下丘脑 — 垂体 — 性腺轴（HPG）系统的决定性作用是目前的主流观点。较公认的机制有以下两种假说：中枢神经抑制机制减弱，HPG轴对性激素负反馈敏感性下降。

三、俊男靓女初长成

1.我真的变“胖”了吗？

乐乐今年15岁，上初中三年级，她平时是一个特别爱美的女生。乐乐刚上五年级的时候体重只有30千克，身高155厘米左右，5年级开始发育，一个暑假期间重了6千克，6年级的暑假也重了6千克。而现在升入初中三年级的她体重增加到了55千克，身高才160厘米。她很苦恼为什么自己越来越胖了，还会不会胖下去，需不需要减肥呢？

青春期的女孩子往往对自身体重十分关注，再加上媒体广为推崇的以瘦为美的主流审美标准，更是让偏胖的女孩感到压力。但青春期的女孩又常常容易发胖，那青春期少女们的这种“长胖”的原因是什么？到底正常不正常呢？

青春期女孩发胖是由其生理结构决定的：在生理学中有两个概念：去脂体重与体脂肪。去脂体重，包括全身的骨骼、肌肉和各种内脏器官以及神经、血管等。而体脂肪则是指全身上下所有的脂肪组织，不过大部分体脂肪都储存在皮下组织里。将两个重量加起来，基本上就是人体的体重。当青少年进入青春期以后，各成分增加的比例有明显的性别差异。青春期开始后下丘脑 — 垂体 — 性腺轴成熟。在垂体分泌的促性腺激素的刺激下，女性卵巢开始大量分泌性激素（含雌激素和孕激素），男性睾丸开始分泌大量的睾酮，在性激素及其他激素的作用下，女性的身体开始发育并出现月经来潮，脂肪开始堆积并重新分布。男孩出现身高猛长，一般男性可长28厘米，成年男人和女人身高平均差12.5厘米，这是由于男孩在青春发育期身材增长的多。青春前期，男孩和女孩体内肌肉、体脂及骨骼量相同，但成年后，男性的肌细胞数量比女性高2倍，肌肉量和骨骼量为女性的150%，而女性的体脂量是男性的200%。分布上独具特点，女性的皮下脂肪在臀、髋、胸及肩部积聚、增多，显现女性特有的丰腴的体态。在青春期开始的第3~5年（13~15岁），女孩的身高、体重迅速增加，每年可增加5~6千克，生长较快的可增加8~10千克；骨盆逐渐长的宽大而短，骨盆上口扩大，骨盆下口亦变得宽大，臀部明显增宽，为将来生育做准备。但在现实生活中，很多女孩缺乏常规的卫生知识，被当今的审美观念所洗脑，总是认为越瘦越好。于是，她们开始过度的节食，结果不但皮下脂肪减少，显得皮肤干巴，皱纹增多，失去了青春美，还使体内蛋白质大量丧失，影响了身体的正常发育，严重的还有可能导致神经功能失调，患上神经性厌食症或闭经。从这些方面来看，脂肪是青春期女孩不可或缺的，所以减肥也需要三思而后行，只有健康的身体才能体现出真正的美感。

如果实在想减肥，那么最好采用以下三种方法：

第一，运动疗法。这种治疗方法主要是通过体育锻炼减少体内多余的脂肪，适用于单纯性的肥胖青少年，也是最理想的没有任何副作用的疗法。运动有两种基本形式，即全身运动和增强肌力的静态运动。全身运动可以促进体脂动用，增加肌肉组织血流量和增强心肺功能。静态运动可以增强肌力，防止肌肉组织块丢失，提高末梢组织对胰岛素的敏感性。运动要多样化，包括慢跑步、柔软操、太极拳、乒乓球及轻度游泳等。每日运动量约1小时左右，应逐渐增加。剧烈运动可激增食欲，应避免。但是也应注意，有的时候实在很饿也不能不吃，大量运动之后也要适当地吃一点儿。

第二，饮食疗法。任何原因引起的肥胖病，皆应以饮食管理为主。

限制食量时必须照顾青少年的基本营养及生长发育所需，可使体重逐步降低。最初，只要求制止体重速增。以后，可使体重渐降至超过正常体重10%左右时，即不需要再限制饮食。减肥时要设法满足自己食欲，避免饥饿感。故应选热能少而体积大的食物，如芹菜、笋、萝卜等，必要时可在两餐之间供给热能少的点心，如不加糖的果冻、鱼干、话梅等；食品应以蔬菜、水果、面食，米饭为主；外加适量的蛋白质食物，如瘦肉、鱼、鸡蛋、豆及其制品。碳水化合物体积较大，对体内脂肪及蛋白质的代谢皆有帮助，可作为主要食品。但应减少糖量。饮食管理必须取得家长和孩子的长期合作，经常自我鼓励坚持治疗，才能获得满意效果。另外需要提醒的是，在治疗过程中不要给自己施加任何的压力，否则你的减肥方法达不到最理想的效果。

第三，药物疗法。适用于先天性遗传肥胖的青少年。一般情况下不提倡用这种方法，因为这种方法除了易产生依赖性之外，还易对青少年的身体起副作用。如果有必要，还需要在医生的指导下进行用药。再次强调，减肥不依赖药物，应以适当的饮食控制和运动疗法为主，药物为辅。

2. “乳”此绽放

蕾蕾今年14岁了，与同龄的女孩相比，蕾蕾的个子长得比较高，但是最近不知道怎么回事，自己的胸部总是感觉有点胀，而且不小心碰到还会特别疼，用手摸上去好像还能摸到硬的小疙瘩，蕾蕾很着急，想着自己是不是得病了。她向妈妈诉说了自己的情况，妈妈听蕾蕾说完后，说“我的女儿长大了，要从小女孩变成大美女了。胸部发胀、疼痛这些都是你发育了的标志呀，好多女孩在发育的过程中都会出现这样的现象，等有一天你真正的发育成熟后就不会再疼了，所以不要担心。但是一定要保护好自己的‘胸部’”。蕾蕾听了终于放心了，从此可以昂首挺胸的走路了。

女孩进入青春期，最先开始发育的为乳房。乳房的发育是否正常，是衡量青春期发育是否正常的一个重要指标。如果说女人是花，那么乳房就是蓓蕾。但是作为一个刚刚步入青春期的人，你对乳房了解的可能并不多。还有一些人认为，只有女性的乳房会发育，男性则不会。其实不然，男性的乳房也会发育，只不过不明显。女孩的乳房开始发育年龄大约在8 ~12岁，发育初期乳房隆起似小丘，在乳晕内可及乳核，但表面不隆起，乳晕的直径增加（乳芽期），此后，乳头开始变大，乳晕逐渐扩展，乳房和乳晕的着色逐渐加深；大约14~15岁时，乳房发育比较明显，乳房明显地隆起；大约16~17岁时，乳房丰满，线条清晰，乳晕略陷，乳头大而突出；大约18~20岁时，左右乳房的大小和形状已是成年女性（乳房期）。但是此时的女孩乳房还不能分泌乳汁，需要等到她生育后才有可能。

那么，为什么青春期乳房会发生如此大的变化呢？主要是因为在青春期，女孩身体内的激素水平正悄悄地发生着巨大的变化。青春期开始，下丘脑分泌的促性腺素释放激素增多，激活下丘脑—垂体—性腺轴的活动，促使垂体分泌大量的尿促卵泡素和黄体生成素，使卵巢分泌雌激素及孕激素增加。在雌激素、孕激素、催乳素以及肾上腺皮质分泌的雄激素等激素的共同作用下，乳腺开始发育，主要表现为乳腺导管延伸，管腔稍加宽，管周间质增多而疏松，血管丰富。与此同时，身体脂肪的分布发生改变，出现腋毛和阴毛，身高迅速增加。当卵巢内膜细胞能分泌足够量的雌激素时，则引起子宫内膜增生，导致月经来潮。此后，随着雌、孕激素的分泌进一步增多，小导管末端的基底细胞增生，形成腺泡芽，管腔逐渐形成，最终形成乳腺小叶结构。乳房的发育受到很多因素的制约，除体内雌性激素作用以外，还受遗传因素、环境因素、营养条件、体育锻炼等因素的影响。如果母亲的乳房较小，则女儿也大多较小，这是遗传因素的作用；瘦体型的女孩，也很难有丰满的乳房。乳房偏小还可能与发育的早晚有关，虽然乳房较小，只要生殖器官发育及月经均正常，就不会影响成人后的哺乳功能和生育能力。一般来说，乳房发育早晚并不影响其今后发育的快慢，也不影响成年后乳房的大小和形状，所以乳房发育晚些、小些的女孩不必担忧。

很多女孩一开始会因为乳房的发育常常感到难为情，夏天不敢穿比较凉快的衣服，只因为胸部比较高。为了掩盖自己外形的痕迹，有的女孩走路时低头含胸，结果养成习惯，形成驼背；有的女孩却因此喜欢穿紧身束胸，结果限制了乳房和胸廓的正常发育。实际上大可不必如此，乳房发育只是身体发育的一部分，它就像身高和体重一样简单，根本没有值得害羞的。女孩只有放开了心态，才能让乳房健康地成长。

青春期男孩的乳腺也要发育，只是发育较女孩晚一些，而且发育程度低，不形成小叶，发育时限也较为女孩短，表现为乳房稍有增大，乳晕直径增加。约有60%～70%的男孩此时于乳头下可触及小硬结，质韧，伴有轻度触痛，一般在1～2年内可消失。如仍未消失甚至进一步增大，则考虑为男性乳腺异常发育，应在医生指导下进行必要的检查、治疗。

3.我的声音怎么变了？

小涛有1.8米的大个子，身材壮硕，但是一开口说话却是“娘娘腔”，他说进入初中后别的男同学声音都变得越来越有男子气概，而自己的声音却像个小姑娘一样，一开始有同学跟在自己身后叫自己“娘娘腔”，他还会和他们辩解，但后来连自己都不想开口说话，听到自己的声音都觉得讨厌。

这是为什么呢？原来是青春期开始后，第二性征日益明显，少男少女的嗓音也由清脆、稚气的童声向成人嗓音转变。这种因为喉头、声带增长而伴随的声音嘶哑、音域狭窄、发音疲劳、局部充血水肿、分泌物增多从而导致说话、唱歌时的声音与儿童时代不同并持续半年至一年的时期，叫作“变声期”。变声期的开始到结束一般会持续半年到一年的时间。男生变声期一般在14~16岁，到18岁可完成；女生一般在13~15岁，最迟到16岁左右。变声期大致可分为三个阶段，第一阶段会觉得无法控制嗓音，发出的声音不听使唤。有时唱歌会走调，并且高音唱不上去；第二阶段嗓音的变化比较明显，说话声调变低、变粗，虽然声音仍带童音，但童声成分越来越少，成人声的成分逐渐增加；第三阶段嗓音已完全变成成人的声音了，但仍有一段时间存在声音不稳定、控制不自如的现象。男性因为喉结突出、喉头宽广，声音变得低沉浑厚。而女性声音的变化却不明显。

青春期声音发生变化主要是由性腺分泌性激素导致的。性激素包括“雄性激素”“雌性激素”等。这些激素在男女体内都有，只不过男性体内雄性激素相对较多，女性体内雌性激素相对较多。但是雄性激素对喉的发育影响最大。进入青春期后，构成喉的软骨支架在雄激素和其他激素的作用下迅速增大，其中有一对软骨——甲状软骨形成了喉结。随着软骨支架的增大，在它上面附着的声带肌也相应延长，随之造成声带变长引起声音的变化。由于女孩体内雄激素比男孩少，因此变声期女孩声带增长也相应较少，故男孩嗓音变化比女孩要大得多。男孩声带长度由原先孩童时期的6~8毫米增长到20~25毫米，而且又厚又宽，所以男孩的声音开始变粗、变低沉。女孩的声带由6~8毫米增长到15~20毫米，而且又薄又窄，振动频率高，所以女孩的声音变细、变高。

在变声期我们需要注意什么？青春期的孩子喜欢大声说话、唱歌，随时随地都爱表现自己的大嗓门，殊不知稍不注意就殃及了正在生长的声带。嗓音是表达感情、交流思想的工具，所以在变声期这个重要的阶段，大家一定要注意嗓音的保健。那么，日常生活中应该怎样保护嗓子？正确使用嗓子，无论是唱歌还是说话，都不要过于用力，更不应大喊大叫，因为处于青春期的声带非常脆弱，稍不注意，就会导致嗓子充血和水肿，所以要节制用嗓，避免大喊大叫。处在青春变声期的孩子，需要良好的家庭环境，有同性的成年人陪伴成长。而小涛的爸爸常年在外地，家里都是清一色的女性，且家里管得严，小涛很少外出，由于接触的男性太少，小涛从心理上排斥声音的变化，开始捏着嗓子说活，久而久之就形成了这种“娘娘腔”的声音，因此正确地认识变声期，同时处于良好的家庭环境中，才能健康地度过这个时期。

4. 大姨妈到访

月经是怎么形成的？

小芳上小学的时候寄住在姑姑家，11~12岁的时候发现胸部有变化，里面似乎有个核硬硬的，有点害怕，但不敢去问大人。大概2~3个月之后，我发现自己流血了，床单都红了，又担心又害怕，担心自己做错事给姑姑带来麻烦，害怕自己得了不治之症，要死了。一般纠结之后，小芳告诉了姑姑，姑姑叫来小芳妈妈，两个人神神秘秘上街给小芳买了卫生用品，只告诉她怎么用，别的什么也没讲。在学校的时候小芳因为不小心将血弄到裤子上，还被同学们耻笑过，这真是小芳一生的阴影啊。直到现在，很多父母对如何向孩子进行性教育仍然一头雾水，不知道教什么，也不好意思开口。

一般情况下，女孩到了14 ~ 15岁，身体从各方面开始全面发育，中枢神经系统逐步发育成熟，下丘脑 — 垂体 — 卵巢轴的功能开始启动，体内的原始卵泡逐渐发育，并周期性地分泌雌激素和孕激素。这种内分泌的变化又引起子宫内膜的增厚、小动脉的增粗以及腺体的增多，形成增生期及分泌期。成熟的卵泡排出卵子，形成“黄体”，能刺激子宫内膜增厚，腺体增大。如果卵子排出而没有受精，24小时左右就会凋亡，卵子凋亡后10天左右，“黄体”会萎缩、退化，激素的分泌量也会大幅度下降。子宫内膜有表面的功能层和下面的基底层两层，当卵巢内部的黄体开始退化，孕激素和雌激素在体内的含量由于内分泌的调节而骤然减少时，子宫内膜的功能层由于得不到足够的激素支持，开始出现坏死、脱落、血管断裂、出血，血液从阴道流出，即为月经。当月经干净后，

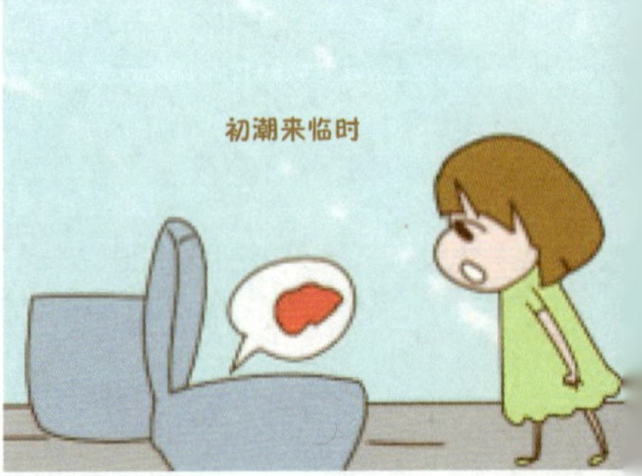

子宫内膜又会逐渐增厚，便开始了新的生理周期。

初潮的时间

初潮，是指第一次月经，初潮通常在胸部开始发育后两年出现，少女第一次来月经，是青春期到来的重要标志之一。女孩初潮年龄为12–16岁，可早至9岁，最晚17～18岁。影响初潮早晚的因素有以下几个方面：

①遗传因素：初潮有早晚，一般认为和遗传有很大关系。如母亲初潮早，女儿也会偏早;母亲初潮晚，女儿也可能偏晚。

②营养因素：有研究显示，女性体脂达到17%时才会有初潮，低于15%时会有月经推迟，甚至不来月经的情况。而体脂高于30%时，也会有内分泌失调，不来月经或者月经量多，经期延长的情况。

③情绪因素：中枢神经系统是人体的指挥官，当情绪因素对它产生影响时，卵巢及下丘脑—垂体—卵巢轴的调节功能也会发生变化，两者是月经来潮的基础与动力，因此情绪影响月经初潮的早晚。

④环境因素：生活在温暖地带的女孩，生活条件更舒适，相比来说月经初潮更早一些。而生活在些寒冷地区的女孩，初潮时间较晚。比如我国西藏的藏族女孩平均初潮年龄是17.6岁。这是因为大脑中的松果体分泌的褪黑激素与光照关系密切，在黑暗中分泌偏多，对性腺的抑制较强；在光照中分泌偏少，对性腺的抑制较弱。而社会环境同样对月经初潮的早晚有影响，性知识接触与了解多的女孩，会影响神经系统对内分泌的调节，会使与性有关的内分泌系统早一些活动，月经来潮偏早。

初潮后月经不规律

因为初潮时少女的生殖系统还不完善，所以有许多少女在初潮后的几个月甚至1～2年内，月经周期常常不太规律。

月经的色与量

①月经颜色：月经初潮的血往往颜色很深，甚至有点偏于深褐色，这不是病，而是正常的。一般第2～3次月经来潮的血比第一次的会稍浅一些，呈暗红色，并因为抗凝酶的存在，经血虽黏稠却不易凝结。

②月经量：一般月经来潮第一天出血量不多，第2～3天稍多，以后逐渐减

少，持续4～5天经血会干净，一次月经的经血量大概30～100毫升，不应超过100毫升。

月经来潮时的伴随症状

少女在月经来潮时可能会出现一些伴随症状，正确认识这些症状，及早发现异常的表现。

①经前期乳房胀痛：有许多女性在月经来潮前有乳房胀满、发硬、压痛的现象；重者乳房受轻微震动或碰撞就会胀痛难受。这是由于月经来潮前7–10天，此时雄激素及孕激素浓度增高，使乳腺管扩张，上皮细胞增生肥大，乳腺管周围基质水肿而引起压迫症状，出现疼痛。月经来潮后，上述变化可消失。

②腰酸：月经来潮时稍微有些腰酸，是正常的现象。腰酸持续存在，伴有浑身乏力，甚至不能维持正常的生活、学习，则最好到医院检查一下。

③青春期少女有些会出现较剧烈的腹痛，症状多开始于来月经后1–2年。其特征是从行经前1–2天或来潮的第一天开始痛经，并伴有手足发冷、腰酸、面色苍白或发青、浑身冒虚汗等症状，以后随着年龄的增长逐渐好转。疼痛部位多限于下腹部，有时窜到上腹部、腰部。但若腹痛症状剧烈，应该到医院进行相关检查。

5.战“痘”计划

莉莉本就是个爱美的女孩，结果上了初中后，脸上开始冒出一个一个的小痘痘，她非常的难过，她觉得大家看她的眼光都发生了变化，她觉得自己穿再好看的衣服都不漂亮了。

青春痘是一种常见的皮肤病，俗名粉刺、暗疮，医学上统称为“痤疮”，是一种常见的毛囊皮脂腺炎症性皮肤病。痤疮的发生主要与皮脂分泌过多油脂、毛囊皮脂腺导管角化、堵塞、细菌感染和炎症反应等因素密切相关。痤疮的发病机制是身体发育导致体内雄激素分泌旺盛，而雄激素支配皮脂腺产生更多皮脂，皮脂与脱落的表皮组织混合后堵塞毛孔引发痤疮。而青春期孩子们雄激素及其代谢产物增多。

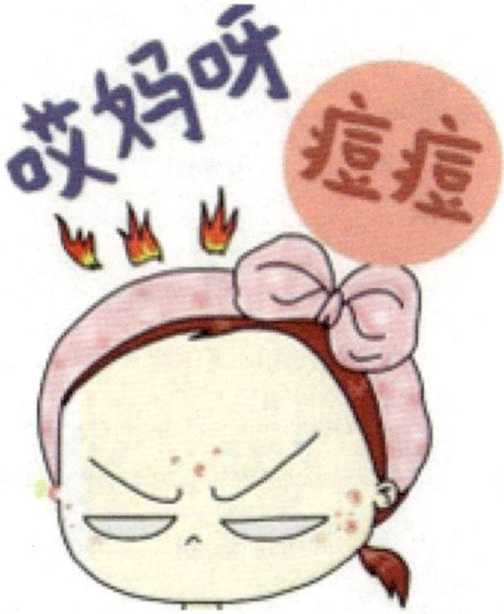

对于每个女孩子来说，都不愿意自己的脸上凹凸不平、红肿一片，但痘痘毕竟是青春的代表性产物，所以不用过于沮丧。正常情况下，过一段时间之后痘痘自然会消失。但也有的孩子痘痘长得铺天盖地，变得一发不可收拾，若不及时处理，不仅影响美观，还会影响孩子的心理健康。

如何让满脸的痘痘消失？

①正确的护理方式：保持皮肤清洁，是治疗青春痘的第一步。使用温水洗脸，并用性质温和无刺激的洗面乳，避免毛孔阻塞。不能用手去挤、掐、抠粉刺，这样容易引发感染，最终形成瘢痕。

②良好的生活作息。精神紧张、熬夜、睡眠不足，都会使皮脂腺分泌失调，导致青春痘的产生。尽量保持生活规律，心情愉快，睡眠充足。

③稳定的情绪心态。避免情绪焦虑和紧张，要认识到痤疮是一种可以自愈的暂时性生理现象，保持开朗愉快的心情，减少情绪激动或心理压力，以免使青春痘增加或恶化。

如何正确选择“战痘"药物？

遵照医嘱或药物说明书科学用药。激素类药物会刺激皮脂腺增生，使皮脂分泌更加旺盛，同时掩盖了炎症，而并没能真正地消炎，还会刺激色素细胞增生，留下难以消除的色素沉着。胡乱涂抹，后果可能不堪设想。

6.为什么我变成了一个“小毛孩”

一般来说，女孩子从10~11岁起开始长出阴毛。阴毛首先出现在耻骨联合处的皮肤上，毛发稀细，软而色淡，以后逐渐增多变粗，颜色也逐渐加深，2~5年后就成熟定型了。腋毛出现的时间较阴毛晚1~2年，国外女性出现腋毛的平均年龄为14~15岁，中国女性在14~15岁后出现腋毛。一般来说，女孩子的腋毛相比于成年女性和正常男性来说，也比较稀少。

青春期时所有的毛发都会增多吗？

人的毛发分两类，一类不受性激素的影响，包括头发、眉毛和眼睫毛等；另一类是在性激素的影响下逐渐长出，如阴毛和腋毛。少女的阴毛和腋毛是在肾上腺分泌的雄激素的刺激下长出来的。所以，在青春期时，不受性激素影响的毛发是不会增多的。

汗毛这么多，还怎么穿裙子啊？

处于青春期发育阶段的女孩，由于体内激素的分泌不平衡，雄性激素水平较高，刺激了毛囊，这会使一些女孩的胳膊和腿上的汗毛变多，导致女孩夏天不敢穿裙子或短袖，甚至担忧自己是不是生病了。一般来说，因为青春期激素分泌不平衡造成的这种体毛增多，经过一段时间，在激素分泌趋于稳定后，就会逐渐消失，恢复正常，而且，随着年龄的增长，人的体毛也会慢慢减少，这是自然规律。毛发的增多是青春期的正常现象，我们应该正视并接受它们。

以下毛发增多的情况，一定要重视。

如果毛发呈进行性发展或突然增多，同时有额角发际后缩、喉结突出、声音粗沉以及阴蒂肥大、月经不调、闭经等表现，就肯定不正常了，可能属于病理性的，一般与脑垂体和卵巢功能异常有关，需要到医院去检查，然后对症治疗。

为什么有些人没有腋毛？这正常吗？

主要原因有以下三个方面：一是由于先天性卵巢发育不良等疾病引起，同时伴有其他第二性征发育不全的表现；二是由于腋窝皮肤的毛囊对雄激素不敏感或无反应，这种人乳房发育、月经都表现为正常；三是由于青春期时因为某些疾病等，大量使用糖皮质激素，造成肾上腺轴的功能被抑制，肾上腺皮质功能减退，雄激素分泌减少或者不分泌进而引起腋毛阴毛稀疏。

第二节　别让花朵开得太早

一、儿童性早熟你知道多少？

莎莎的妈妈在一次给女儿洗澡的时候，发现她的右胸有一个小拇指头大的硬核，没有疼痛感。妈妈很震惊，她想到之前没有对女儿的饮食有所约束。莎莎当时7岁4个月，身高128厘米，体重64千克。莎莎妈妈从网上查了很多关于女童胸部出现硬核的例子，当时真的可以用五雷轰顶来形容。

随着生活环境、饮食习惯的改变，儿童性早熟的发病率有逐年增高的趋势。目前上海地区的儿童性早熟患病率达10‰，仅次于肥胖症，占小儿内分泌疾病的第2位，其中以女孩性早熟最为多见，已成为最常见的儿童内分泌疾病之一。由于儿童性早熟影响儿童自身发育，并可引发一系列心理和社会问题，越来越被家长和社会所重视。通常儿童自青春期开始第二特征发育直至完全成熟，男孩一般在12~14岁开始，女孩在10~12岁开始。在青春期期间，除了性发育外，孩子的身高和体重也会增长加速，体格生长出现生后的第二个高峰，在男孩骨龄15岁、女孩骨龄13岁时，身高达最终身高的95%。而儿童性早熟是指男童在9岁前、女童在8岁前呈现第二性征。

二、性早熟的罪魁祸首

出现性早熟的原因很多，男孩性早熟80%以上是存在中枢神经系统器质性病变，如下丘脑、垂体肿瘤或其他中枢神经系统病变。而女孩性早熟80%~90%是特发性中枢性性早熟，即未能发现器质性病变的性早熟。凡影响下丘脑功能或破坏抑制性腺中枢活动和神经结构的病变，如颅内肿瘤、脑炎、脑膜炎、颅脑外伤等均可引致真性性早熟。假性性早熟是由于性腺肿瘤、肾上腺增生或肿瘤产生大量性激素或垂体组织分泌过多的促性腺激素或黄体生成素所致。也有的是因摄入了富含性激素的药物或食物引起。根据发病机理可分为分泌促性腺激素性性早熟、非分泌促性腺激素性性早熟，及组织或器官过敏性性早熟。亦有许多病因不明，可能与窒息、低出生体重、高热惊厥、脑炎等所致脑损伤有关，或肿瘤压迫下丘脑、垂体而引起，另有性腺肿瘤或长期服用性激素而引起者。目前我们人类生存的环境污染越来越严重，包括社会视听环境的污染，以及自然环境，如空气、水、食物等的污染。视听的刺激对儿童的性发育影响，特别是现在网上和社会上一些黄色、淫秽 、污浊的性内容，反复刺激后作为诱因，通过大脑皮层改变儿童体内分泌环境，促使下丘脑 — 垂体性腺轴的提前启动，导致性早熟。据统计，每天看爱情剧的孩子，性发育提前的增加到8倍。睡时如果强光照射也会引起性早熟。自然环境的污染，由于洗涤剂、农药、塑料和工业向环境排放的物质及其分解产物可在自然界产生一系列环境类激素污染物。如洗涤剂中的烷基化苯酚类，制作塑料制品过程中使用的添加剂、增塑剂（邻苯二甲酸酯类、双酚A）等，多达70余种，每天均大量排放到环境中，到人体内均会促使性早熟。

三、是不是越早成熟越好？

性早熟儿童虽然身体发育提前，但心智发育仍处于实际年龄水平，孩子发现自身与周围人的不同性状特征后，极易产生自卑心理。此外，过早的性征出现亦会令孩子感到害羞和紧张，尤其是女孩，没有能力处理好月经给生活带来的影响，易出现生殖系感染等并发症，加重心理负担。随着体内性激素水平的增高，孩子不可避免会增加对异性的关注，加之缺乏相关的正确引导，从而出现早恋等问题，影响正常的生活学习。

性早熟的孩子往往伴随骨骼生长加速，使其看起来比同龄儿童长得高。但这仅仅是一个暂时的现象，由于性激素的提前催发，他们的生长期较正常儿童缩短，导致骨骺闭合大大提前，从而引起成年矮身材。一般情况下，女孩在初潮后，男孩在首次遗精后，身高往往只能长5厘米左右。

四、性早熟的分类

真性性早熟又称为促性腺激素释放激素（GnRH）依赖性性早熟或中枢性性早熟，是下丘脑—垂体—性腺轴真正的启动，不仅有第二性征的提前出现，同时有性功能的提前发育成熟。

假性性早熟又称为促性腺激素释放激素（GnRH）非依赖性性早熟，仅有某些第二性征的出现，无性腺和性功能的发育成熟，即无性腺轴的启动。

部分性性早熟是指某种第二性征单独提前出现，如单纯性乳房早发育、单纯性阴毛早发育等。

五、发现什么就能判定为性早熟

第二性征提前出现，并按正常发育程序进展，症状发展快慢不一。

女孩：乳房发育，身高增速，阴毛发育，一般在乳房开始发育2年后出现初潮。

男孩：睾丸和阴茎增大，身高突增，阴毛发育，一般在睾丸开始增大后2年出现变声和遗精。

性腺发育。

身高生长速度加快，精神发育与体格发育之间不均衡。

促性腺激素升高至青春期水平。

骨龄提前，导致骨骺闭合较早，生长提前停止，造成最终身高较矮小，但无诊断特异性。

颅内病变所致者可有颅内高压症状。

先天性肾上腺皮质增生症所致者有高血压及水电解质紊乱。

六.如何避免性早熟

儿童在青春前期不吃蜂皇浆等激素类食品；尽量少吃反季节的蔬菜、转基因的食物、含激素饲料喂养的食物，以及含食物添加剂、保鲜剂等的食物；少看一些爱情剧本，和一些黄色、淫秽 、污浊的性内容。

第三节　揭开性晚熟的神秘面纱

一、性晚熟不容小视

性晚熟是指发育延缓或错后，是客观存在的。在医学上又称为“性发育延迟”。青春期延迟是指身高比正常同年龄的孩子矮小，第二性征及性器官成熟程度缓慢。青春期延迟的特定年龄标准目前尚未取得一致意见，但从性和身体发育的观点看来，青少年如果比同龄人发育要慢得多的话，则可以认为是青春期延迟。男孩如果在14岁时睾丸还不发育，或在16岁时还出现骨骼生长突增；女孩到了14岁时乳房还未发育，或到15岁还未出现骨骼生长突增，则可考虑青春期延迟。如果女孩身体和性发育正常，但无月经来潮，则不应作为青春期延迟的诊断。青春期延迟的男孩，由于不发达的肌肉和矮小的身材，常造成社会心理问题，而女孩这种影响则不明显。性晚熟是客观存在的，但请不要着急，其中大部分人属于体质性晚熟，这是由发育的个体差异造成的，就像一把种子，撒到地里，有的早发芽，有的晚发芽。所以，一些孩子的性发育滞后，可能只是暂时的、相对的，最终还是能赶上其他正常发育的孩子。每个人从第二性征开始出现到具有成人的特征，正常情况下，一般需要经过四年半

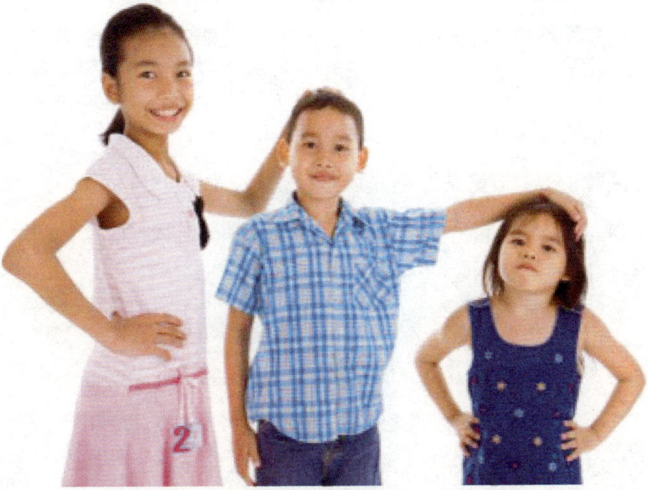

的时间。如果青春期从身体发育特征的出现到生殖器官的生长完善，超过五年还没有完成，也要考虑有性晚熟的可能。

性发育延迟主要表现在以下几方面：身高没有出现明显的青春期突增，身高虽矮，但身材匀称；性器官外观正常，测定内分泌激素无异常发现；骨龄落后，但这种落后和身高的落后大体平行，第二性征或者未出现，或者无明显发育进展。还有一部分性发育延迟是病理性的，他们通常是因为内分泌异常、染色体畸变、患有慢性病或因胎儿在子宫里的生长发育环境不良引起的，对这部分发育异常的孩子，发现越早，确诊越早，治疗效果就会越好。性晚熟在多数情况下，与基因遗传病有关。此外，全身性免疫病和营养不良，如结核病、糖尿病、吸收不良症候群等也可使青春期延迟。性发育不良常见于幼稚病、两性畸形、性腺功能减退、垂体功能减退及松果体功能不全等。如果青少年发现有性晚熟的迹象，一定要及时请有关专科的医生确诊，及时进行相关的治疗。值得注意的是，不论是性早熟还是性晚熟，都要想到和下丘脑、松果体、脑垂体、性腺、肾上腺皮质、甲状腺以及身体其他器官是否有先天或后天疾患。

青春期发育的早晚在不同个体之间存在着很大的差别，可以相差好几年。如果没有科学的检测依据，是没有所谓的早熟或晚熟之说的，因此，生活中的青少年也不要让自己有过大的心理压力。

二、为什么会发生青春期发育延迟

儿童早期的营养不良可以导致大脑发育异常和神经系统异常，最终会延缓性成熟。个体的健康水平对青春期的发育有重要影响，先天的遗传性疾病、持续的疾病、慢性病（如糖尿病、肾脏疾病和膀胱纤维性病变）亦可使性成熟延缓。

对早期营养不良的儿童来说，疾病的阻碍作用可能是永久性的。另外，营养不良的儿童和疾病阻碍的儿童，身体恢复以后会出现弥补性生长，即儿童一般会表现出生长加速现象，以弥补生病时落下的差距。

青少年缺少适当的运动、合理的膳食和充足的休息，不仅影响青少年的体质，也会延缓性的发育。而过度运动，如长久练习芭蕾舞、体操等的儿童会发育延迟。

染色体变异可能会引起女性特纳症候群（性腺发育不全）和男性克兰费尔特症候群（原发性睾丸发育不全）。这可能是跟父母生育年龄过高，孕期环境恶劣、环境异常（如辐射），孕期母亲营养不足、休息不好、情绪波动、情绪异常、药物滥用等有关。这些出生缺陷，会导致儿童身材矮小、低发育、畸形发育、不孕和其他一些健康问题，性成熟也会受到影响。

父辈中有早熟或晚熟的情况，个体早熟或晚熟的可能性比较大。女孩成熟更多是相关于父母的生殖策略以及教养问题。

压力性环境，情感剥夺，抑制了儿童的内分泌系统，抑制了生长激素的产生，会延缓成熟。在无压力的条件下，儿童可能出现弥补性生长。也有人认为，少量的压力可以加速青春期。

三、青春发育延迟的3大常见病因

性晚熟包括三大病因，第一类为低促性腺型性腺功能减退，这主要是各种原因引起下丘脑—垂体分泌促性腺激素释放激素或卵泡雌激素和黄体生成素水平降低，进而导致睾丸分泌睾酮减少的一大类疾病。病因包括先天性和获得性两大类。先天性疾病包括特发性低促性腺性性腺功能减退症等。获得性的常见病因有炎症、肿瘤、创伤、高泌乳素血症、酗酒等。

四、如何知道我的孩子是否属于青春期发育延迟？

青春期发育延迟需要进行详细检查才能够明确，如促性腺激素释放激素兴奋试验、生长激素激发试验（身高特别矮小者）、甲状腺功能检查、皮质醇检测、骨龄测定、性腺超声检查等。

部分孩子还需做染色体核型分析、大脑核磁影像MRI检查等，以进一步明确病因。

娇气的珊瑚礁

第五章　娇气的珊瑚礁

70岁的张婆婆不小心摔倒后用手撑地，结果手腕疼痛难忍，不能活动。去医院后医生除了让张婆婆拍片之外，还进行了骨密度检查。张婆婆觉得很奇怪，骨密度是啥？为什么摔了一跤还要做骨密度检查？虽是满腹疑惑，但是张婆婆还是完成了检查。结果医生诊断张婆婆除了骨折外，还有严重的骨质疏松。张婆婆产生了很多的疑惑，为什么我会得骨质疏松？啥是骨质疏松？

这一章就为张婆婆回答她所疑惑的问题。

第一节　骨骼初印象

骨骼在人体中扮演着“支架”和“栋梁”的角色。

一、骨骼的基本结构

人体的骨组织主要包含骨膜、骨质和骨髓这三大结构。

骨质由两层结构不同的骨构成：外层叫作骨皮质，质地致密坚

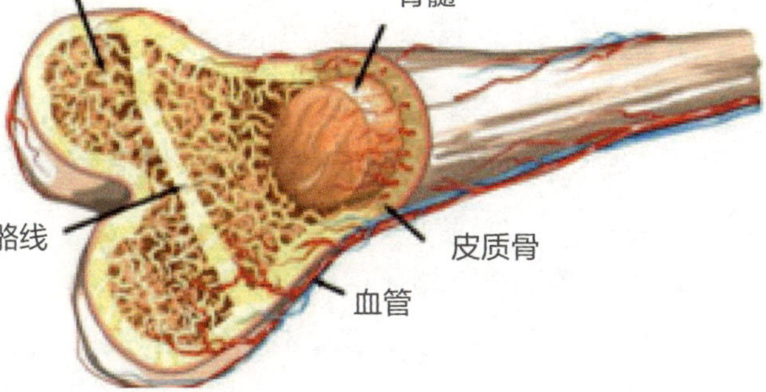

硬，内层叫作骨松质，质地松软，能承受较大的重量。

骨骼由有机物和无机物组成的，有机物主要是胶原蛋白，主要起促进骨骼生长、修复骨组织、供给骨营养等方面的作用，而无机物主要是钙质和磷质，使骨具有一定的硬度。

骨骼像“钢筋”，钙质就是其中的“混凝土”。它们使得骨骼的质地十分坚硬。钙质数量的多少与骨质的硬度息息相关。

二、骨骼有什么功能？

人体的骨骼主要有以下功能:

1.支撑功能

全身的骨骼以合理的形式和顺序接合在一起构成骨架，支撑肌肉和组织。

2.保护功能

骨骼构成了体腔的外壁，保护着内部的重要器官，如心、肺、大脑等。

3.运动杠杆功能

骨骼是人体运动系统的重要组成部分，小到伸腰、抬腿，大到游泳、跑步，都离不开骨骼。

4.造血功能

骨髓是人体最重要的造血场所，骨髓可以产生红细胞、白细胞、血小板。

5.储存钙、磷

人体绝大部分的钙、磷都储存在骨骼中，这些钙和磷会根据体内的钙、磷代谢情况，或储存，或释放入血液。

三、骨骼随年龄变化不断变化

骨骼不断地进行着自我更新，不停地进行分解及重建，这就是所谓的骨骼再建。骨骼再建的过程在人的不同时期是不同的。

第二节 骨质疏松初认识

一、什么是骨质疏松？如何分类？

骨质疏松被称为“静悄悄的疾病”，是一种骨量减少，以骨组织显微结构受损为特征，以致骨的脆性增高和骨折危险性增加的全身性骨代谢疾病。本病常见于老年人，但各年龄时期均可发病。

骨质疏松分为原发性、继发性和特发性三类。原发性骨质疏松又分为绝经后骨质疏松、老年性骨质疏松和特发性骨质疏松（包括青少年）三类。本章重点介绍原发性骨质疏松的相关知识。

二、骨质疏松的危害

轻度骨质疏松时无明显感觉，但机体已经出现骨量流失和骨微结构的改变，因此会逐渐出现腰背疼痛或腿疼，慢慢发展到关节疼痛、全身骨骼疼痛，上楼、负重或用力时疼痛。

严重时翻身、起坐、行走困难，甚至脊柱变形或伸展受限、身高缩短、驼背，内脏功能受影响。更甚者会出现脆性骨折，即轻微创伤或者在未受伤的日

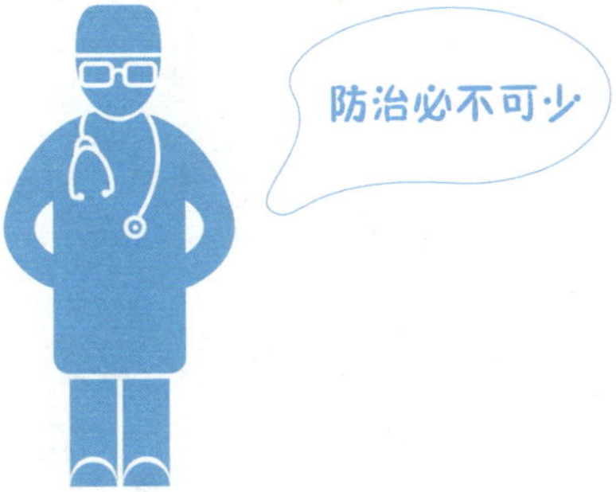

常生活中就可发生骨折，比如，跌倒常会发生大腿根、股骨颈髋骨骨折，或因支撑致手腕部骨折；咳嗽或抱孩子容易肋骨骨折；下楼梯踩空容易脚后跟跟骨骨折；弯腰、抬物等容易椎骨骨折。

三、骨质疏松会敲响谁的门？

由于远高于其他人的患病率，女性和老年人成为了我的重点关注对象。据资料显示，50岁以上的女性患者中，每3人中有1人将经历一次骨质疏松骨折。绝经后女性更是最危险人群。45岁后每增加5岁，骨折风险增加1倍。而男性通常65岁后才出现骨密度下降。

当然现在骨质疏松也不是老年人的"专有"疾病了。以下人群也是需要被关注的：有不良嗜好者，如爱吸烟、酗酒、喝咖啡者；挑食者；过度消瘦者；维生素缺乏者；慢性肝病、肾病患者；长期服药人群，长期用激素的人；其他的患者，如肿瘤患者。

四、骨质疏松的危险因素

骨质疏松是一种会受多种危险因素影响的复杂疾病。导致骨质疏松的危险因素主要分为可控因素和不可控因素。

不可控因素主要包括种族、老龄化、女性绝经、脆性骨折家族史等。例如，患骨质疏松的风险，白种人高于黄种人，黄种人高于黑种人。

可控因素简言之就是可以控制，可以改善的因素。主要包括以下几种：①不健康生活方式：包括体力活动少、吸烟、过量饮酒、过多饮用含咖啡因的饮料、营养失衡、蛋白质摄入过多或不足、钙或维生素D缺乏、高钠饮食、体质量过低等；②影响骨代谢的疾病：包括性腺功能减退症等多种内分泌系统疾病、风湿免疫性疾病、胃肠道疾病、血液系统疾病、神经肌肉疾病、慢性肾脏及心肺疾病等；③影响骨代谢的药物：包括糖皮质激素、抗癫痫药物。

五、骨质疏松会遗传吗？

据统计数据显示，骨质疏松症发病

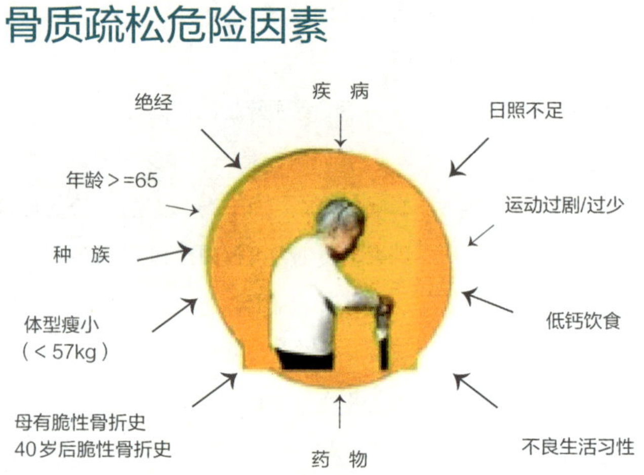

的原因有多种，其中最常见的是家族遗传，尤其是受母亲影响更大。据统计，妈妈患有髋部骨折或骨质疏松的，其子女的患病概率就很大。

第三节　悄悄找上门来的骨质疏松

一、骨质疏松有哪些表现？

骨质疏松症初期通常没有明显的临床表现，因而被称为“寂静的疾病”或“静悄悄的流行病"。随着病情进展，骨量不断丢失，骨组织显微结构破坏，患者会出现骨痛，脊柱变形，甚至发生骨质疏松性骨折等后果。部分患者可没有临床症状，仅在发生骨质疏松性骨折等严重并发症后才被诊断为骨质疏松症。

1.疼痛

骨质疏松症患者，可出现腰背疼痛或全身骨痛。疼痛通常在翻身时、起坐时及长时间行走后出现，夜间或负重活动时疼痛加重，并可能伴有肌肉痉挛，甚至活动受限。

2.脊柱变形

严重骨质疏松症患者，因椎体压缩性骨折，可出现身高变矮或驼背等脊柱畸形。多发性胸椎压缩性骨折可导致胸廓畸形，甚至影响心肺功能；严重的腰椎压缩性骨折可能会导致腹部脏器功能异常，引起便秘、腹痛、腹胀、食欲减低等不适。

3.骨折

骨质疏松性骨折属于脆性骨折，通常指在日常生活中受到轻微外力时发生的骨折。骨折发生的常见部位为椎体（胸、腰椎），髋部（股骨近端），前臂远端和肱骨近端；其他部位如肋骨、跖骨、腓骨、骨盆等部位亦可发生骨折。骨质疏松性骨折发生后，再骨折的风险显著增加。

4.对心理状态及生活质量的影响

骨质疏松症及其相关骨折对患者心理状态的危害常被忽略，主要的心理异常包括恐惧、焦虑、抑郁、自信心丧失等。老年患者自主

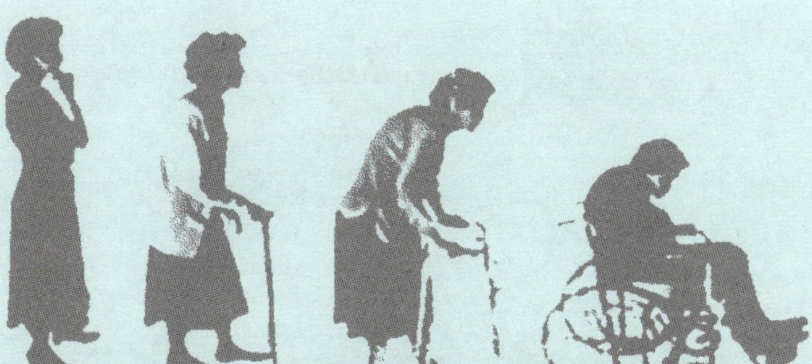

生活能力下降，以及骨折后缺少与外界接触和交流，均会给患者造成巨大的心理负担。

二、疼痛程度反映骨质疏松的严重程度？

骨质疏松的临床表现之一就是患者感到全身疼痛不适，但是疼痛的程度和骨质疏松的程度不一定是成正比关系的。有的人虽然从X线片上看骨质疏松很严重，但疼痛并不明显，而有的人骨质疏松并不十分严重，但疼痛却十分明显。

为什么骨质疏松的程度和临床表现不一致呢？这是因为疼痛的程度与患者的年龄、性别、身体状况、劳动或活动强度、有没有其他疾病、营养状况、对疼痛的耐受力等诸多因素有关。如果患者身体素质比较好、肌肉发达，那么他的疼痛感可能就比较轻；而年老体弱、肌肉无力的人，其疼痛感可能就比较重。总之，骨质疏松的症状有比较明显的个体差异，要具体情况具体分析。

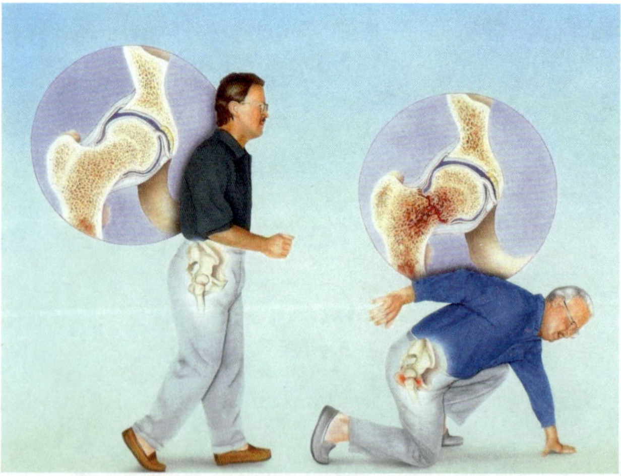

第四节　一些必要的检查

骨密度测量是骨质疏松诊断中的重要环节，但是很多像张婆婆一样的患者并不清楚为什么测量骨密度，自己需不需要测量骨密度，以及骨密度测量是如何进行的。

一、为什么测量骨密度？

目前广泛使用的骨质疏松诊断方法是进行骨密度测量，通过测定骨密度可以了解骨量是否减少以及减少的程度，从而引起病人的重视，及早予以预防和治疗，防止骨折的发生。另外，通过定期随访检查骨密度，可以了解骨量丢失的速度，并判定各种预防和治疗措施的效果。

二、什么人需要测量骨密度？

女性65岁以上和男性70岁以上者。

女性65岁以下和男性70岁以下，有一个或多个骨质疏松危险因素者。

三、测量骨密度时的注意事项

在进行双能X线吸收法骨密度测定时，要预先排除一些干扰因素，如除去携带的金属物（纽扣、硬币、钥匙、拉锁、胸衣及裤带挂钩等），尽量在空腹或餐后2~4小时进行测定。近期口服了一些显影的药物或造影剂（如钡剂），或进行了放射性核素检查者，短期内不宜做骨密度检查。孕妇、脊椎严重畸形、脊椎及髋部有金属内植物者，禁做腰椎和患侧髋部的骨密度检查。

四、骨代谢指标检测

骨在整个生命过程中都具有新陈代谢的活性，骨形成、骨吸收和静止期三个阶段构成骨重建即骨更新的过程。

目前，骨质疏松的实验室检查指标主要有：

1.骨矿物质有关的生化标志物

包括血钙、血磷、血镁、24小时尿钙、清晨空腹尿钙/肌酐（Ca/Cr）比值等。

2.钙调节激素

包括甲状旁腺激素（PTH）、维生素D代谢产物及降钙素（CT）。

3.反映骨形成的标志物

包括血清骨碱性磷酸酶（B-ALP）、血清骨钙素（BGP或OC）、血或尿Ⅰ型前胶原羟基端前肽（PICP）和氨基端前肽（PNCP）等。

4.反映骨吸收的标志物

包括血清抗酒石酸盐酸性磷酸酶（TRAP或TRACP）、尿吡啶啉（PYD）或脱氧吡啶啉（DPD）、尿或血Ⅰ型胶原交联氨基或羟基末端肽（NTX或CTX）、尿羟脯氨酸（HOP或HYP）和尿钙/肌酐画比值等。

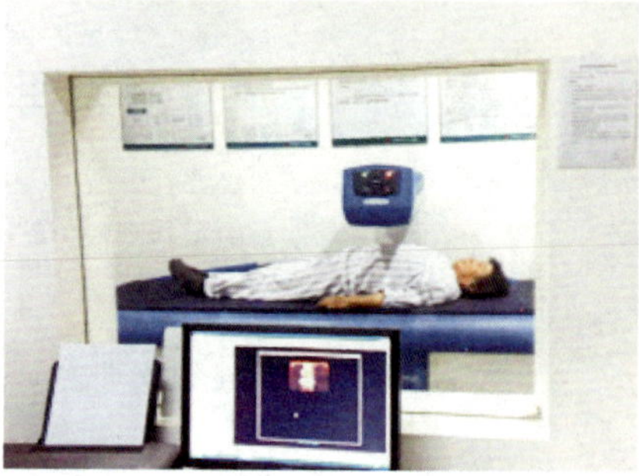

在进行骨质疏松诊断的同时，需要对继发性骨质疏松患者进行鉴别诊断，要进行实验室相关生化指标的检测，如血糖、肾功能、肝功能、内分泌功能、性激素及钙调节激素等。

第五节 骨质疏松防治

骨骼强壮是维持人体健康的关键，骨质疏松性骨折会增加致残率或致死率，因此骨质疏松症的预防与治疗同等重要。骨质疏松症的主要防治目标包括改善骨骼生长发育，促进成年期达到理想的峰值骨量；维持骨量和骨质量，预防增龄性骨丢失；避免跌倒和骨折。

骨质疏松症初级预防：指尚无骨质疏松但具有骨质疏松症危险因素者，应防止或延缓其发展为骨质疏松症并避免发生第一次骨折。

骨质疏松症二级预防和治疗：指已有骨质疏松症或已经发生过脆性骨折，防治目的是避免发生骨折或再次骨折。

骨质疏松症的防治措施主要包括基础措施、药物干预和康复治疗。

一、常规预防

包括调整生活方式和骨健康基本补充剂。

1.调整生活方式

加强营养 均衡膳食建议摄入富含钙、低盐和适量蛋白质的均衡膳食，推荐每日蛋白质摄入量为0.8~1.0克/千克体质量，并每天摄入牛奶300毫升或相当量的奶制品。

充足日照 建议上午11:00到下午3:00间，尽可能多地暴露皮肤于阳光下晒15~30分钟（取决于日照时间、纬度、季节等因素），每周两次，以促进体内维生素D的合成，尽量不涂抹防晒霜，以免影响日照效果。但需注意避免强烈阳光照射，以防灼伤皮肤。

规律运动 建议进行有助于骨健康的体育锻炼和康复治疗。运动可改善机体敏捷性、力量、姿势及平衡等，减少跌倒风险。运动还有助于增加骨密度。适合于骨质疏松症患者的运动包括负重运动及抗阻运动，推荐规律的负重及肌肉力量练习，以减少跌倒和骨折风险。肌肉力量练习包括重量训练，其他抗阻运动及行走、慢跑、太极拳、瑜伽、舞蹈和乒乓球等。运动应循序渐进、持之以恒。骨质疏松症患者开始新的运动训练前应咨询临床医生，进行相关评估。

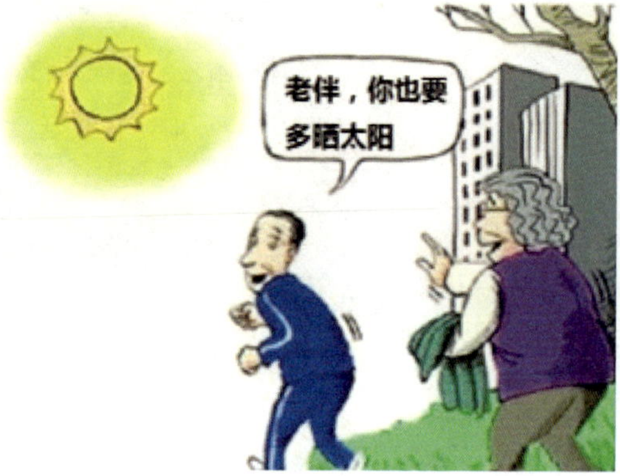

戒烟 长期大量吸烟可致人体骨量减少，使其易患骨质疏松。这种影响是长期且缓慢的，往往在成年后期或老年期才表现出来。

限酒 长期过量饮酒是导致骨质疏松的原因之一。过量饮酒可抑制维生素D的形成，导致骨量丢失。饮酒过度所引起的营养不良和吸收障碍，也能使骨质形成和骨矿物质减少，从而导致骨质疏松。

避免过量饮用咖啡 现代人加班工作时喜欢饮用咖啡或浓茶来提神。咖啡和茶中含有咖啡因，长期大量摄入咖啡因，容易导致骨质疏松的发生。

避免过量饮用碳酸饮料。

尽量避免或减少应用影响骨代谢的药物。

2.骨健康基本补充剂

钙剂 充足的钙摄入对获得理想骨峰值、减缓骨丢失、改善骨矿化和维护骨骼健康有益。《中国居民膳食指南（2013）》摄入量建议，成人每日钙推荐摄入量为800毫克（元素钙），50岁及以上人群每日钙推荐摄入量为1000~1200毫克。尽可能通过饮食摄入充足的钙，饮食中钙摄入不足时，可给予钙剂补充。营养调查显示我国居民每日膳食约摄入元素钙400毫克，故尚需补充元素钙约500～600毫克/每天。

维生素D　充足的维生素D可增加肠钙吸收、促进骨骼矿化、保持肌力、改善平衡能力和降低跌倒风险。同时补充钙剂和维生素D可降低骨质疏松性骨折风险。维生素D不足还会影响其他抗骨质疏松药物的疗效。

三、钙与骨质疏松的恩怨

1.缺钙为什么会导致骨质疏松?

钙是骨矿物质的重要成分，是所有营养物质中对骨量影响最大的，在骨质疏松症的发病过程中起着非常关键的作用。人体内99%的钙存在于骨骼和牙齿中，所以我们说骨骼是人体的“钙库”。

钙与骨质疏松的关系非常密切。钙摄入少、吸收少、排出多，都会使体内钙缺乏，进而导致骨质疏松。在骨质疏松的危险因素中，低钙摄入是最重要的。

2.补钙的注意事项有哪些?

钙剂的补充宜少量多次，饭后半小时或晚上睡前服用比较好，但应注意食物对钙吸收的影响。

钙剂应与维生素D同时补充，以促进肠道对钙的吸收。

虽然因单纯使用钙剂而引起高钙血症的情况非常少见，但是仍然建议长期补钙者每年要进行1~2次血钙检查。

四、维生素D在骨质疏松中的作用

维生素D是调节钙、磷代谢的一个重要物质，维生素D缺乏可导致继发性甲状旁腺功能亢进，使骨吸收增加，从而引起或加重骨质疏松。

五、人体维生素D的来源

人体的维生素D来源有二：一是皮肤表皮细胞中的7-脱氢胆固醇经紫外线照射形成。这是人体维生素D的主要来源，占50%～80%。二是食物。食物中的维生素D在十二指肠或空肠中被人体吸收，经淋巴循环进入血液被肝脏摄取，再储存于脂肪或含脂丰富的组织中。

六、怎样补充维生素D

成人推荐维生素D摄入量为400国际单位（10微克）/天；65岁及以上老年人因缺乏日照以及摄入和吸收障碍常有维生素D缺乏，推荐摄入量为600国际单位（15微克）/天；可耐受最高摄入量为2000国际单位（50微克）/天；维生素D用于骨质疏松症防治时，剂量可为800～1 200 国际单位/天。对于日光暴露不足和老年人等维生素D缺乏的高危人群，建议酌情检测血清25OHD水平，以了解患者维生素D的营养状态，指导维生素D的补充。

第六节 骨质疏松康复治疗

针对骨质疏松症的康复治疗主要包括运动疗法、物理因子治疗、作业疗法及康复工程等。

一、运动疗法

运动疗法简单实用，不仅可增强肌力与肌耐力，改善平衡、协调性与步行能力，还可改善骨密度、维持骨结构，降低跌倒与脆性骨折风险等，发挥综合防治作用。运动疗法需遵循个体化、循序渐进、长期坚持的原则。治疗性运动包括有氧运动（如慢跑、游泳）、抗阻运动（如负重练习）、冲击性运动（如体操、跳绳）、振动运动（如全身振动训练）等。

二、物理因子治疗

脉冲电磁场、体外冲击波、全身振动、紫外线等物理因子治疗可增加骨量；超短波、微波、经皮神经电刺激、中频脉冲等治疗可减轻疼痛；对骨质疏松骨折或者骨折延迟愈合可选择低强度脉冲超声波，体外冲击波等治疗以促进骨折愈合。神经肌肉电刺激、针灸等治疗可增强肌力、促进神经修复，改善肢体功能。联合治疗方式与治疗剂量需依据患者病情与自身耐受程度选择。

三、作业疗法

作业疗法以针对骨质疏松症患者的康复宣教为主，包括指导患者正确的姿势，改变不良生活习惯，提高安全性。作业疗法还可分散患者注意力，减少对疼痛的关注，缓解由骨质疏松症引起的焦虑、抑郁等不利情绪。

四、康复工程

行动不便者可选用拐杖、助行架等辅助器具，以提高行动能力，减少跌倒发生。此外，可进行适当的环境改造，如将楼梯改为坡道、浴室增加扶手等，以增加安全性。骨质疏松性骨折患者可佩戴矫形器，以缓解疼痛，矫正姿势，预防再次骨折等。

总之，骨质疏松症是慢性病，涉及骨骼、肌肉等多种组织、器官，需要综合防治。在常规药物、手术等治疗的同时，积极、规范、综合的康复治疗除可改善骨强度、降低骨折发生外，还可促进患者生活、工作能力的恢复。

第七节　不寻常的骨质疏松

一、年轻人会得骨质疏松吗？

骨质疏松是所有人都要关注的一种疾病，绝不仅仅是老年人。前面我们说了，骨质疏松可以分为原发性骨质疏松、继发性骨质疏松和特发性骨质疏松。除了第一种，后两种都与年轻人有关。继发性骨质疏松继发于其他疾病或由药物所致，如骨代谢疾病、内分泌疾病、甲状腺功能亢进、糖尿病等，或者长期服用甲状腺激素、免疫抑制剂或糖皮质激素等。而特发性骨质疏松更不是老年人的专利，包括青少年骨质疏松、成人骨质疏松，以及妊娠、哺乳期骨质疏松。因此，年轻人也要对骨质疏松有足够的认识。

二、糖尿病与骨质疏松

糖尿病是一种代谢紊乱性疾病，除了可引起心脑血管疾病、视网膜病变、肾功能衰竭、足坏疽等并发症外，还常使患者骨量减少、骨密度降低，导致骨质疏松的发生。目前认为，糖尿病患者容易发生骨质疏松的原因是胰岛素分泌不足、体内甲状旁腺激素和活性维生素D等钙调节激素分泌紊乱，影响了骨形成与骨吸收的平衡。

结语

骨质疏松已然不是老年人独有的疾病了，因此了解骨质疏松、认识骨质疏松显得尤为重要。希望通过本篇章，帮助大家进一步了解骨质疏松，远离骨质疏松和它带来的不良后果！

神秘小三角

第六章　神秘小三角

自盘古开天辟地，女娲抟土造人之始，便注定赋予人体各个器官神秘的力量。三皇五帝至今，华夏民族已有四千多年历史，战场上勇士雄赳赳、气昂昂，拿起刀枪直向敌寇，取得诸多丰功伟绩！而支撑战士英勇、激情以及时刻保持“昂扬”状态的神秘力量则来自人体隐蔽处的“小三角”——肾上腺。

第一节　“小三角”的前世今生

肾上腺由皮质和髓质组成，两者的起源不同。

肾上腺位于两肾的上内方，形态多变，可为三角形、人字形、倒Y形等。

肾上腺皮质来自体腔内层的中胚层细胞。至妊娠2个月，开始形成胎儿肾上腺；至妊娠中期，肾上腺体积迅速增大，甚至暂时超过肾脏体积；至妊娠4～6个月，形成永久性皮质。出生后，胚胎皮质迅速退化，至出生2个月左右仅占1/4，1岁左右消失。

肾上腺髓质起源于神经嵴的外胚层细胞向两侧移行，分化成交感神经细胞和嗜铬细胞。嗜铬细胞形成肾上腺髓质。在胚胎期，嗜铬细胞呈多处分布；保留到成年期者一般只有肾上腺髓质的嗜铬细胞。

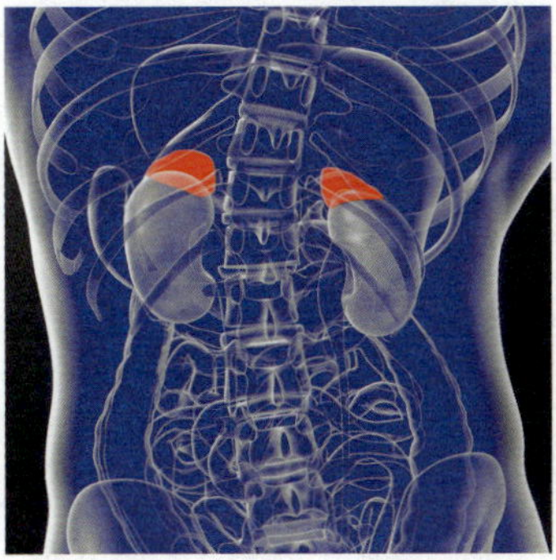

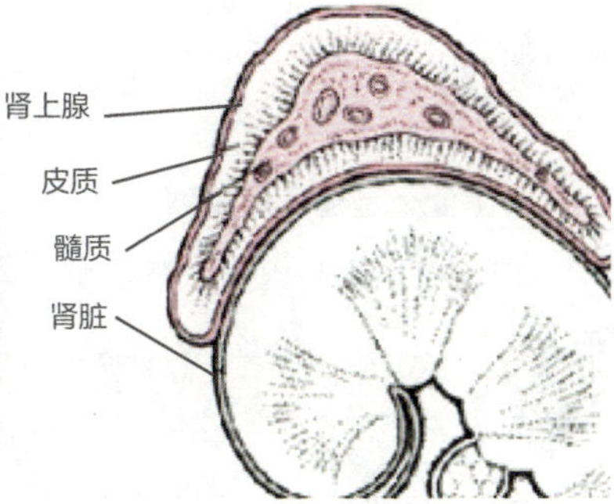

第二节 “小三角，大本领”

俗话说，“秤砣虽小压千斤”。肾上腺在人的新陈代谢、生长发育中，可是起着“四两拨千斤”的重要角色。下丘脑—垂体—肾上腺轴是维持人体基本生命活动的重要的内分泌功能轴之一，肾上腺分为两部分：外周部分为皮质，占大部分，主要分泌糖皮质激素、盐皮质激素和性激素；中心部分为髓质，占小部分，主要分泌肾上腺素和去甲肾上腺素。这些激素是维持生命的基本要素。负责调控人体的心血管活动，性发育三大能量物质的相互转换和代谢。它虽称不上“呼风唤雨”，也算得上撑起人体代谢的“半边天”。

机体“护卫将军——糖皮质激素

在这个信息爆炸的时代，各种各样危言耸听的信息向我们扑面而来，食物添加了激素，面膜中有激素，反季节水果含有激素。也常听到老百姓说，当地诊所神医医术高超，自有“独家秘方”“包治百病”。那么，糖皮质激素究竟是何等人也？

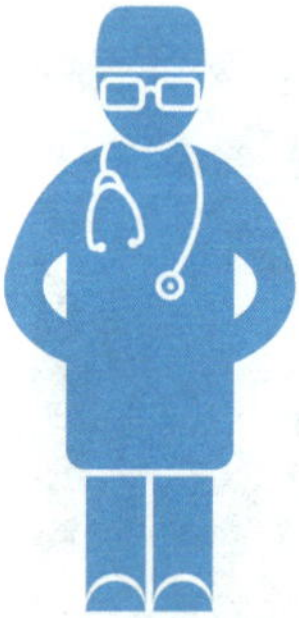

一、什么是糖皮质激素？

糖皮质激素是由肾上腺皮质中束状带分泌的一类类固醇激素，主要为皮质醇，称其为“糖皮质激素”是因为其调节糖类代谢的活性最早为人们所认识。它具有调节糖、脂肪和蛋白质的生物合成和代谢的作用，还具有抑制免疫应答、抗炎、抗毒、抗休克等作用，在临床上广泛使用。

二、糖皮质激素有什么作用？

1.糖皮质激素的生理作用

生理剂量所分泌的糖皮质激素主要影响体内正常的物质代谢过程，是维持自身稳定的重要物质；超生理剂量时，导致某些不良反应，如除影响物质的代谢外，可产生抗炎、免疫抑制等药理作用。

糖代谢：糖皮质激素可通过促进糖原异生、减少机体组织对葡萄糖的利用，但过量时，可引起血糖明显升高，有加重或诱发糖尿病的倾向。

脂代谢：加速脂肪组织中脂肪的分解，抑制其合成，并使脂肪重新分布。在面、颈、上胸部、背、腹及臀部，形成向心性肥胖。

蛋白质代谢：糖皮质激素可促进蛋白质分解，抑制其合成。过量可使儿童生长减慢、肌肉萎缩无力、皮肤变薄、伤口愈合不良等。

对水盐代谢的影响：糖皮质激素可降低肾小球入球血管阻力，增加肾小球滤过率，促进利尿，有利于水的排出。如肾上腺皮质功能不足的患者，排水能力降低，严重时可出现“水中毒”，如补充适量的糖皮质激素即可得到缓解。

对水和电解质代谢：糖皮质激素具有弱的盐皮质激素作用，潴钠排钾，可增加肾小球滤过率、拮抗抗利尿素，促进利尿；可促进肾脏排出钙、磷，造成脱钙。

2.糖皮质激素的药理作用

抗炎作用：抑制各种原因所致的炎症。炎症早期：改善红肿热痛症状，炎症晚期：防止粘连、疤痕形成。但抗炎作用有利有弊，利：改善红肿热痛症状，防止粘连、疤痕形成；弊：延缓肉芽形成，刀口、创面不易愈合；降低机体抵抗力，导致炎症扩散。

免疫抑制作用：超生理剂量的糖皮质激素能抑制病理性的免疫反应，可通过干扰巨噬细胞对抗原的吞噬和处理；阻断免疫母细胞的增殖；使血中淋巴细胞减少；抑制补体的生成，干扰体液免疫反应。对免疫过程的许多环节均有抑制作用。

抗毒作用：糖皮质激素可提高机体对细菌内毒素的耐受力，减轻其对机体造成的损害，缓解毒血症状。

抗休克作用：超大剂量的糖皮质激素还有抗休克作用。原因是能加强心肌收缩力，使心输出量增多，改善微循环。

中枢作用：糖皮质激素能影响情绪、行为，并能提高中枢神经系统的兴奋性，出现欣快、失眠、激动，少数人可表现焦虑、抑郁，甚至诱发神经失常。

对血液成分的影响：糖皮质激素能使白细胞、红细胞和血红蛋白含量增加，血小板及纤维蛋白原浓度增加，凝血时间缩短。

3.糖皮质激素是把“双刃剑”

正是由于糖皮质激素具有以上多种作用，广泛应用于临床上各系统疾病，如严重急性感染或炎症、支气管哮喘、类风湿性关节炎，肾病综合征、肾上腺皮质功能不全、各种休克、皮肤感染及系统性红斑狼疮等疾病。在某些情况下，甚至起到“起死回生”的作用。因此，很多人身体稍有不适，就自行滥用激素，使用量常超过人体生理需要量的几倍、几十倍，以致产生严重后果，延误病情，危及生命。

长期大量应用引起的不良反应。皮质功能亢进综合征：满月脸、水牛背、高血压、多毛、糖尿、皮肤变薄等。诱发或加重感染；诱发或加重溃疡病；诱发高血压和动脉硬化；诱发骨质疏松、肌肉萎缩、伤口愈合；抑制儿童生长发育。其他：如低血钙、高血糖倾向、消化性溃烂、股骨头坏死等。

糖皮质激素的停药反应：长期用药者减量过快或突然停药，可引起肾上腺皮质萎缩或功能不全。引发肾上腺危象发生。

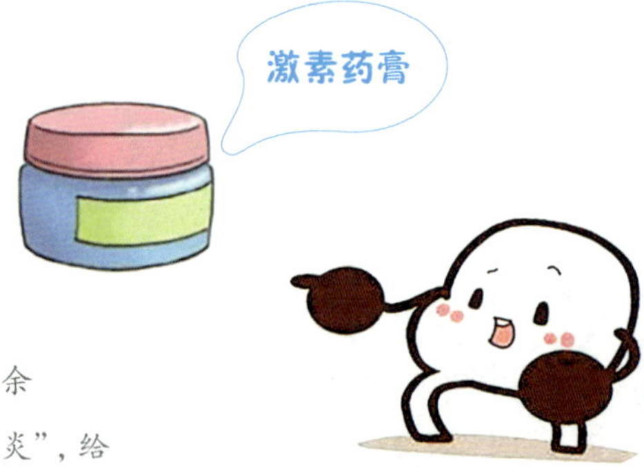

病例：

中年女性患者，因反复关节疼痛10余年，于当地医院诊断为“类风湿性关节炎”，给予消炎止痛药物治疗效果不佳，之后经好友介绍一位“神医”，在接受大剂量激素治疗后，她感到无比的痛快，感叹获得了新生，连连称赞“神医”是华佗再世，之后稍感不适便自行注射地塞米松。2年后，患者出现双下肢严重股骨头坏死，上腹部疼痛，最终死于消化道出血。

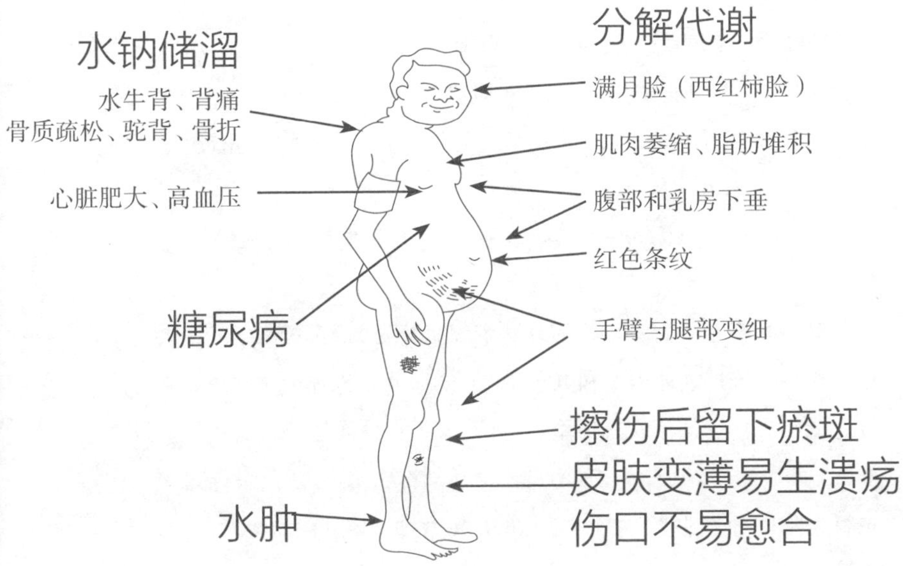

糖皮质激素的不良反应

公众需要注意的是：

△不要随意信任“神医”，拒绝购买一些“来路不明”的药物。

△如果需要长期口服激素，应在医生指导下服用，并预防不良反应的发生。

△大剂量口服激素期间可以考虑口服质子泵抑制剂（如：奥美拉唑等）预防消化性溃疡的发生；口服钙片、维生素D甚至骨化三醇等药物，预防骨质疏松的发生；尤其是大剂量、长疗程口服激素的患者，应定期检查血尿常规、肝肾功能、血糖、血脂、血电解质水平、眼压等。

△口服或注射激素期间不可自行减药或停药，激素有反跳现象，一旦贸然减药或停药可能导致疾病复发甚至加重。

健康小贴士

激素主要通过抑制机体免疫力而发挥其抗炎作用，所以，长期无端滥用，会打破身体平衡，体内免疫被"掏空"，待有感染来临，机体无疑上演一场"空城计"，引起无法预料的后果。故"魔鬼"与"天使"仅在一念之间，激素的使用切不可长期、随意，要在医生指导下进行。

机体"水盐将军"—— 盐皮质激素

盐皮质激素由肾上腺皮质球状带细胞分泌的类固醇激素，主要生理作用是维持人体内水和电解质的平衡；水是人体的重要组成部分。成年男性的体液占总体重的60%，成年女性的体液占总体重的55%。可以说，几乎人体内所有的生命活动都在水中进行，并通过水进行新陈代谢。因此，保持体液量的恒定及细胞内外液的交流，意义十分重大。

在天然皮质激素中，醛固酮是作用最强的一种盐皮质激素。盐皮质激素的主要生理作用是促进肾小管重吸收钠而保留水，并排泄钾。它与下丘脑分泌的抗利尿激素相互协调，共同维持体内水、电解质的平衡。若盐皮质激素分泌水平过低会导致水钠流失和血压降低的症状。

肾上腺皮质激素之 —— 性激素

肾上腺网状带约占皮质厚度的7%，此带细胞主要分泌性激素，如脱氢雄酮和雌二醇，分泌量较少，在生理情况下意义不大。但当肾上腺皮质某种细胞增生或形成肿瘤时，这些性激素（主要是雄性激素）分泌增加，男性患者会毛发丛生，女性患者则会表现出男性化现象。

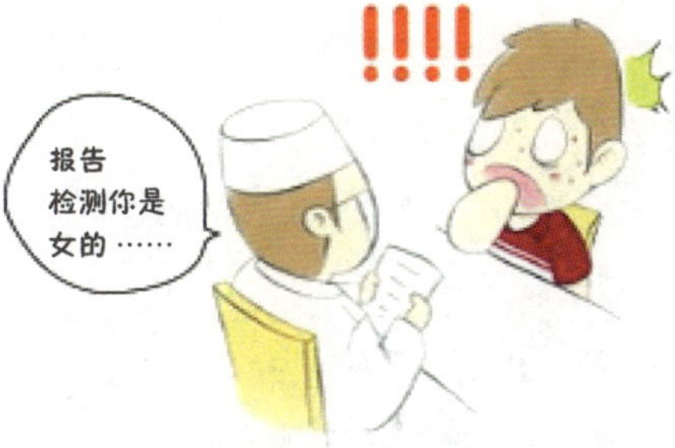

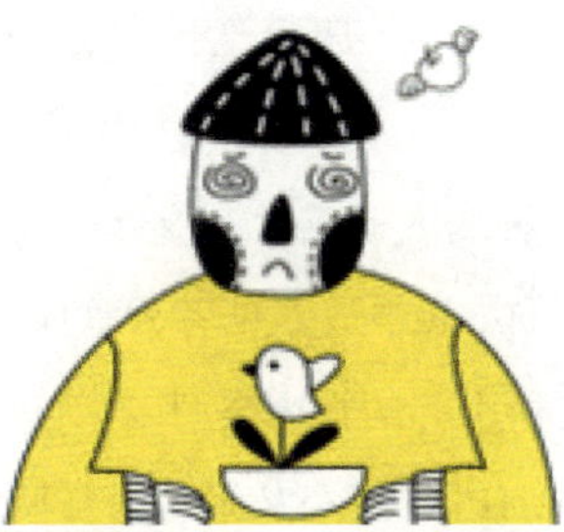

病例1：丈夫竟是“两性”人？

李某某，女，婚后幸福美满的生活让大家羡慕不已，但令她苦恼的是一直怀不上孩子。于是，夫妻两人决定到当地的大医院治疗。一连串检查做下来，医生告诉丈夫患的是17α羟化酶缺乏症，性激素水平缺乏，不能产生成熟的精子，这对于新婚的夫妇二人来说，无疑是晴天霹雳，让小李实在难以接受，陷入了挣扎的思考，感觉人生暗淡，没有了生活的希望，最后决定离婚……

肾上腺髓质激素——儿茶酚胺

不论从解剖上或是从功能上看，肾上腺髓质既是交感神经系统的组成部分，又是一个复杂的多功能内分泌腺体。儿茶酚胺包括肾上腺素、去甲肾上腺素和多巴胺。肾上腺素可直接作用于冠状血管引起血管扩张，改善心脏供血。利用其兴奋心脏收缩血管及松弛支气管平滑肌等作用，可以缓解心跳微弱、血压下降、呼吸困难等症状。

第三节　与“神秘三角”相关的疾病

糖皮质激素分泌过多——库欣综合征

为各种病因造成肾上腺分泌过多糖皮质激素（主要是皮质醇）所致病症的总称，其中最多见者为垂体促肾上腺皮质激素（以下简称ACTH）分泌亢进所引起的临床类型，称为库欣综合征。其主要病因分为ACTH依赖性或ACTH非依赖性库欣综合征两大类；前者包括垂体ACTH瘤或ACTH细胞增生（即库欣病）、分泌ACTH的垂体外肿瘤（即异位ACTH综合征）；后者包括自主分泌皮质醇的肾上腺腺瘤、腺癌或大结节样增生。

一、库欣综合征有哪些表现？

向心性肥胖　多数为轻至中度肥胖，极少有重度肥胖。有些脸部及躯干偏胖，但体重在正常范围。典型的向心性肥胖指脸部及躯干部胖，但四肢包括臀部不胖。满月脸、水牛背、悬垂腹和锁骨上窝脂肪垫是库欣综合征的特征性临床表现。少数患者尤其是儿童可表现为均匀性肥胖。

糖尿病和糖耐量低减　约有半数患者有糖耐量低减，约20%有显性糖尿病。高皮质醇血症使糖原异生作用加强，还可对抗胰岛素的作用，使细胞对葡萄糖的利用减少。于是血糖上升，糖耐量低减，以致糖尿病。如果患者有潜在的糖尿病倾向，则糖尿病更易表现出来。很少会出现酮症酸中毒。

负氮平衡引起的临床表现　蛋白质分解加速，合成减少，因而机体长期处于负氮平衡状态，临床上表现为蛋白质过度消耗状态。全身肌肉萎缩，以四肢肌肉萎缩更为明显。儿童患者生长发育停滞。因胶原蛋白减少而出现皮肤菲薄，呈透明样。在下腹部、臀外侧、大腿内侧、腋窝周围和乳房等处，可出现典型的对称性皮肤紫纹。皮肤毛细血管脆性增加而易有瘀斑，以上臂、手背、大腿内侧多见。皮肤伤口不易愈合。

高血压　约3/4以上的库欣综合征患者会出现高血压。血压一般为轻至中度升高，病程长者，血压升高严重程度也增加。长期高血压还可引起心、肾、视网膜的病变，严重者可出现心力衰竭和脑血管意外。

骨质疏松　约50%的患者可出现骨质疏松，表现为腰背痛，易有病理性骨折，骨折的好发部位是肋骨和胸腰椎。

性腺功能紊乱　高皮质醇血症对下丘脑—腺垂体的促性腺激素分泌有抑制。女性表现为月经紊乱，继发闭经，极少有正常排卵。男性表现为性功能低下，阳痿。

精神症状　多数患者有精神症状，但一般较轻，表现为欣快感、失眠、注意力不集中、情绪不稳定、烦躁易怒、焦虑、抑郁、记忆力减退。少数患者会出现类似躁狂、抑郁或精神分裂症样的表现。

易有感染　如皮肤毛囊炎、牙周炎、泌尿系感染、甲癣及体癣等等。同时感染不易控制，可发展为败血症和毒血症。

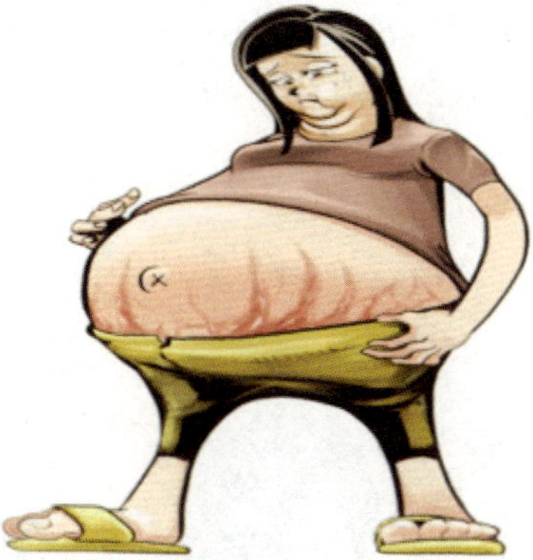

高尿钙和肾结石　高皮质醇血症时小肠对钙的吸收受影响，但骨钙被动员，大量钙离子进入血液后从尿中排出。因而，血钙虽在正常低限或低于正常，但尿钙排量增加，易出现泌尿系结石。

其他　皮质醇刺激骨髓，使红细胞生成增多，患者可表现为多血质、脸红、唇紫和舌质瘀紫等。肾上腺皮质腺癌或重症增生型或异源性库欣综合征患者，可出现明显的低钾低氯性碱中毒。

病例：

刘某，42岁，2年前无明显诱因体重增加，同事们还经常笑话他是“中年福”“心宽体胖”，可让他真正烦恼的并不是体重的问题，而是腹部及大腿内侧无任何诱因出现的皮肤紫纹，经常头晕、头痛，皮肤也常常不经意间出现青一块、紫一块的。他也因此就诊于当地诊所，诊断为“紫癜”，并给予相应药物，服药期间未见明显缓解，随后刘某为系统诊治，就诊于上级医院，经一系列详细检查，专家告诉他得了库欣病，他这才幡然大悟，并及时得到医治，未酿成悲剧。

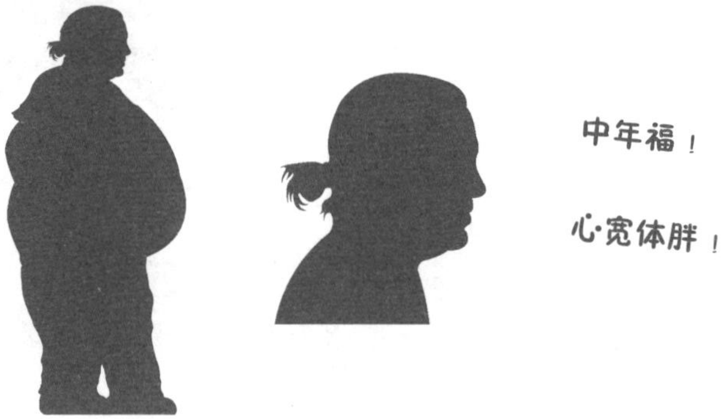

推荐对以下人群进行库欣综合征的筛查：

①年轻患者出现骨质疏松、高血压等与年龄不相称的临床表现；

②具有库欣综合征的临床表现，且进行性加重，特别是有典型症状如肌病、多血质、紫纹、瘀斑和皮肤变薄的患者；

③体重增加而身高百分位下降，生长停滞的肥胖儿童；

④肾上腺意外瘤患者。

二、库欣综合征如何治疗？

应根据不同的病因进行相应的治疗，若为库欣病：经蝶窦切除微腺瘤，为近年首选。肾上腺手术，一侧大部分切除、一侧全切，手术后行垂体放射治疗。对于肾上腺瘤的治疗，手术切除腺瘤，手术后暂时替代治疗，并用ACTH促进萎缩的肾上腺恢复。具体治疗方案需由医生抉择。

糖皮质激素分泌过少——原发性肾上腺皮质功能减退症

一、什么是原发性肾上腺皮质功能减退症

原发性慢性肾上腺皮质功能减退症，由于双侧肾上腺绝大部分被毁所致。继发性者由下丘脑—垂体病变引起。

二、为什么会发生原发性肾上腺皮质功能减退症

原发性肾上腺皮质功能减退症，常由感染、自身免疫、肿瘤、手术、淀粉样变、真菌感染、双侧肾上腺切除、放射治疗破坏或酮康唑、细胞毒性药物等原因引起。

继发性肾上腺皮质功能减退症，是由于某种原因导致下丘脑或垂体疾病，继之垂体ACTH分泌不足。例如，产后垂体出血坏死引起的席汉病、垂体瘤卒中和颅脑外伤引起的垂体柄损伤都可引起急性垂体前叶乃至全垂体功能低下。垂体ACTH瘤和肾上腺皮质醇分泌瘤术后，下丘脑垂体肾上腺轴仍处于抑制状态肾上腺皮质功能一般需要半年至1年才能恢复。下丘脑垂体占位、浸润和感染等疾病。

三、原发性肾上腺皮质功能减退症的临床表现

最具特征性者为全身皮肤色素加深，暴露处、摩擦处、乳晕、瘢痕等处尤为明显，黏膜色素沉着见于齿龈、舌部、颊黏膜等处，系垂体ACTH、黑素细胞刺激素分泌增多所致。

其他症状：

消化系统：食欲低下、消化不良、恶心、呕吐、腹胀、腹痛。

循环系统：心脏缩小、心音低钝；血压低，头晕、晕厥等。

神经系统：精神萎靡、淡漠、记忆力下降、甚至精神失常。

生殖系统：女性：毛发脱落、月经紊乱、闭经。男性：性功能下降。

代谢异常：低血糖、稀释性低血钠等。

对各种感染抵抗力低下、抗应激能力差；结核所引起者可有结核中毒症状。

肾上腺危象：危象为本病急骤加重的表现。常见诱因：感染、创伤、手术、分娩、过劳、大量出汗、呕吐、腹泻、失水或突然中断肾上

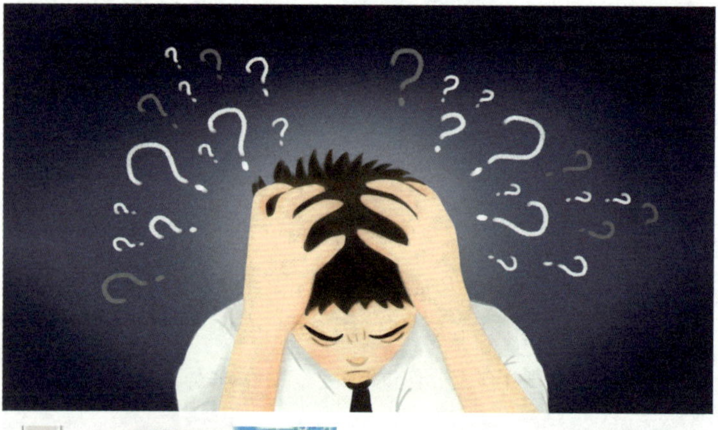

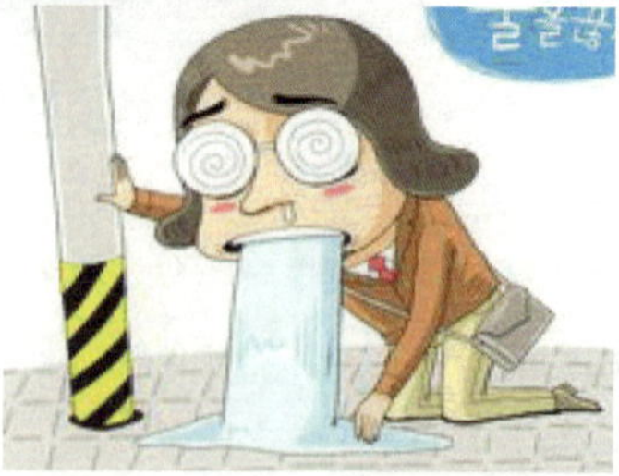

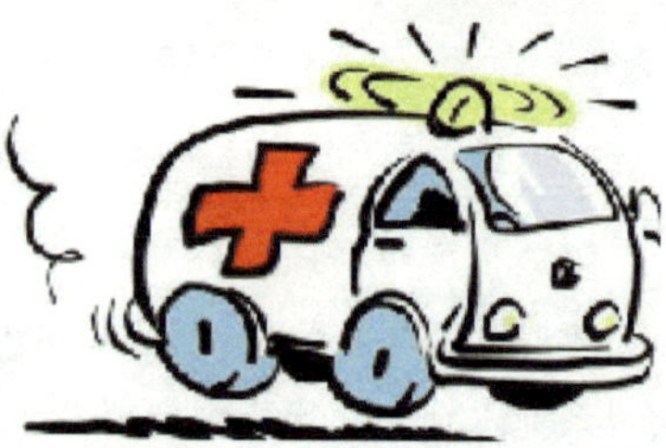

腺皮质激素治疗等。应表现：恶心、呕吐、腹痛或腹泻、严重脱水、血压降低、心率快、脉细弱、精神失常，常有高热、低血糖症、低钠血症，血钾可低可高。如不及时抢救，可发展至休克、昏迷、死亡。病情急、重，需积极赴医院就诊。

四、原发性肾上腺皮质功能减退症治疗

对肾上腺皮质功能减退症的治疗，包括肾上腺危象时的紧急治疗和平时的激素替代治疗，以及病因治疗。

健康小贴士

患有肾上腺皮质功能减退的患者，平时需注意休息，防止过度劳累，预防感染或肾上腺危象的发生。坚持终身激素替代治疗；切不可随意更改激素剂量，更不能随意停服激素。需特殊强调的是：如发生并发症或实施手术等应激状态时为防止危象，必须增量3～5倍或更高的剂量。患者还应随身携带疾病卡片，注明联系人及地址，以方便及时救治。

病例：

常言道，"一白遮三丑，一黑毁所有"。皮肤的肤色大部分与遗传相关，但与后天因素也有关。对于爱美的女性来说，白净的皮肤更是自己美白靓丽的形象，生怕皮肤黑了

丽丽年轻貌美，皮肤白嫩，这让单位同事们很羡慕。可是丽丽最近却发现虽然自己没有经常晒太阳，但皮肤颜色似乎越来越黑，令她更苦恼的还有牙龈、手掌纹、乳头周围更是显得格外的黑，同时感觉无精打采、没胃口，平时小小的感冒都能扛过去，现在不知道怎么了，一感冒就觉得像是得了一场大病，浑身不适，家里人都劝她赶快去皮肤科看看，是不是得了皮肤的某种恶性肿瘤，去医院后，医生认为是肾上腺出了问题，建议她去内分泌科做详细检查。

到了内分泌科，做了相关检查及化验后，大夫告诉丽丽，她的皮肤变黑的确是考虑内分泌出了问题，考虑是原发性肾上腺皮质功能减退症。

医生告诉丽丽，该疾病是由于双侧肾上腺绝大部分被毁所致。常由感染、自身免疫、肿瘤、手术、淀粉样变、真菌感染、双侧肾上腺切除等原因引起。最具特征性者为全身皮肤色素加深，暴露处、摩擦处、乳晕、瘢痕等处尤为明显，黏膜色素沉着见于齿龈、舌部、颊黏膜等处，系垂体ACTH、黑素细胞刺激素分泌增多所致。但只要病因明确，补充合适剂量的“激素”，这些不舒服、不正常的状况完全都可以消失，皮肤也能从黑再变回白。听到了这个好消息，丽丽才如释重负，在医生的嘱咐下，服用糖皮质激素几周后丽丽慢慢有了胃口，皮肤也慢慢地开始变白了。

盐皮质激素分泌过多——原发性醛固酮增多症

一、什么是原发性醛固酮增多症

由于肾上腺自主分泌过多醛固酮，而导致水钠潴留、高血压、低血钾和血浆肾素活性受抑制的临床综合征，常见原因是肾上腺腺瘤、单侧或双侧肾上腺增生，少见原因为腺癌和糖皮质激素可调节性醛固酮增多症（GRA）。近年发现在高血压患者中原发性醛固酮增多症患病率为10%左右。

二、原发性醛固酮增多症的临床表现

高血压　为最早出现症状。多数患者血压大幅升高，但恶性高血压罕见。原发性醛固酮增多症（PA）可能伴随顽固

性高血压，其定义为即使坚持使用适当的含利尿剂在内的3种药物治疗方案后血压（BP）仍不达标。但极少数患者可不伴高血压。早期：仅有高血压，无低血钾症状；中期：高血压、轻度低钾；晚期：高血压、严重低钾、肌麻痹。

神经肌肉功能障碍

①肌无力及周期性麻痹甚为常见。一般说来血钾愈低，肌肉受累愈重，常见诱因为劳累，或服用氢氯噻嗪、呋塞米等促进排钾的利尿药，但多数并不明显。

②肢端麻木，手足搐搦。在低钾严重时，由于神经肌肉应激性降低，手足搐搦可较轻或不出现，而在补钾后，手足搐搦往往变得明显。

肾脏表现因大量失钾，多尿，尤其夜尿多，继发口渴、多饮，常易并发尿路感染。尿蛋白增多，少数可发生肾功能减退。

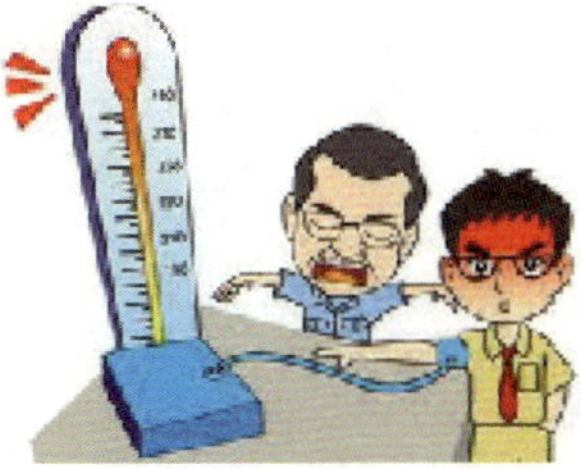

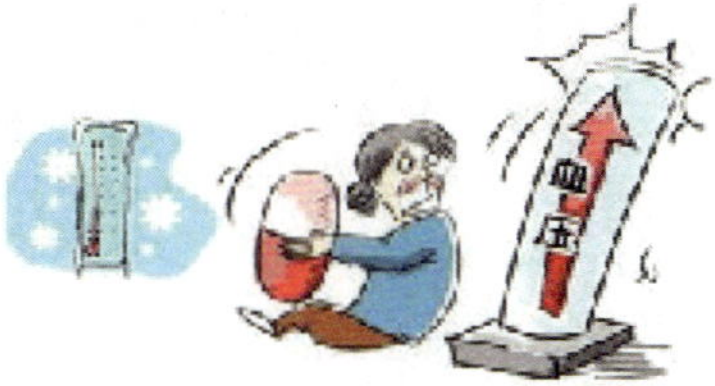

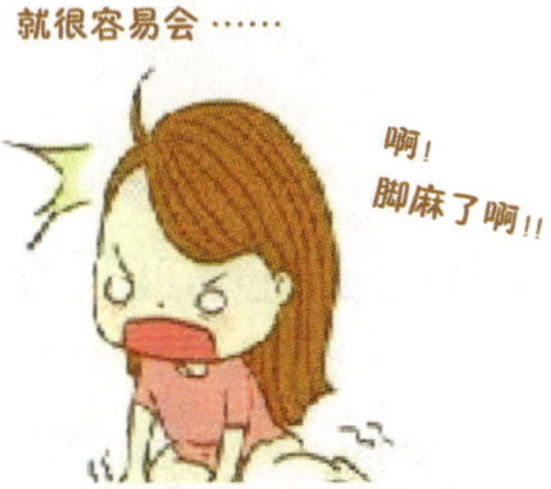

心脏表现

①心电图呈低血钾图形。

②心律失常较常见者为阵发性室上性心动过速，最严重时可发生心室颤动。

其他表现 儿童患者有生长发育障碍。

病例：

李某，女，42岁。10年前无明显诱因出现头晕、头痛，反复测血压较高。李某自认为自己得了人们经常说的“高血压”，便自行到药店购买降压药物服用，服药后，血压也未见明显下降，故就诊于当地县医院，诊断为“恶性高血压”，并给予三种降压药物联合降压，服药期间，测血压波动140~180/100~120毫米汞柱，并自觉夜尿增多。2年前突发四肢无力软瘫，不能翻身，言语不清，吞咽困难，遂急诊送至上级医院，经行检查血钾仅有1.4毫摩尔/升，肾上腺CT扫描提示左侧肾上腺可疑肿物影，医生诊断“原发性醛固酮增多症”，并考虑低钾麻痹、高血压、夜尿增多等症状均由左侧肾上腺肿物所致，行手术切除术。术后血钾、血压也逐渐恢复正常，头晕等症状明显缓解。

哪些人群需要筛查继发性高血压？

持续性血压大于160/100 毫米汞柱、难治性高血压（联合使用 3 种降压药物，其中包括利尿剂，血压大于140 / 90 毫米汞柱；联合使用4种及以上降压药物，血压小于140 / 90 毫米汞柱，或血压日间波动较大，呈阵发性；

高血压合并自发性或利尿剂所致的低钾血症；

高血压合并肾上腺意外瘤；

早发性高血压家族史或早发（ 小于40 岁）脑血管意外；

家族史的高血压患者；

原醛症患者中存在高血压的一级亲属；

高血压合并阻塞性呼吸睡眠暂停。

以上都是需要筛查有无继发性高血压的高危人群，需尽早就医，及早撕下继发性高血压的“伪装”。

三、原发性醛固酮增多症的治疗

醛固酮瘤及单侧肾上腺增生首选手术治疗。推荐特醛症首选药物治疗。建议螺内酯作为一线用药，依普利酮为二线药物。推荐糖皮质激素可抑制性醛固酮增多症选用小剂量糖皮质激素作为首选治疗方案。

健康小贴士

盐皮质激素主要作用为“保钠、保水、排钾”。所以，因某种因素导致盐皮质激素分泌过多，会出现高血压、水肿以及“软瘫”等表现。出现上述情况，应及时就诊，完善检查，排除肾上腺疾患。

肾上腺髓质激素分泌过多——嗜铬细胞瘤

嗜铬细胞瘤起源于肾上腺髓质、交感神经节或其他部位的嗜铬组织，这种瘤持续或间断地释放大量儿茶酚胺，引起持续性或阵发性高血压和多个器官功能及代谢紊乱。约10%为恶性肿瘤。本病以20～50岁最多见，男女发病率无明显差异。

嗜铬细胞瘤位于肾上腺者约占80%～90%，大多为一侧性，少数为双侧性或一侧肾上腺瘤与另一侧肾上腺外瘤并存，多发性者较多见于儿童和家族性患者。肾上腺外嗜铬细胞瘤称为副神经节瘤，主要位于腹部，多在腹主动脉旁（约占10%～15%），肾上腺髓质的嗜铬细胞瘤可产生去甲肾上腺素和肾上腺素，以前者为主，极少数只分泌肾上腺素。

嗜铬细胞瘤可产生多种肽类激素，其中一部分可能引起嗜铬细胞瘤中一些不典型的症状，如面部潮红，便秘，腹泻，面色苍白、血管收缩及低血压或休克等。

一、嗜铬细胞瘤临床表现

心血管系统

由于大量的儿茶酚胺间歇地进入血液循环，使血管收缩，心率加快，心排出量增加，导致血压阵发性升高，收缩压可达200毫米汞柱以上，发作时可伴有心悸、气短、胸部压抑、头痛、面色苍白、大量出汗、视力模糊等，严重者可出现脑溢血或肺水肿等高血压危象。发作可由体位突然改变、情绪激动、剧烈运动、咳嗽及大小便等活动引发。发作频率及持续时间

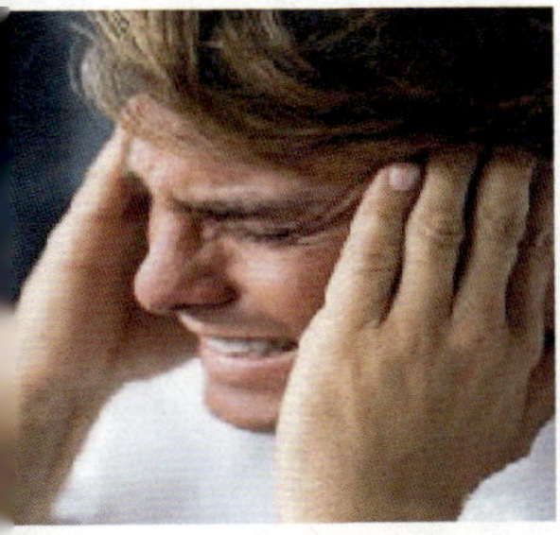
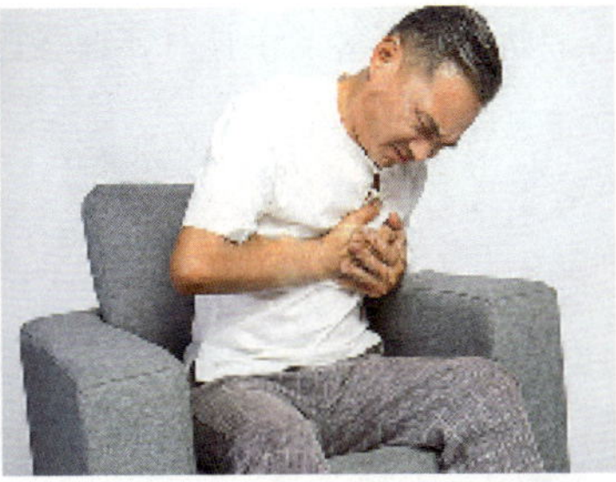
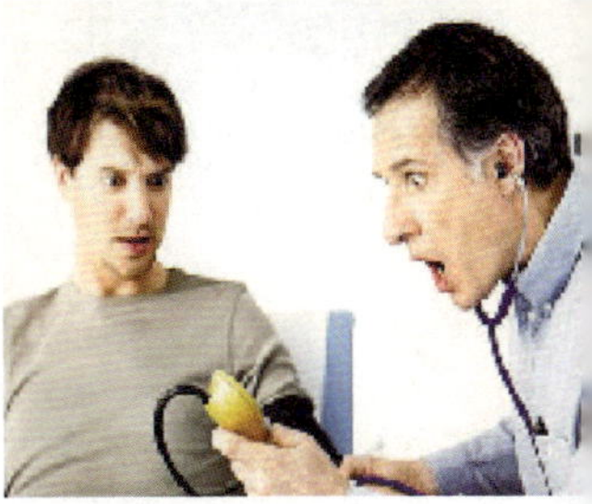

个体差异较大，并不与肿瘤的大小呈正相关。

有的患者可表现为持续性高血压。少数患者可出现发作性低血压、休克等表现。这可能与肿瘤坏死，瘤内出血，使儿茶酚胺释放骤停，或发生严重心脏意外等有关。

嗜铬细胞瘤引起的高血压可分三类：

阵发性高血压发作，占30%～50%。发作时伴剧烈头痛、心悸、气短、心前区痛、恶心、呕吐，同时伴体温升高、血糖升高、血及尿儿茶酚胺增多。发作终止时常大汗淋漓及极度衰弱。

持续性高血压，无阵发性发作，表现头痛、多汗、颤抖及衰弱等症状。

在持续性高血压的基础上，血压波动很大。

代谢紊乱

儿茶酚胺使胰岛素分泌下降，糖异生及糖原分解增加，周围组织利用糖减少，因而血糖升高或糖耐量下降。儿茶酚胺还能导致基础代谢增高，脂肪分解加速，引起消瘦。少数患者可出现低血钾。

其他表现

儿茶酚胺可松弛胃肠平滑肌，使胃肠蠕动减弱，故可引起便秘，有时甚为顽固。胃肠小动脉的严重收缩痉挛，可使胃肠黏膜缺血，偶有坏死穿孔等症状。由于肿瘤生长对邻近器官的压迫，临床上可出现相应的表现。

病例：

小刘，38岁，公司职员。上班期间无明显诱因出现心悸、乏力，呈阵发性，遂就诊于医院急诊查心电图未见明显异常，血压波动较大，200~150/110~60毫米汞柱，血压升高时，自觉胸闷、心悸、头痛、大汗、面部发红，且濒死感明显，经查肾上腺CT发现，右侧肾上腺区有7厘米×5厘米大小占位，术后病理支持嗜铬细胞瘤诊断。

二、嗜铬细胞瘤的治疗

嗜铬细胞瘤一旦确诊并定位，应及时切除肿瘤，否则有肿瘤突然分泌大量儿茶酚胺，引起高血压危象的潜在危险。

病例：肾上腺意外瘤是肿瘤吗？

王先生，43岁，公务员。偶然一次单位体检时发现左侧肾上腺占位大约1.8厘米×2.3厘米。这消息让王先生惶恐不已，彻夜难眠，茶饭不思，以为得了“不治之症”。随后他为进一步治疗，就诊医院，大夫经检查后告诉他为无功能良性肿瘤，定期观察即可。这才让王先生松了一口气。

那么，什么是肾上腺意外瘤？检查出有意外瘤了该如何确定良恶性呢？

一、什么是肾上腺意外瘤？

是指在体格检查或检查非肾上腺疾病时经由腹部影像

小结

肾上腺作为我们人体重要的器官，体积虽小，但在人体代谢中起着举足轻重的地位。任何肾上腺皮质或髓质激素的分泌异常均会导致人体代谢紊乱，引发各种并发症，严重影响生活甚至危及生命。

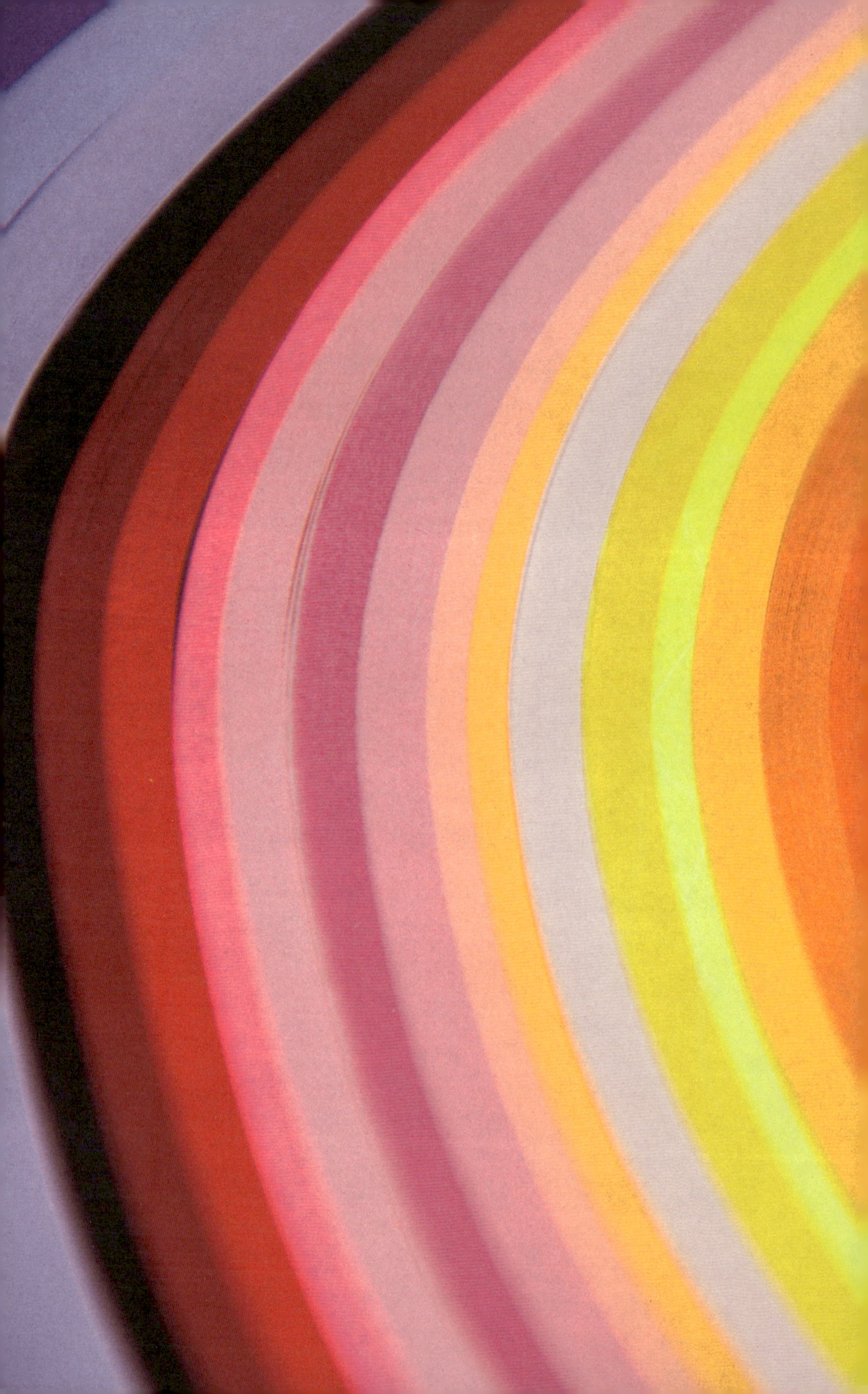

第七章

胖——万病之源

第七章　胖！万病之源

胖，俗称肥胖，严格的说，应该叫肥胖症。人们通常将肥胖视为“发福”“富态”的象征。而顾名思义，“肥胖”加一个“症”字，就足以表明，肥胖症是一种病。近年来，随着居民膳食水平的日益优越但体力活动却逐渐减少，综合各方因素，全球超重和肥胖人群显著增加，由此造成慢性病如高血压、糖尿病、冠心病等疾病的发病率和死亡率迅速上升。但遗憾的是，人们恰恰没有意识到肥胖乃是万病之源。本文旨在提高全民对肥胖的认识，消除对医学知识的误解。

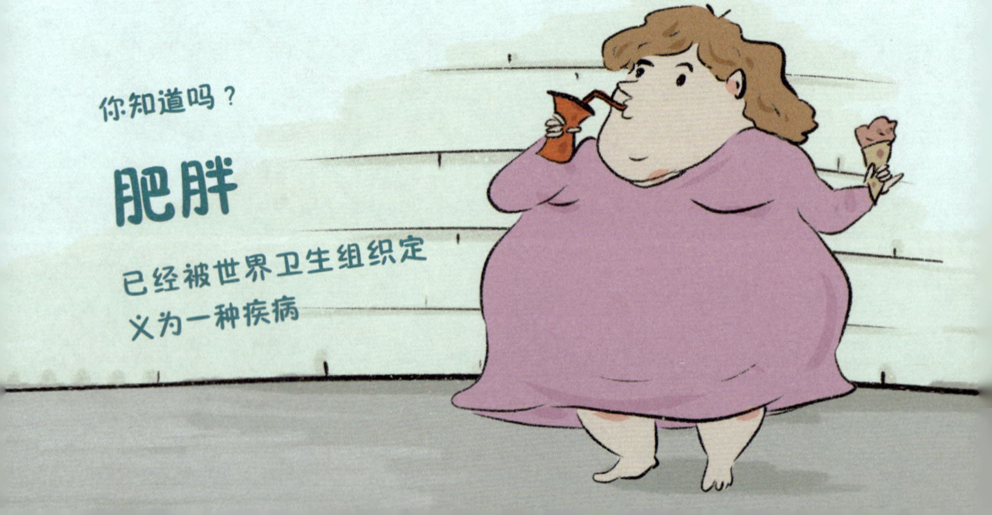
你知道吗？
肥胖
已经被世界卫生组织定义为一种疾病

第一节 什么是肥胖

王先生，40岁，身高166厘米，体重100千克。初次见他时，他告诉我，平生最大的爱好就是吃遍天下美食。大至星级酒店的鲍鱼、龙虾，小至街边摊前的烤串、炸鸡，他都不放过。但是他好吃却不善运动，久而久之，身体发福，体质每况愈下。

再次见到他时，是在我的门诊，他最近的一次体检报告显示，血脂、血压、血糖均偏高，且患有中度脂肪肝。他叹气说："平时也没什么不舒服，怎么就'三高'了呢！"

王先生的儿子壮壮，今年才10岁，却长的胖乎乎的，平时和他爸爸一样，就爱吃肯德基、麦当劳，还喜欢各种零食，一天到晚嘴巴不停，王先生说："眼看就要长成一个小胖子了，我该怎么办？"

从以上两个案例，我们看到两种不同的肥胖类型。一种成人肥胖，一种青少年肥胖。那么，到底体重多少才算正常，才是健康？多少算超重？超过了多少才是肥胖？这两种类型的肥胖有什么区别？

目前有四种比较科学的界定肥胖的方法：

一、用身体质量指数（BMI）判断肥胖

通过用身体质量指数（BMI=体重/身高^2），简称体质指数，是判断肥胖最普遍的方法之一，也是最简单的方法。

世界卫生组织认为，对于18到65岁的人（孕妇、哺乳期妇女、身型健硕的运动员除外）来说，可以按照以下的标准判断肥胖。

BMI＜18.5	25＞BMI≥18.5	30＞BMI≥25	BMI≥30
轻体重	正常范围	超重	肥胖

另外，原国家卫生部、中国肥胖工作组、中国营养学会根据中国的国情，提出下列标准：

BMI＜18.5	25＞BMI≥18.5	28＞BMI≥24	BMI≥28
轻体重	健康体重	超重	肥胖

二、用脂肪率判断肥胖

脂肪率是判断肥胖最科学的依据，世界卫生组织和我国一些肥胖机构提出的脂肪率标准如下：

性别	年龄	偏瘦	标准	偏胖	过胖
女性	18~39	5%~20%	21%~34%	35%~39%	40%~45%
	40~59	5%~21%	22%~35%	36%~40%	41%~45%
	60	5%~22%	23%~36%	37%~41%	42%~45%
男性	18~39	5%~10%	11%~21%	22%~26%	27%~45%
	40~59	5%~11%	12%~22%	23%~27%	28%~45%
	60	5%~13%	14%~24%	25%~29%	30%~45%

三、用腰围来判断

根据中国肥胖工作组的建议，如果男性腰围大于等于85厘米，女性大于等于80厘米可以判断处于超重或肥胖的水平。

四、用腰臀比判断：

美国运动医学会（ACSM）在1997年提出，男性腰臀比大于0.95，或女性腰臀比大于0.86，都会加大患代谢性疾病的风险。

需要我们注意的是，一些内分泌疾病也可以引起身体肥胖，如库欣综合征、甲状腺功能减退等。此外，长期口服糖皮质激素也会造成身体肥胖。因此，在判断自己到底是不是肥胖之前，应该先查查有没有上述的一些疾病再做定论。

对于王先生而言，他的身高是166厘米，体重100千克，计算得BMI为36.28千克/米^2〔体重（千克）/身高^2（米^2）〕，属于肥胖。尽管王先生自己没什么不舒服，但他身体的各项指标已经做出了警告。如果王先生不进行早期干预，过几年，各种与肥胖相关的疾病，如糖尿病、高血压、高血脂、高尿酸、痛风等都会接踵而至。

壮壮的肥胖从严格意义上讲属于青少年肥胖。究其原因主要是饮食过多、过饱、不爱运动导致。但不是所有的青少年肥胖都和壮壮的原因一样，一些内分泌疾病也会引起，但其危害都是一样的，因此，这也引起了广大家长和医务工作者越来越多的关注。

第二节 肥胖家族

上一节中讲到王先生与儿子壮壮都因为饮食不当导致了肥胖，那么除外饮食，哪些因素还可以导致肥胖？即肥胖的类型有哪些？

我们可以根据病因笼统的将肥胖分为单纯性肥胖与继发性肥胖两大类。

单纯性肥胖全身脂肪分布比较均匀，没有内分泌紊乱现象，也无代谢障碍性疾病，其家族往往有肥胖病史。单纯性肥胖根据肥胖的程度不同又可以划分为轻、中、重3个等级。其病因可分为以下几类：

一、遗传因素

目前普遍认为其属于多因素遗传，同2型糖尿病、高血压一样。其意义在于家族中的肥胖体质遗传给后代时，由多个遗传因子共同决定子女的体质，而非单个遗传因子。研究发现，父母中有一人肥胖，则子女肥胖的机率为40%，如果父母双方皆肥胖，机率升至70%～80%。

二、社会环境因素

现代社会的人本着能吃是福的观念，无节制地大肆吃喝，再加上各式各样美食的引诱，大吃大喝已成为人们主要的娱乐消遣方式，大到星级酒店觥筹交错，小至路边小摊杯盘狼藉，都充斥着人们对食物的渴望，很容易因过量进食导致能量代谢正平衡的积累，从而引起肥胖。

三、心理因素

人类的进食受到大脑饱食中枢和摄食中枢的调节。研究发现，当人的精神高度集中时，如考试、比赛、游戏等，食欲会大大降低。相反，人处于轻松愉悦的环境时，总会想着吃东西。但对于有些人，越是在悲伤、沮丧这种消极情绪时，对食物的渴望也越强烈。由此可见，愉悦与焦虑的心态都可能引起过度进食造成肥胖。

四、运动相关因素

社会在进步，人类体能上的负担也越来越小，但是摄取的能量并未减少，从而形成肥胖。这是从能量平衡的角度来讲，过低的能量消耗就意味着能量转变为脂肪储存起来了，长期恶性循环，就助长肥胖的发生。对于处在这样一个有着便捷的交通，科技发达时代的人们，坚持锻炼，消耗一定的能量，不失为抵御肥胖的良方。

五、疾病相关因素

很多内分泌疾病也可以导致病理性肥胖，通常也叫做继发性肥胖，那么内分泌疾病引起的肥胖见于哪些情况呢？

通俗来讲，人体的摄食中枢位于下丘脑。因此，下丘脑疾病，如肿瘤、创伤、炎症及手术都可破坏摄食中枢，导致对摄食调节的失衡，患者表现为多食、易饥饿，而使食量明显增加导致肥胖。

此外，一些肾上腺疾病，如肾上腺

分泌过多的糖皮质激素，导致皮质醇增多症，患者可表现为向心性肥胖，脂肪主要堆积在面部、背部、颈部、腹部，四肢反而比较纤瘦。

各种原因引起的甲状腺功能减退亦可导致脂肪堆积，形似肥胖。此类患者由于甲状腺激素分泌不足而导致新陈代谢缓慢，故常有体重增加。此类患者的脂肪主要堆积于腹部、肩背部等。

除外上述几种疾病，内分泌疾病中的多囊卵巢综合征、生长激素缺乏等均可引起肥胖。

第三节　肥胖的门徒

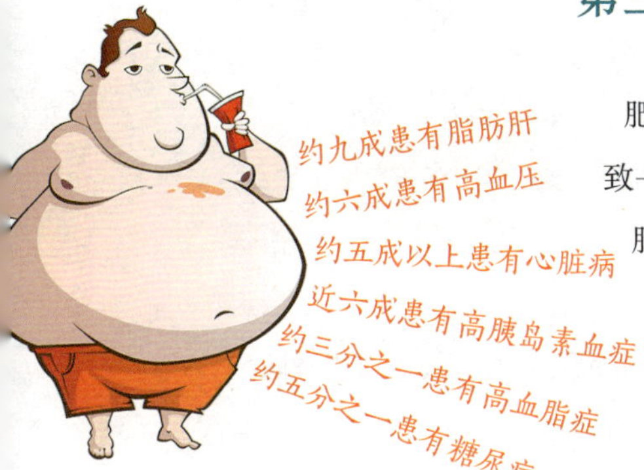
约九成患有脂肪肝
约六成患有高血压
约五成以上患有心脏病
近六成患有高胰岛素血症
约三分之一患有高血脂症
约五分之一患有糖尿病

肥胖不仅影响工作、生活、美观，还可导致一系列的疾病。在这里为大家罗列7大肥胖导致的并发症。

一、肥胖与糖尿病

肥胖跟糖尿病就像孪生兄弟，长期肥胖者很多被查出糖尿病。那么，肥胖与糖尿病有什么关系，胖子又如何预防糖尿病呢？下面一起来了解一下。

肥胖者体内存在一种特殊的“土壤”，叫做胰岛素抵抗。胰岛素是人体最主要的降血糖激素，人在进食后将大量的糖份吸收入血液，通过血液循环运往全身各处，只有依靠胰岛素，血糖才能进入细胞，被人体利用，同时血液中的葡萄糖水平被胰岛素维持在一定的范围内。但是当肥胖者发生“胰岛素抵抗”时，为满足代谢的要求，胰腺必须分泌比正常量高出5~10倍的胰岛素。也就是说肥胖者比

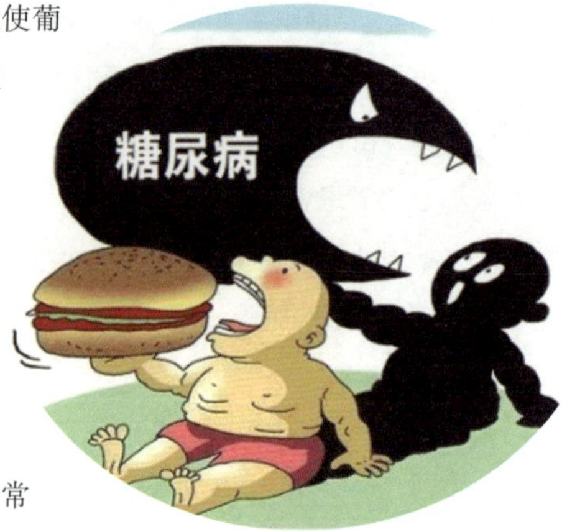

正常人需要更多的胰岛素，才能使葡萄糖得到正常利用。为了克服胰岛素抵抗，胰腺会大量合成胰岛素，造成肥胖者血胰岛素水平大大高于常人，这就是所谓的“高胰岛素血症”。

肥胖早期可以通过高胰岛素血症勉强将血糖维持在正常范围，随后由于过度工作，胰腺合成胰岛素的功能渐渐衰竭，胰岛素的生成渐渐不足以把血糖降低到正常范围。久而久之，胰脏发生疲劳，最终不能充分生产胰岛素，从肥胖到糖尿病的进展一般为：肥胖→糖耐量低减→2型糖尿病→难以控制的高血糖→糖尿病并发症→致残及死亡。

糖尿病目前没有明确根治的办法，然而在某种程度上可以预防。肥胖病人预防糖尿病从减肥开始。需要特别指出的是，肥胖的人常常因减肥无效而苦恼，假如某天不费吹灰之力体重就掉下来了，千万不要沾沾自喜，劝君去查血糖，十有八九是患上糖尿病了。肥胖的人需要分泌更多的胰岛素来维持血糖正常，肥胖者所造成胰岛素抵抗，使降糖药和胰岛素的效果大打折扣。这也是血糖居高不下的原因所在。

当分泌胰岛素的细胞疲惫不堪，胰岛素分泌枯竭时，糖不能利用而使血糖升高，而此时脂肪开始分解，体重也就减下来了。对于那些已出现糖耐量低减的人来讲，如果能及时调整或改变自己的生活习性，如减肥、加强锻炼、采用科学的饮食结构等，可以使自己在掉入糖尿病的深渊前“悬崖勒马”。

二、肥胖与心脏病

肥胖与心脏病高度相关，严重威胁着人类的健康。一直以来，人们认为肥胖患者中存在众多心血管相关危险因素，而肥胖增加心脏负担的原因主要有以下几个方面。

血液总量增多。一般正常人的心脏就像一个水泵，不停地收缩和舒张，维持着血液循环流动。肥胖者由于血液中储存了过多的脂肪，因此血液总量也相应的增多。为了适应这种状态，心脏就会相应的增加收缩的力量，当心脏不堪重负时，它就无法再有效的泵血，造成血液积聚在心血系统的状态，重者甚至出现明显的心功能衰竭。

心肌收缩能力下降。肥胖者有动脉粥样硬化和心肌脂肪侵润，心室肌肉可能发生代偿性肥厚，而肥厚的心肌其弹性就会下降，心肌细胞本身得到的血液供应也不充足，造成心脏功能的进一步下降。

合并其他疾病。众所周知，肥胖者容易患高血压、脂质异常症、高血黏稠度和糖尿病，这些并发症又会影响心脏，导致冠心病。具体的说，高血压

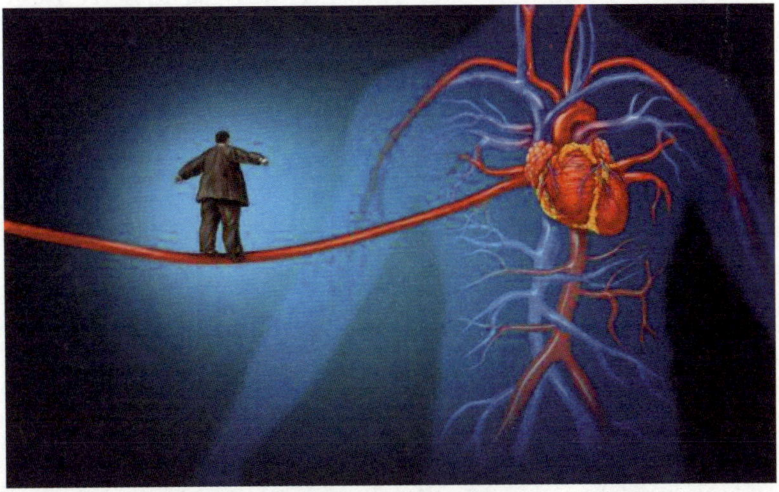

患者的血管经常处于收缩状态，导致心脏负担过重；脂质异常症者的动脉内壁容易出现脂斑，变得不光滑；高血糖者的血液黏稠度增加；而高血黏稠度又可增加血液流动时的阻力，这些改变均可增加心脏的负担。所以，肥胖者容易发生心绞痛、心肌梗死和心律失常，甚至造成猝死。

所以说肥胖者的心脏实在是危机四伏，应该好好警惕，及时防治。一名患者三十刚刚出头，就做了心脏搭桥手术。平时就是大腹便便，每次去医院检查都说一切正常，因为职业原因，所以长期坐着，缺乏运动，吃得又油腻，平时确实也没什么病痛，突然出现就胸口像针刺样疼痛，并感觉呼吸困难，这就是明显的心肌缺血。所以说要想身体健康，除了经常锻炼以外，还要做好预防。

三、肥胖与关节病

在门诊患者中，体形矮胖的中老年妇女患骨关节炎的比例相对要高。有数据表明，肥胖女性膝关节骨关节炎的发病率是正常体重女性的4倍。体重的增加往往发生在骨关节炎之前，而体重超重的人骨关节炎容易加重。

据世界卫生组织统计，目前全世

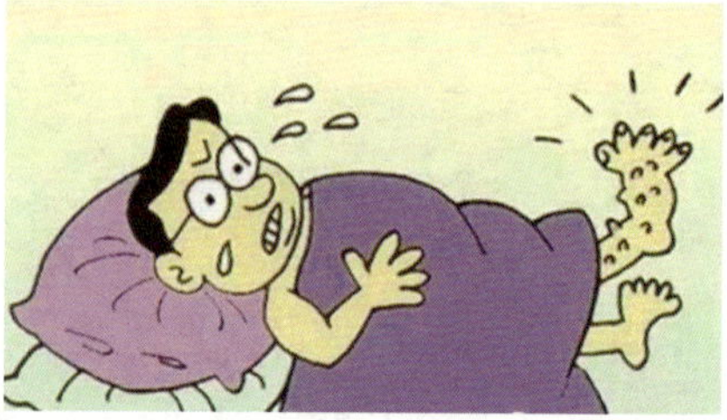

界有1.9亿多骨关节炎患者。其中60岁左右发病率为50%，70岁以上几乎为100%。我国估计有6000万骨关节炎患者。骨关节炎很可能成为本世纪严重危害老年人健康和影响劳动能力的头号杀手。肥胖者患膝关节骨关节炎几率达64.5%，而体重正常者患病率仅为34.9%。如果把体重控制在正常范围内，年老时患膝关节骨关节炎的几率将大幅降低。

人们都知道胖人易患糖尿病、高血压、冠心病等内科疾病，但人们很少把肥胖与关节疾病联系在一起。现代医学认为，体重是影响骨关节炎的一个重要危险因素。肥胖可能引起三种骨关节疾病，即骨关节炎、糖尿病关节病和痛风性关节病。其中最严重且常见的是骨关节炎。

肥胖对骨关节炎发生机制的影响是复杂的，目前尚不完全清楚。原因可能有以下方面：

①肥胖加重了关节的负担，使得关

节结构加速磨损、老化。

②肥胖导致的姿势、步态及运动习惯的改变有关。

③肥胖者不合理的饮食结构会影响到关节。

④肥胖导致的全身代谢异常，导致一些与骨代谢相关的因子流失。

现代流行病学研究发现，肥胖引起的骨关节炎主要影响到膝关节，其次可影响髋关节及手指关节等。

膝关节是人体最大、最复杂的关节，其中的半月板是保护膝关节的一个缓冲装置。一个体重65～70千克的人行走时，每平方厘米半月板所承受的压力为4.5千克；若体重增加到100千克，那么每平方厘米半月板所承受的压力便达到6.9千克。

关节、肌键、韧带和软骨长期处在这种超负荷下活动，就会发生病变。因体重负荷主要集中于膝关节内侧软骨，这正好是大多数肥胖者发生膝骨关节炎的常见部位。

肥胖者患骨关节炎往往会形成恶性循环。关节肿胀或畸形时，活动被迫减少；活动减少了，体重进一步增加，关节承受的压力更大，病情便进一步恶化。

中国的一项数据表明，体重每减5千克，人得骨关节炎的概率减少15%~30%。由此可见，肥胖是导致膝关节炎的重要原因，减肥，无论是对于膝关节炎患者还是没有出现膝关节炎者，都是有利的，前者可以减轻疼痛症状，后者可以预防或推迟膝关节炎的发生。

四、肥胖与打鼾

才力，亚运会举重冠军。1985年9月在全国首届青运会举重比赛中，获得110公斤以上级冠军；1990年第十一届亚运会上，才力摘取了亚运冠军，打破亚洲纪录，一生共获得全国冠军40多个，亚洲冠军20多个，是名副其实的亚洲第一力士。2003年5月31日，过度肥胖的才力因患睡眠呼吸暂停综合症，导致“肺内感染，呼吸衰竭”病逝，年仅33岁。

打呼噜不是睡得香

打鼾，就是打呼噜，很多人认为打呼噜是睡得香，这种认识是错误的。打鼾是一种病态，它是睡眠时上气道存在狭窄的标志。肥胖与打鼾是一对“难兄难弟”。肥胖会诱发鼾症，而鼾症又会加重肥胖，并易诱发多种疾病。为什么胖子容易得鼾症呢？肥胖的病人不仅在体表上具有双下巴、将军肚、脖子粗短等外观表现，其体内软腭、悬雍垂和咽壁脂肪沉积过多，亦会很容易造成舌头肥厚，使得鼻咽腔狭窄、气道阻塞，夜间入睡后，肌肉松弛，咽部增生肥大的软组织阻塞气道，睡眠时呼吸受阻，产生涡流继而出现鼾声。研究表明，在仰卧位时，由于重力的作用，舌后坠并压迫软腭使其增长，两者同时向上气道后壁移位，致使软腭后及舌后气道的阻塞，当阻塞的程度较重时，还会出现憋气、呼吸暂停等情况。

每4个中重度打鼾的人中就有1个被诊断为阻塞性睡眠呼吸暂停低通气综合征。阻塞性睡眠呼吸暂停低通气综合征是睡眠过程中反复发

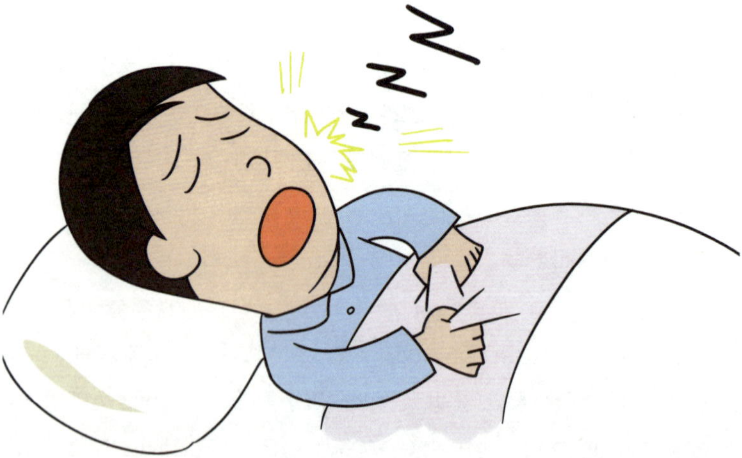

生上气道塌陷，从而导致频繁的呼吸暂停或通气量减少的一种睡眠呼吸障碍性疾病。此类患者，由于睡眠过程中会造成间歇性低氧、二氧化碳潴留，破坏正常的睡眠结构，使睡眠效率降低，从而会引起全身多器官的损害和疾病，如，会引起或加重高血压、冠心病、顽固性心律失常、心力衰竭、2型糖尿病和胰岛素抵抗、脑卒中、妊娠高血压等。由于夜间睡眠结构受到破坏、睡眠效率下降，白天还会出现不可抗拒的嗜睡、记忆力下降、注意力不集中、开车打盹等。

下面这些呼噜要抓紧治

不是所有的打呼噜都应治疗，但是以下几种一定要引起足够重视。

鼾声响亮而不规律、时断时续，声音忽高忽低；睡眠中有憋醒、睡眠不宁；睡眠不解乏、白天困倦、嗜睡、睡醒后血压升高，或顽固性高血压；2型糖尿病及胰岛素抵抗、夜间心绞痛、顽固性复杂心律失常及难治性心力衰竭；睡眠浅、睡醒后头痛、口干；夜间睡眠遗尿、夜尿增多；这时候就要警惕阻塞性睡眠呼吸暂停低通气综合征的发生。

对于这些肥胖的鼾症患者来说，由于长期缺乏足够的氧气，血氧浓度降低，高血压、糖尿病、冠心病等心脑血管疾病也会接踵而至，如不及时治疗，还可能在睡眠中猝死。肥胖这么可怕，在这里，小编给各位肥胖患者提供几条小小建议：

积极减重、避免烟酒

对于肥胖者，我们要积极减轻体重，增强体育锻炼，保持良好的生活习惯，减轻体重至少5%~10%以上。在日常生活中，我们可以根据自己颈围、身高、体重、体重指数来评估自己的肥胖程度。颈围测量：您取端坐位或站立位，两眼平视，平静呼吸，用软尺紧贴喉结下缘测量颈部周径即可。此外，避免烟酒，因为吸烟可加重呼吸道症状，加重打鼾。

睡眠采取侧卧位

采取侧卧位睡眠，尤以右侧卧位为宜，避免睡眠时舌、软腭、悬雍垂松弛后坠，加重气道阻塞。

使用无创睡眠呼吸机

肥胖与鼾症密切相关，是导致和加重睡眠呼吸暂停综合症的重要因素，针对肥胖行减肥治疗，或针对睡眠呼吸暂停综合症行无创睡眠呼吸机治疗，均可减轻病情。

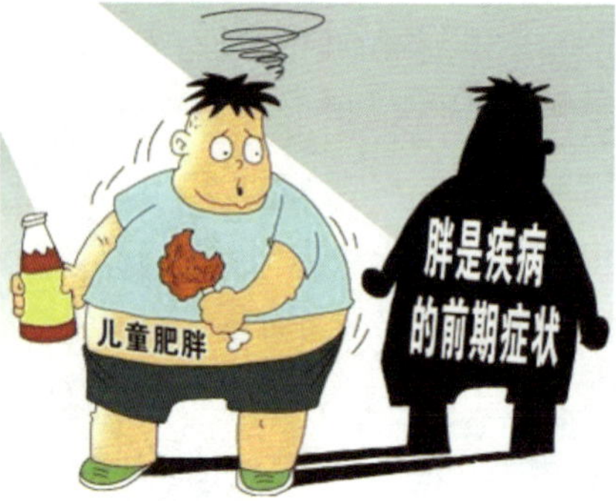

五、肥胖与生长发育

很多家长有这样的一种观念：我的孩子虽然胖了一点，但是这正说明了我的孩子营养好，营养好就有利于孩子的生长发育。其实这种观点是不正确的。儿童肥胖会给生长发育带来一系列的问题。

小儿早期发胖会使开始行走的时间推迟，且因为体重过重，加上缺钙，容易发生膝外翻（X型腿）、膝内翻（O型腿）及扁平足等畸形。早期发胖还会使骨头的生长加快，导致骨龄提前，这样可能导致骨头发育过早停滞，骨骺过早关闭，从而使肥胖孩子出现小的时候比别人高，到了别人蹿个的时候反而长得慢，最后的个头反而不如体重正常的孩子。在胖孩子们的体内，生长激素的水平并不高，甚至偏低，而游离的类胰岛素生长因子-1的水平增高，这可能是胖孩子小时候生长过快的原因。

肥胖对青春发育也有很大的影响。肥胖女孩可能出现青春期提前，乳房发育和月经初潮提前出现。但她们在成年之后，反而容易出现排卵障碍，卵子发育不良，雌激素和孕激素水平低下，结果导致不孕。男孩子的情况比较复杂，肥胖男孩可以出现性早熟，有可能出现青春发育延迟。严重肥胖更多的是延缓青春发育的步调。乳腺发育是肥胖男孩的最大麻烦。不少正常男孩在青春期也有乳房的发育，但是并不严重，而且2~3年内就会自行缓解。胖男孩的乳房发育率要明显高于普通男孩，而且消退的年龄也较大。此外，肥胖男孩常可见睾丸萎缩、阴茎短小、前列腺发育较差等，这样的孩子长大成人后容易发生性功能减退。胖孩子青春发育异常的原因尚不清楚。最新研究表明，瘦素水平度的变化很可能是肥胖影响青春发育异常的一个重要机制。

肥胖儿童男性血睾酮含量及女性血清脱氢表雄酮及硫酸酯含量明显高于正常儿童，体脂增多可引起肾上腺激素分泌量增多，使下丘脑对循环中性激素阈值的敏感性降低，出现性早熟。

肥胖儿童的总智商和操作商低于健康儿童，其活动、学习、交际能力低，久而久之会出现抑郁、自卑，使儿童对人际关系敏感、性格内向、社会适应能力低，影响儿童心理健康。

丹麦哥本哈根大学研究团队在《新英格兰医学杂志》发表了一项38年队列研究。研究称，7岁就胖起来的小胖墩们，如果能在13岁时成功减肥，那么30~60岁的2型糖尿病发病风险与正常人无异；如果拖到17岁才瘦下来，发病风险就会上升47%，但也远远低于一直胖下去的孩子。

六、肥胖与妊娠

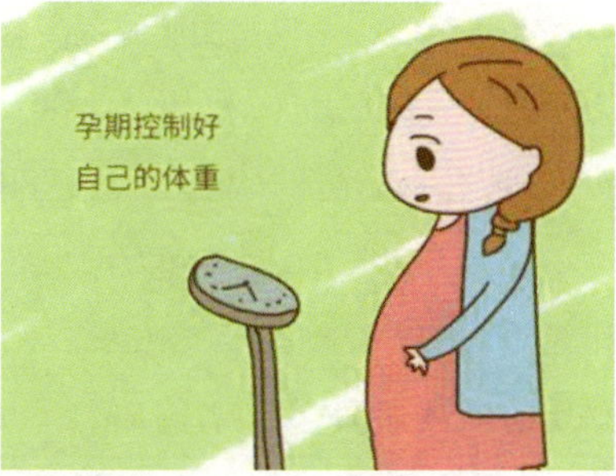

肥胖对很多女性朋友来说都是个噩梦，而肥胖不仅仅会给女性朋友们带来外表上的困扰，过度的肥胖可能还会导致很多疾病的出现。就比如说怀孕，女性如果过于肥胖，怀孕也是不容易，会给自身及孩子造成不好的影响，那么，我们就来看一看肥胖的人怀孕有哪些危害。

肥胖的人怀孕有哪些危害

孕妇肥胖对于大多数人来说都不会太陌生。很多人以为，宝宝在妈妈的肚子里需要营养，孕妇吃多点，宝宝也会跟着长得好，于是不少妈妈都会拼命地补充营养，结果导致自己一度肥胖起来。其实，这样不仅对妈妈的身材有影响，对宝宝来说，更是一种潜在的危害。

据了解，孕妇在妊娠初期肥胖，可导致妊娠高血压病的发生，并有产生妊娠毒血症的危险等，是非常影响胎儿及新生儿发育生长的。而且，据统计表明，肥胖孕妇的流产率为8.7%，而体重正常的孕妇流产率为2.1%。除此之外，孕妇肥胖难产的机会也大大增加。

因此，准妈妈在妊娠期必须重视饮食的调节，防止妊娠期肥胖症的发生。

七、肥胖与高血压

肥胖与高血压密切相关。肥胖者容易患高血压，在儿童时期就有此表现，肥胖儿童有时出现血压波动。在20～30岁之间的肥胖者，高血压的发生率要比同年龄而正常体重者高1倍。40～50岁的肥胖者，高血压的发生机会要比正常人高50%。

近25年来，不仅中国肥胖型高血压患病率高，全世界肥胖和高血压的患病率都呈上升趋势，肥胖可引起血压升高，增加血压控制难度，还可进一步增加总体心血管风险和全因死亡率。

有研究者发现，身体超重的程度与高血压的发生也有关系，体重越重，患高血压的危险性也就越大。一个中度肥胖的人，发生高血压的机会是身体超重者的5倍多，是轻度肥胖者的2倍多。

肥胖者容易患高血压的原因主要有下面几方面：①肥胖者的血液总容量增高，心脏的输出量增多，每分钟排入血管的血量增加，这是造成肥胖者易于合并高血压的重要原因；②肥胖者常多食，他们血液中的胰岛素水平常高于不胖的人，这种多食和高胰岛

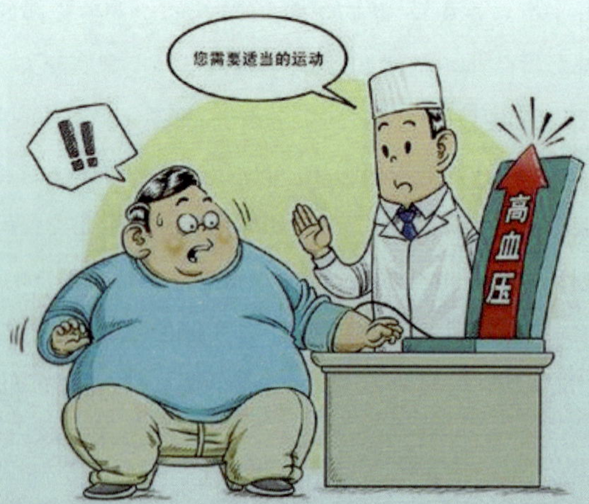

素血症能刺激交感神经功能，使血管收缩，从而增大了血管的外周阻力，造成血压升高。高胰岛素血症引起肾脏对钠的回吸收增多，增加血液容量，也可使血压升高；③必须引起注意的是，与正常体重的高血压患者相比，肥胖高血压患者同时还容易合并血脂异常症和糖尿病，加之肥胖者的体力活动相对较少，所以动脉硬化发生的危险性大大提高，而变硬的血管难以随着血液的排入而扩张，结果导致血压进一步升高。

《中国高血压防治指南》指出：中国成人正常体质指数（BMI）为19~24，体质指数24为超重，28为肥胖。人群体质指数的差别对人群的血压水平和高血压患病率有显著影响。我国人群血压水平和高血压患病率，北方高于南方，与人群体质指数差异相平行。26%的男性高血压病例和28%的女性高血压病例是由超重或肥胖导致的。当肥胖与高血压并存时，两个“杀手”造成大批病人发生严重的心血管及肾损伤，已成为现代社会甚至以后，人类身体健康的严重威胁。

尽管肥胖可能引起高血压，但临床观察中确有不少肥胖者的血压正常，这可能与机体本身的代偿能力有关。当然代偿能力是有限的，一旦失去代偿能力则会出现血压升高。防止高血压发生的有效措施是减轻体重，在降低血压的同时，减肥还可以减轻糖尿病和血脂异常症，并增强体质，所以也会大大降低心脑血管疾病的危险。如果减肥仍不能使血压降至正常，就应该用降压药控制血压。

第四节 科学减重

一、“三餐”健康化

自古以来，吃就是一门学问，不仅涵盖了饮食文化，还包裹了人体所需营养。到底一日三餐怎么吃健康呢？今天就三餐营养做一些巧妙安排，让你吃的有质量。

(一)“三餐”如何吃

1.早餐如何吃

最佳时间：7—8点

通常来说早餐和午餐之间最好相隔4~5个小时，也就是说早餐的最佳时间应该是7—8点，此时人体的食欲也是最旺盛的，对食物的获取也是最有价值的。建议早餐前先喝一杯温开水，能有效的暖胃，还能叫醒你的胃。

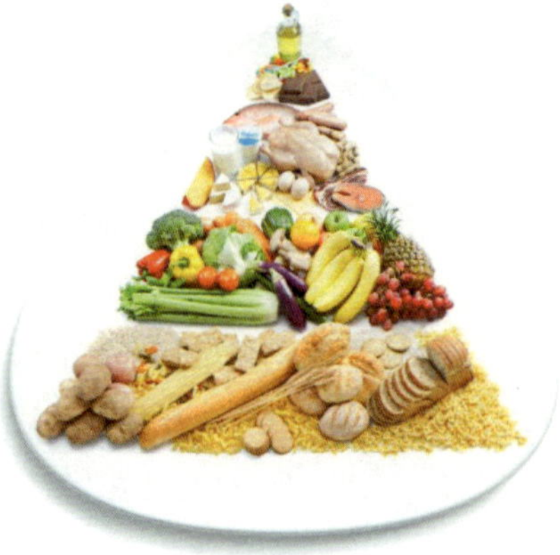

营养要素：粮谷类+蛋白质+蔬菜水果

早餐是一天中最重要的一餐，吃营养充足的早餐，不仅有益于现在的健康，而且有益于将来的健康。营养健康的早餐应该包括丰富的优质蛋白质、各种矿物质和维生素。具体操作时有一个重要指标，就是应该包括粮谷类、蛋白质和蔬菜水果三大必需品，缺一不可。

2.午餐怎么吃

最佳时间：12点左右

工作了一上午，早上吃的东西已经消化了，早就该饿了。12点是胃酸分泌最平衡的时间，此时吃午餐有利于肠胃的消化和吸收。

午餐虽然占正常人一天食物摄入量的40%左右，但不宜暴饮暴食，吃8分饱就好。毕竟进食午餐后，身体中的血液将集中到肠胃来帮助消化吸收，在此期间，大脑处于缺血缺氧状态。要想下午不犯困，最好多吃点素的、绿色高纤维蔬菜，如辣椒、胡萝卜、菠菜等，可确保脑细胞获得充足的氧气，让人整个下午精神抖擞。

3.晚餐怎么吃

最佳时间：18点之前

肠胃消化需要时间外，还需要休息，早点吃晚餐是给肠胃更多的时间休息。一般来说18点之前吃饭，在睡觉前胃里已经处于刚消化完的状态，接下来的时间就是让胃好好休息，这样才能更好地带动第二天的运转。

营养重点：谷物最佳

晚餐的食物种类应该以谷类食物为主，最好有粥，小米、大米、杂粮粥都可以。动物性食物要适量，以鱼、牛羊肉为主。鱼以海鱼为首选，深海鱼最好，如三文鱼、平鱼；最好用清蒸、清炖、红烧的方法，少用油炸。

（二）"三餐"怎样选择食物？

三餐有了健康的饮食方案，如何选择食物种类又是一门学问，下面我们一起看看如何选择食物。

1.脂肪的好坏之分

脂肪分为饱和脂肪和不饱和脂肪。

饱和脂肪是引发心血管疾病和高血压、高血脂的主要因素，所以是坏脂肪，应尽量限制用量。

不饱和脂肪有抗氧化作用，能够调节血脂、清理血栓，尤其是多不饱和脂肪酸，如二十碳五稀酸（以下简称EPA）、二十二碳六稀酸（以下简称DHA），是智力提高的助力因素，同时还能帮助身体提高免疫力，是好脂肪。

不过好脂肪虽然保健作用好，但也是油脂，吃多了会长胖，所以也不可随意食用，每日总脂肪摄入量控制在50克以内。

2.选择健康的脂肪

脂肪主要来源于动物性食品和坚果类。

动物性食品中畜肉的脂肪含量较高，动物脂肪一般都是饱和脂肪。

禽肉的脂肪含量一般在15%以下，其脂肪主要存在于禽肉的皮中，饱和脂肪酸占比较高。

鱼虾类则在10%以内，且多不饱和脂肪酸较高，EPA、DHA是智力发育不

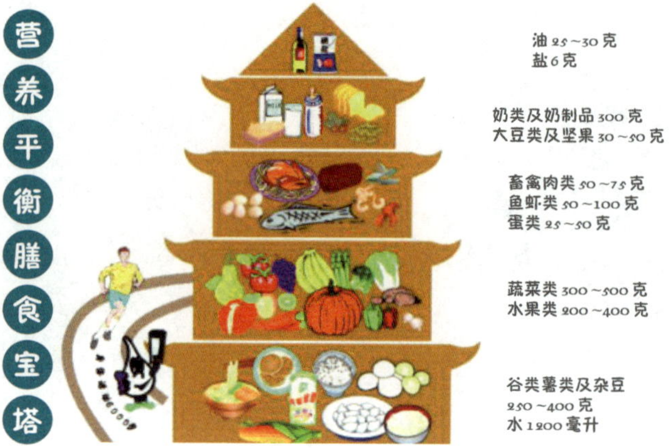
营养平衡膳食宝塔
油25~30克
盐6克
奶类及奶制品300克
大豆类及坚果30~50克
畜禽肉类50~75克
鱼虾类50~100克
蛋类25~50克
蔬菜类300~500克
水果类200~400克
谷类薯类及杂豆
250~400克
水1200毫升

可缺少的部分，是最优质的脂肪来源。

所以食用肉类，要以鱼虾类为主、禽肉为辅、畜肉点缀。坚果类富含不饱和脂肪酸，不过用量需格外控制，每天带壳一小把即可。

3.每天摄入足量的优质蛋白

一般成人蛋白的每日需要摄入量为1克/千克标准体重，可根据体重计算每日所需的蛋白量。

优质蛋白的来源主要有四种：肉、豆、蛋、奶。

4.尽量食用复杂碳水化合物

简单碳水化合物是指在体内快速释放能量，会引起血糖迅速升高的单糖类，精面包、精白米面和其他精制谷物（细粮）都是富含简单碳水化合物的食物。

而全麦食品、糙米、燕麦片、荞麦、薯类、玉米、黑麦、豆类（粗粮），蔬菜都属于复杂碳水化合物来源，其富含膳食纤维，血糖上升速度缓慢，能够控制体重、预防高血糖，还可降低心血管疾病的发病率，是优质的碳水化合物。

所以平时膳食中可适当的多食用复杂碳水化合物，但老年人、胃肠疾病人群等特殊人群除外。另外，肝硬化患者，以及肝功能异常的患者日常需要少吃粗粮。

5.限制盐用量

最后我们再来说说每天饮食中都避免不了的调味品——食盐。

食盐虽然不是以上我们所说的三大营养素范畴，但对于高血压人群影响也是很大的。

盐的主要成分为氯化钠，钠离子摄入过多是高血压的重要诱导因素之一，也可能导致水肿体质，特别是肝硬化患者更要严格控制食盐的摄入。

二、运动合理化

1.运动强度

人体运动中，运动强度是指单位时间移动的距离或速度，或肌肉单位时间所做的功。运动强度可分为绝对运动强度和相对运动强度。运动强度是否恰当，直接影响练习的效果与锻炼者的安全。所以，应按照个人的特点，规定锻炼时应达到的适应强度。用靶心率来控制运动负荷强度是最简单易行的方法。运动后由桡动脉或颈总动脉测定10秒的脉搏，然后再乘以6，换算成为每分钟脉搏。

确定靶心率的方法有两种：取最大心率的70%～85%；或取负荷强度相当于50%～70%最大吸氧量时的心率。

最大心率的推算法：以最大心率的70%～85%为靶心率，即：

（220—年龄）×70%～（220—年龄）×85%

在一般的体育锻炼中多采用生理强度来测定运动量。一般认为心率在150次/分左右为中等强度的运动量，心率在120次/分左右为小强度的运动量，心率在180～200次/分左右为大强度或极限强度的运动量。通常健身运动的运动负荷强度以中等运动强度为主，尽量少采用大的运动强度。

适宜的运动量与运动强度是制定和执行运动处方的关键。人体运动中的心率是随年龄增大而减小的，如下表所示。

按年龄划分的运动强度（心率，次/分）

强度 \ 年龄		20~29	30~39	40~49	50~59	60以上
大强度	100%	190	185	175	165	155
	90%	175	170	165	155	145
中强度	80%	165	160	150	145	135
	70%	150	145	140	135	125
	60%	135	135	130	125	120
小强度	50%	125	120	115	110	110
	40%	110	110	105	100	100

2.运动时间

运动时间就是持续参与体育锻炼的时间。每次运动所需要的运动时间应根据运动强度、运动量的大小、运动目的、运动项目以及自身身体健康状况等多因素而定。运动强度与运动时间的长短成反比关系，运动强度大，则运动时间相对就短，运动强度小，则运动时间相对就要长。一般参与体育运动要坚持20分钟以上才能达到相应的运动效果。参与体育运动的时间应根据个人健康状况而定。

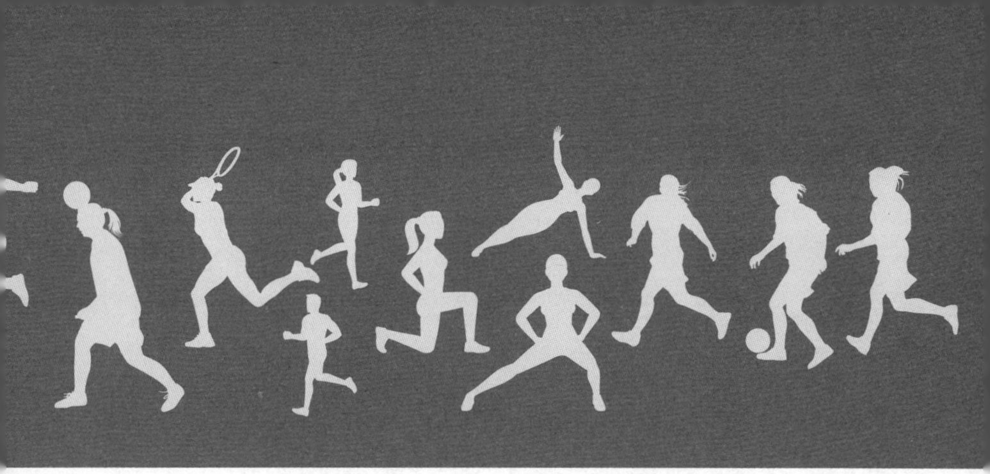

3.运动次数

一般来讲，所谓的运动次数是指锻炼者每周参与体育锻炼的次数（运动频度）。每周参与锻炼的次数与体育锻炼达到的运动效果有密切的关系。对于一般正常人来说，每周参与体育锻炼的次数为3～4次或隔日锻炼为佳。如每日都能坚持体育锻炼为最好。当然，锻炼次数不是越多越好，还要看每次锻炼的质量。因为人体存在个体差异性、性别、年龄、身体健康状况等因素的影响，所以在参与体育锻炼的次数安排上要因人而异，因时而定，量力而行。

三、如何针对自身制订一份科学的减重计划

根据能量守恒定律，有消定有涨，然而这一定律对于减肥来说却并不适用。

现在很多热门的真人电视减肥节目，参赛者开始前都期待能够通过极低热量饮食很快地降低体重，但结果都令人失望。尽管极低热量饮食（低于 800 千卡）能够让参赛者在短期内体重急速下降，然后赢得比赛，但通常这些减肥成果都不能得到最终保持，很快便会反弹复胖。

反观现在很健身房和线上减脂营，都是利用极低热量饮食加高蛋白质占比，并配合大量运动，让减肥者在短时间内体重急速下降。殊不知这样严苛的节食还会对减肥者身体造成不可逆的伤害，必需营养素摄入量满足不了身体所需。例如 30 岁之前，身体会在骨骼中储存大量钙质，30岁之后，骨量将不会增加，余生只会利用之前储存的钙质来保持体格强健。如果现在你的膳食钙达不到每日所需，那么你的身体会提前消耗储存在骨骼中的钙，这样一来骨质疏松和骨折的风险会大大增加。

在极低热量饮食情况下，脂溶性维生素E的需求量也很难得到满足，如果体内维生素E长期不足，会增加癌症和各种慢性疾病的风险。你很有可能反弹复胖，除非你的余生都严苛执行这种低热量的减肥饮食，否则总有一天你减掉的体重又会涨回来。

你的代谢会大大降低，当你吃得不够时，你身体会自动切换到生存模式，并开始分解肌肉去维持生命。当肌肉被消耗到一定程度，你就彻底变成了易胖体质，并且很难逆转。你的反应速度、智力、记忆力会下降。充足的热量和葡萄糖对于大脑来说，就像汽车中的汽油，需要稳定供应来保持一切正常运行。如果你一整天都处于饥饿状态，你将无法进入高效率的工作状态。

你还有可能会患胆结石。过度节食会使胆汁胆固醇高度浓缩，这样一来，胆汁就会堆积，最后形成胆结石。胆结石会引起难以忍受的腹痛，严重者需要手术治疗。

因此，不要利用极端方法，追求短期内的体重下降。一个成功的减肥计划，要同时配合饮食、运动和个人行为，开始减肥之前最好先咨询专业营养师或者进行专业体质测试，先充分了解自己身体情况，找到问题所在，对于减肥来说才是最佳的开端。

那么，如何制订一个成功的减肥方案呢？首先要找到肥胖的根源

不同的人有不同的情况，所以减肥计划应该是个性化的，我们要仔细思考到底是哪些行为让你变得肥胖呢？例如：

（1）不吃早餐；

（2）经常性地饮酒；

（3）经常外食吃大餐；

（4）有情绪化进食的情况；

（5）放纵自己吃很多高热量的零食；

（6）饮食中只有精细粮，而没有粗粮；

（7）食用时餐具过大，导致过量进食；

（8）常喝高热量的花式咖啡、果汁和汽水；

（9）摄入太多添加糖和脂肪的加工食品和饮料；

（10）一边吃饭一边干其他的事情，例如看电视，玩手机。

根据找出的肥胖根源，做出改变

讲到底，减肥最佳方式便是形成良好习惯，一点点改掉造成肥胖的恶习。为了获得最佳地减肥效果，我们不能一下子制订一个完全不可能长期执行的方案。

为了让减肥计划更加利于执行，我们可以先在一段时间内改变其中一个恶习，当你身体不再沉溺于过去的恶习时，你再进行下一步地改变。例如，尝试限制每天甜食和零食的热量在 200 千卡以内，习惯之后再慢慢戒掉甜食和零食，增加饮食中粗粮的量，长此以往你将失去对于零食的兴趣，减肥也会进行得更加顺利。

学会记录饮食，理性跟踪减肥动向。没有人可以控制所有的事情，但至少我们可以控制自己每天吃什么，每天吃多少，以及每天花多少精力在减肥这件事情上。研究显示，那些每天进行自我监视的人减重效果更好，保持时间更长。

成功的减肥者会以周、月甚至季度为单位去审视自己的减肥成果，相反那些减肥失败的人，习惯天天测体重，量围度，当付出努力之后，体重围度数值不变，就很容易陷入沮丧，并前功尽弃。

小结

一个成功的减肥计划，是基于个人生活习惯制订出来的计划，尽量按要求做好每日饮食记录，以周或更长的时间为单位去进行体重测量，评估减肥动向，这才是切实可行的。

千万不要拿自己的身体健康冒险，去当小白鼠尝试当下流行的各种节食方法，其成功率基本为零，最终伤害身体，后悔莫及。

痛像一阵风
吹完还不走

第八章　痛像一阵风 吹完还不走

第一节　走近痛风

“爱像一阵风，吹完它就走，这样的节奏，谁都无可奈何。”正如周杰伦《龙卷风》歌词描述的一样，爱如痛风，痛起来像一阵风，来得快，去得也快，故名痛风。早在公元前5世纪，古希腊医师希波克拉底就有关于痛风（gout）的记载。痛风一词源于拉丁文Guta（一滴），意指一滴有害液体造成关节伤害。古代痛风多好发于帝王将相、达官贵人，在古代也被称之为“帝王病”或“富贵病”，但随着生活水平的提高和生活方式的改变，已飞入寻常百姓家。

一、痛风是什么，痛风常见吗？

痛风，是一种单钠尿酸盐（MSU）沉积所致的晶体相关性关节病，与嘌呤代谢紊乱及（或）尿酸排泄减少所致的高尿酸血症直接相关。目前，痛风和高尿酸血症（hyperuricemia，以下简称HUA）的患病率逐年增加，尤其在经济

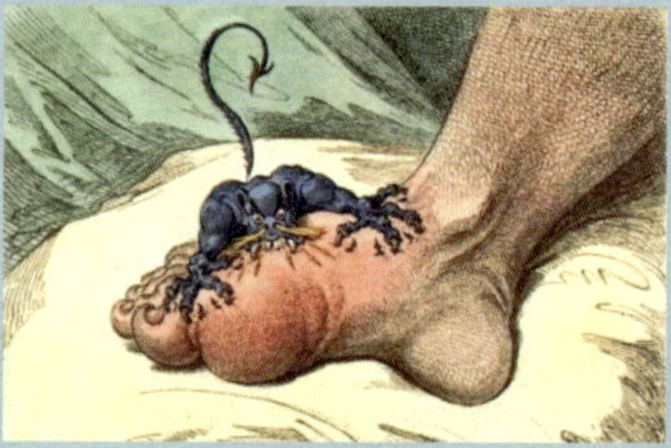

发达的城市和沿海地区，HUA患病率达5%～23.5%，接近发达国家水平。生活水平提高固然是好，而伴随而来的是尿酸水平也“营养过剩”了。目前我国高尿酸血症患者人数已达1.7亿，其中痛风患者超过8000万人，而且正以每年9.7%的年增长率迅速增加。现今痛风已经成为我国仅次于糖尿病的第二大代谢类疾病，是不可忽视的健康问题。痛风的危害不仅在于尿酸盐沉积，可怕的是后期的相关并发症，是导致痛风患者死亡的主要原因。如果在痛风初期不及时干预治疗，错过最佳治疗时期，往往会导致痛风并发症的发生，严重者可出现关节破坏、肾功能损害，常伴发高脂血症、高血压病、糖尿病、动脉硬化及冠心病等。

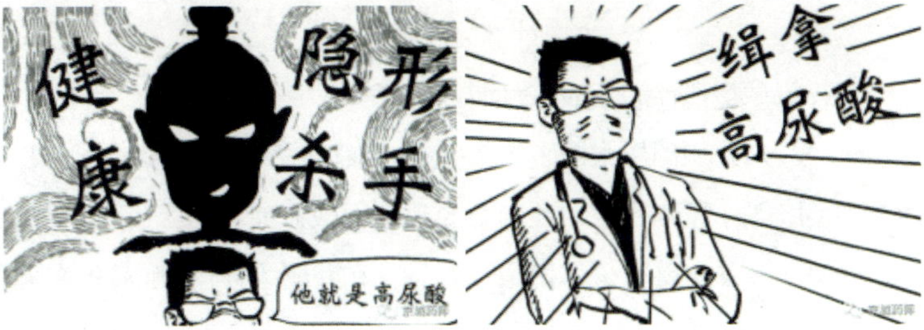

二、你从哪里来，我的痛风？

来自“高尿酸血症”的痛风自然和尿酸有着千丝万缕的联系，但高尿酸血症≠痛风，不是所有的高尿酸血症都是痛风，也不是所有的痛风都有高尿酸血症。痛风的根本原因在于体内的尿酸生成过多和（或）排泄过少，其中大约10%~20%高尿酸血症患者会发展成痛风。从高尿酸血症发展到痛风需要经过一个重要的关卡——尿酸盐的结晶化。由于尿酸盐结晶具有很强的致炎性，可以诱导我们体内白细胞趋化，产生大量的炎症介质，从而导致临床上病人红肿热痛的急性反应。因此，尽管高尿酸血症患者体内的尿酸水平较高，但是如果不发生尿酸的结晶过程，就不会出现痛风发作。

痛风可是典型的“重男轻女”，男女之比约为20∶1，女性很少发病，如有发生大多在经绝期后。

本病患病率受到多种因素的影响，与遗传、性别、年龄、生活方式、饮食习惯、药物治疗和经济发展程度等有关。

高尿酸血症一般只会出现血尿酸含量增高的情况，正常嘌呤饮食状态下，非同日2次空腹血尿酸水平，男性高于420微摩尔/升，女性高于360微摩尔/升，即称为高尿酸血症。不少高尿酸血症患者可以持续终生不发生症状，称为无症状高尿酸血症，痛风与高尿酸血症之间的显著区别在于是否出现关节红肿热痛的症状。

三、高尿酸血症的元凶，是何方妖孽？

尿酸，是我们的尿太酸了吗？实则不然，尿酸是人类嘌呤化合物的终末代谢产物，嘌呤代谢紊乱则是导致高尿酸血症的元凶，因此要想降低尿酸水平，首先要减少体内嘌呤含量。在我们人体内，嘌呤的来源有两种：一种是由自身代谢产生的内源性嘌呤，约占80%；另一种是由食物摄入的外源性嘌呤，约占20%。高尿酸血症的患者，大多合并肥胖、高血压、高血脂、高血糖甚至冠心病，这一系列的组合就是我们常说的“代谢综合征”，就像孪生兄弟一样随着尿酸水平的升高，代谢综合征的发生率也随之升高。研究发现，当尿酸水平分别为小于360微摩尔/升、360~414微摩尔/升、420~474微摩尔/升、480~534微摩尔/升、540~594微摩尔/升和大于600微摩尔/升时，代谢综合征的发生率分别为18.9%、36%、40.8%、59.7%、62%和70.7%，这些数据足以体现尿酸控制的重要性。所以痛风患者需要降低尿酸水平，归根结底，要控制嘌呤的摄入。

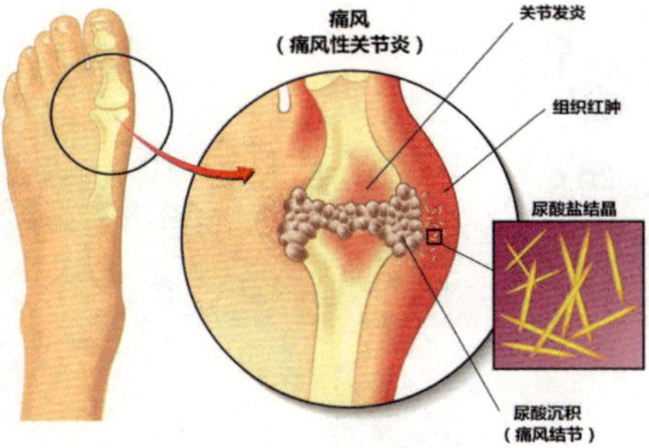

四、痛风为何越来越青睐年轻人？

近年来，痛风逐渐年轻化，以前痛风常发生在生活富裕、体态肥胖、事业有成、应酬较多的中老年男性。20世纪70年代以前，20~30岁的痛风患者所占比例还不到所有患者的20%，但随着生活水平地不断提高，生活压力不断增大，以及不良生活方式的影响，二十多岁的青年人也加入了痛风行列，进入“富贵之门”。几千年来，中国人都是以谷类食物为主，慢慢地我们的饮食结构发生了改变，“无肉不欢”“海底世界”已成为大部分人吃饭的主题，然而肉类中多含有高嘌呤，这是导致痛风的基础。酒肉不分家，殊不知，酒可是导致痛风的另一大“帮凶”，由于乙醇能促进腺嘌呤核苷酸转化，使尿酸生成增多，另外，乙醇氧化会使血液中乳酸浓度升高，致使血液的酸碱度下降，促进尿酸盐结晶的形成。**据《2016中国痛风诊疗指南》提供的数据，饮酒、高嘌呤饮食和剧烈活动成为男性患者痛风发作的前三大诱因，女性则主要为高嘌呤饮食、突然受寒和剧烈活动。**因此，痛风的年轻化，首先要归于年轻人日复一日的快餐式饮食习惯及熬夜的生活习惯；除此，考试、工作、社交、人际等各方面的压力也是一个不容忽视的因素；再加上不适当的运动，要么不动，要么剧烈活动，成为诱起痛风发作的最后一

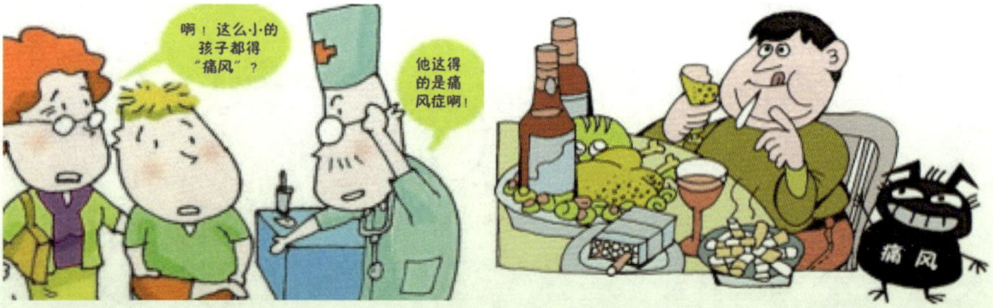
啊！这么小的孩子都得“痛风”？
他这得的是痛风症啊！
痛风

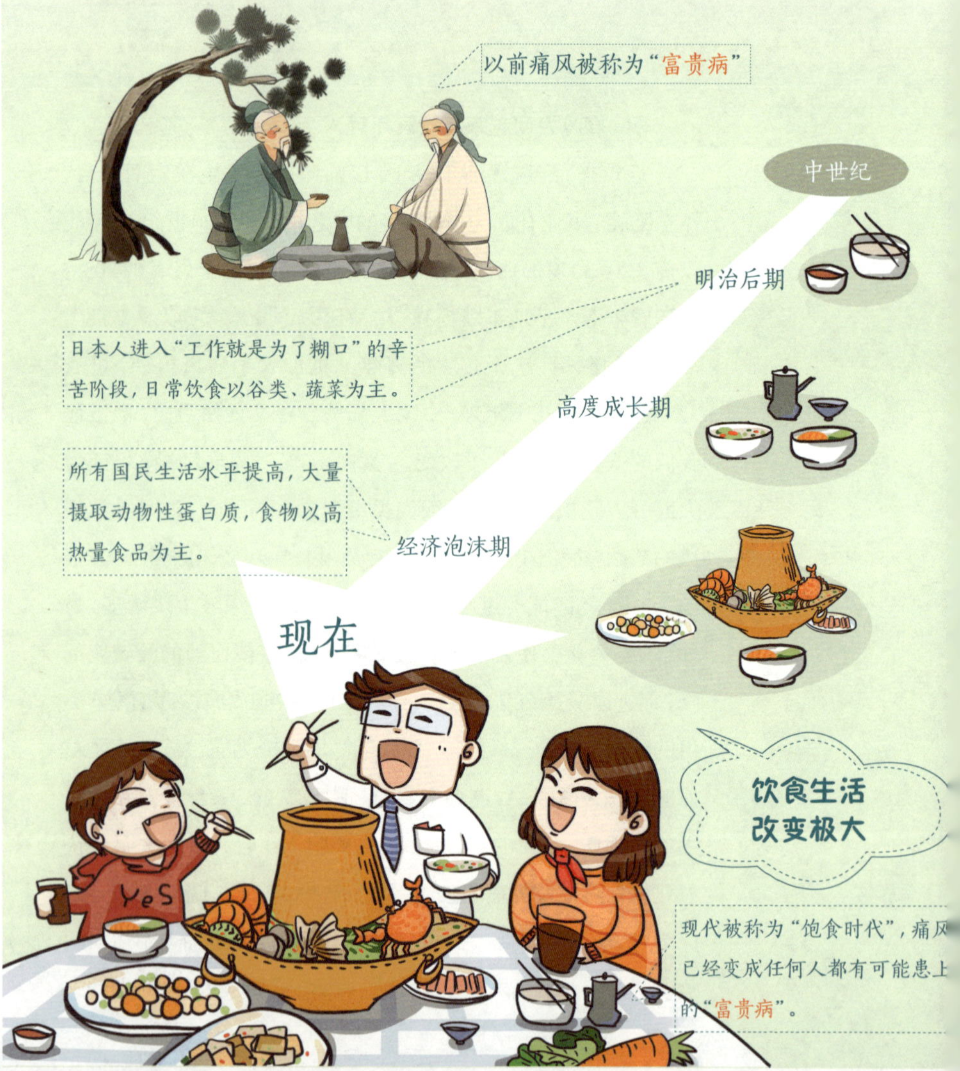
以前痛风被称为“富贵病”
中世纪
明治后期
日本人进入“工作就是为了糊口”的辛苦阶段，日常饮食以谷类、蔬菜为主。
高度成长期
所有国民生活水平提高，大量摄取动物性蛋白质，食物以高热量食品为主。
经济泡沫期
现在
YeS
饮食生活改变极大
现代被称为“饱食时代”，痛风已经变成任何人都有可能患上的“富贵病”。

根稻草。很多青年痛风患者大多合并肥胖、高血脂或高血糖，对于常以美酒佳肴充饥、日夜难寐的青年男士应警惕痛风的发生，一旦突发足趾关节红肿热痛应及时去医院检查血尿酸，以免误诊误治。

五、痛风偏爱哪些人？

痛风，往往偏爱男性，95%的痛风患者是男性，这个比例足以让大部分女性松一口气。然而，这不是一成不变的，痛风的狡猾还在于它的多变。在儿童期男女基本无差别，性成熟期后男性显著高于女性，至女性绝经期后两者又趋接近，因此男性在发育年龄后即可发生高尿酸血症，而女性往往发生于绝经期后，所以，广大的男同胞们一定要多加注意，以防痛风悄悄来袭。

那么，是什么成了女性的“保护伞”呢？——雌激素！由于女性雌激素有促进尿酸排泄的作用，因此尿酸值平均比男性低35%左右。但值得注意的是，有肾脏疾病的女性，或某些服用利尿剂的人，以及绝经后的妇女等，尿酸值都容易升高，因此也要加强警惕。

西方有谚语将痛风称为*The King of Diseases and the Disease of Kings*（疾病之王，王之疾病）。动物的内脏、骨髓及鱼、虾、蟹、鸡、鸭等嘌呤含量都很高，所以说，痛风偏爱“富贵之人”也不是没有道理。往往大多痛风患者体型超重或肥胖，尤其是以腹部、腰围较大的苹果型肥胖，多存在代谢功能的紊乱和异常。当然了，基因的作用也是有一席之地的，如果我们的直系亲属中有痛风患者，那么我们被痛风偏爱的概率就比别人高得多，因此，只能加强后天的有效管理来弥补这先天的不足。

有句话说“幸福是糖，甜到忧伤”，甜食总能给人一种幸福的体验，很多人

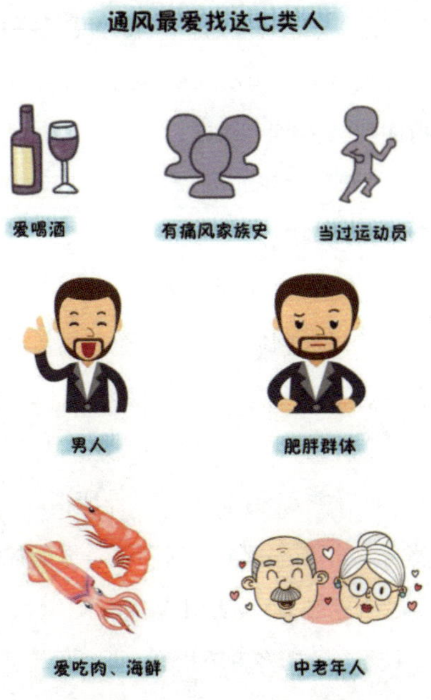
通风最爱找这七类人
爱喝酒
有痛风家族史
当过运动员
男人
肥胖群体
爱吃肉、海鲜
中老年人

都喜欢吃甜食，殊不知，过多的果糖摄入不仅会影响痛风患者的病情，也是痛风的诱因之一。“美味是酒，醉到起飞”，酒也是大部分人欲罢不能的诱惑，或是一种消遣、释放的工具，可我们知道，酒可是痛风发作的一大帮凶。当然，现代生活工作节奏加快，很多人都成为脑力劳动者，久坐不动，身体处于亚健康状态，偶尔会突然间进行剧烈运动，这样会给关节造成很大的损伤，易诱发痛风的急性发作。

第二节　吹风都会痛的痛风

一、从脚拇趾传来的剧痛

“吹啊吹啊，我的骄傲放纵，怎么大风越狠，我脚越痛”，还是有那么一番意境。夜深人静，不怕寂寞空虚，就怕痛风悄悄来袭。从脚拇趾传来的剧痛，是原发性痛风最常见的首发症状，起病急骤，如撕裂刀割，似咬噬，似压榨，难以忍受，痛到发疯。一般来说，这种痛来势凶猛，数小时内发展至高峰，关节及周围软组织出现明显的红肿热痛，夜不能寐，哪怕只是微风吹过或是被褥碰到，都会疼痛加剧。

“痛到生不如死，有种想要把脚剁掉的冲动”，这是来自一个身强力壮痛风患者的自白。

多数患者在发病前无特殊不适，有些患者在发病前可有疲乏、周身不适及关节局部刺痛等先兆。随着病情的变化，当大关节受累时可有关节渗液，有些可出现头痛、发热、白细胞计数增高等全身症状。痛风发作一般来说持续数天至数周可自然缓解，关节活动恢复，仅留下炎症区皮肤色泽改变等痕迹，而后进入无症状阶段，即所谓间隙期，历时数月。“要想它不来，除非己莫为”，相当一部分平时不注意尿酸控制的人，痛风发作越发频繁，受累关节也越来越多，严重者引起多关节损害，甚至关节畸形。深夜痛风来袭，如果剧痛难忍，尽量将患部抬高，可对局部进行冷敷，这样可稍减轻疼痛。切记，

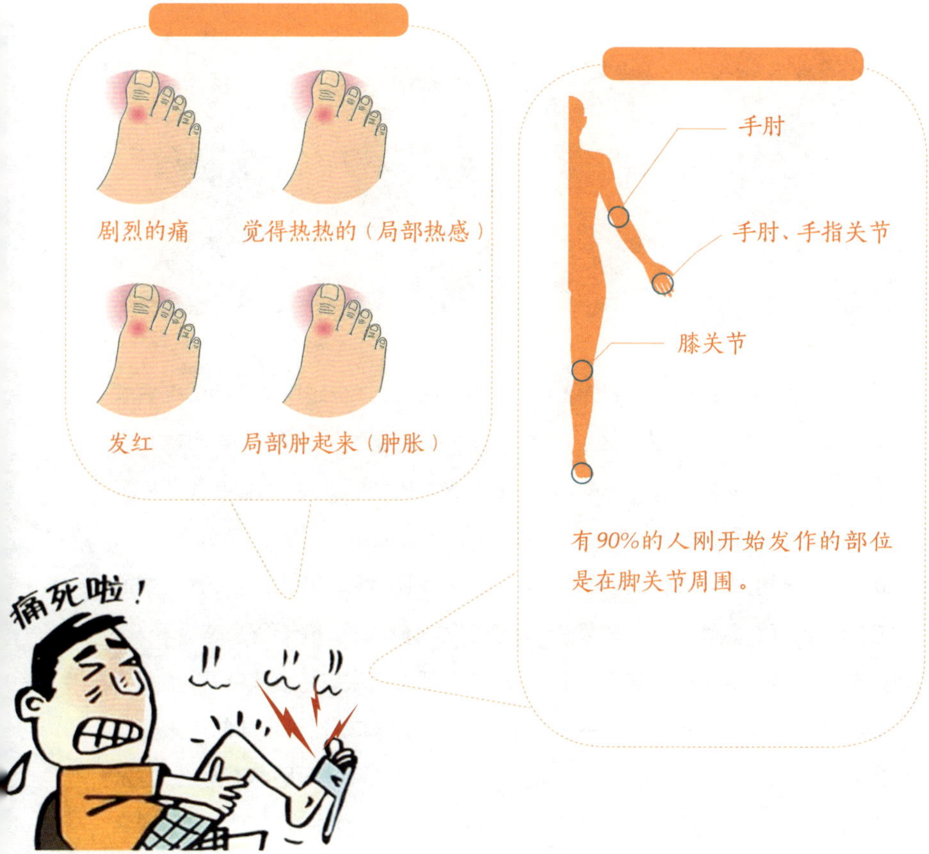

一定要及时到医院就诊进行正规诊治，一不可道听途说，二不可胡乱吃药，以免耽误病情或者出现其他不良反应。

二、除了高尿酸，痛风还有哪些表现？如何避免再发？

尿酸高了，痛风还会远吗？痛风发作时的剧痛，是尿酸值出现问题的警讯，然而，没有接到这个警讯前，很多人对于高尿酸血症往往视而不见、置之不理。只有真切体验过“那痛到骨子里的痛”，才会意识到日常生活方式的控制及正规治疗的重要性。痛过一次，还有可能再痛一次，那么怎样才能避免痛风再次发作？精神紧张、过度疲劳、关节损伤、创伤感染、饮食不当等，都有可能

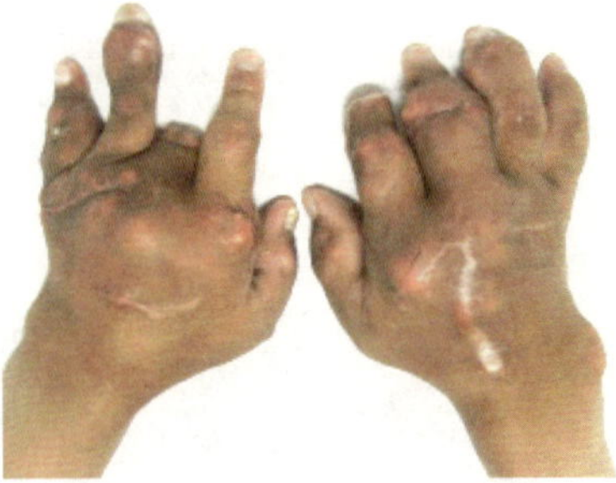

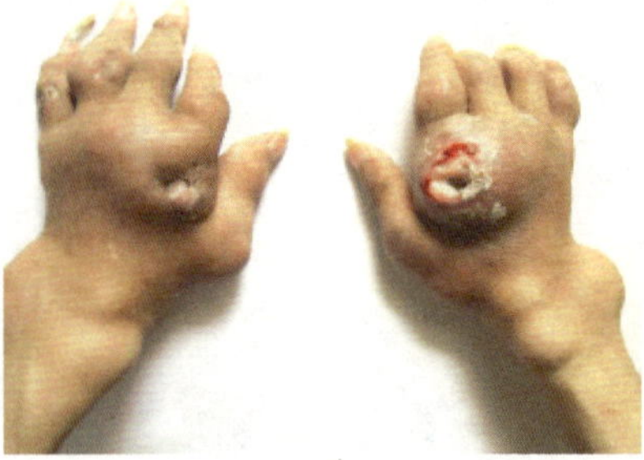

诱发急性发作，因此尽量要避免上述诱因。同样，如果痛风急性期的疼痛缓解消失，就以为万事大吉，好了伤疤忘了疼，又开始美酒佳肴，那离再次发作也就不远了。如果没有正规的治疗，尿酸水平居高不下，尿酸盐在关节内沉积增多，炎症反复发作，进入慢性阶段后不能完全消失，引起关节骨质侵袭、缺损及周围组织纤维化，使关节发生僵硬、畸形、活动受限。在慢性病变的基础上仍可有急性炎症反复发作，使病变越来越加重，畸形越来越显著，严重影响关节功能。除了累积关节，身体各个部位会形成结节或结石，出现肾结石或尿路结石，甚至可能引发缺血性心脏病、脑梗死等致命的严重并发症。研究发现，痛风患者的寿命比一般人短，但痛风并不是真正的致死“杀手”，而是痛风或高尿酸血症引起的并发症这个“无形杀手”。肾衰竭、尿毒症是大部分痛风患者的死因，因此，一定要早预防，早治疗，且正规治疗。

三、那些莫名其妙的“钻石”，何去何从？

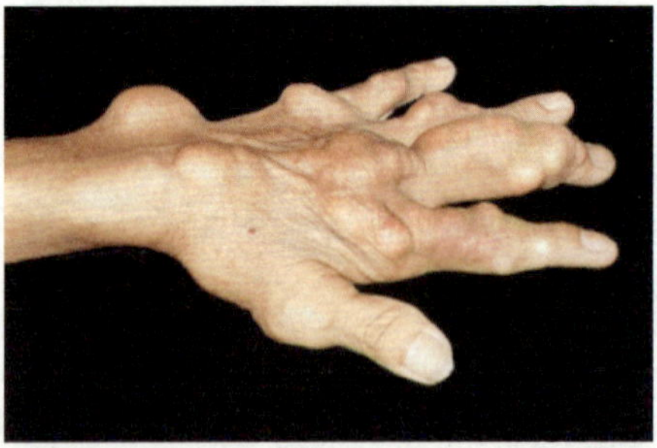

痛风反复发作的病人，在耳轮、关节周围可出现莫名其妙的“钻石”，称为“痛风石”。痛风石是痛风特征性病变，实质上是尿酸盐结晶，在显微镜

关节疼痛

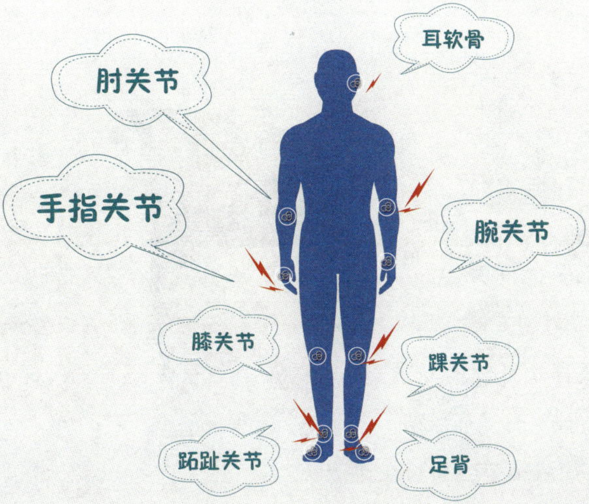

下这种灰白色物质为针状的结晶，痛风石为何容易在耳轮处出现？这可能与耳轮处血液的酸碱度偏酸有关，我们知道，血尿酸在酸性环境中容易沉淀。血液中持续高浓度的尿酸是形成尿酸结晶的基础，所以，痛风石形成的速度、大小、多少与血尿酸浓度高低及持续的时间成正比。从第一次痛风急性发作到出现痛风石为数年到数十年不等，这当然同痛风是否合理治疗有关，亦同血尿酸持续的高浓度有关。

当有了痛风石后，我该怎么办呢？它会自己消失吗？对于新发、微小、单个、稳定、柔软、局部皮肤无破溃的痛风石，建议保守治疗，不必手术。早期及时的降尿酸治疗，轻中度的痛风石是可以溶解消除的。

那么，哪些痛风石建议手术治疗呢？主要有以下几种情况：痛风石生长迅速，累及关节数超过4个，局部有侵袭性团块或结缔组织的破坏；痛风石导致严重的痛风性关节炎，出现关节畸形，引起功能障碍影响日常生活；痛风石压迫神经，出现神经压迫症状；痛风石破溃，有异常分泌物，创面经久不愈，窦道形成和（或）伴有感染；特殊部位（如心、眼、脊柱等）的痛风石形成影响机体功能。日常生活中，要注意痛风石局部皮肤的养护，同时，要密切观察痛风石形态、大小等变化情况。

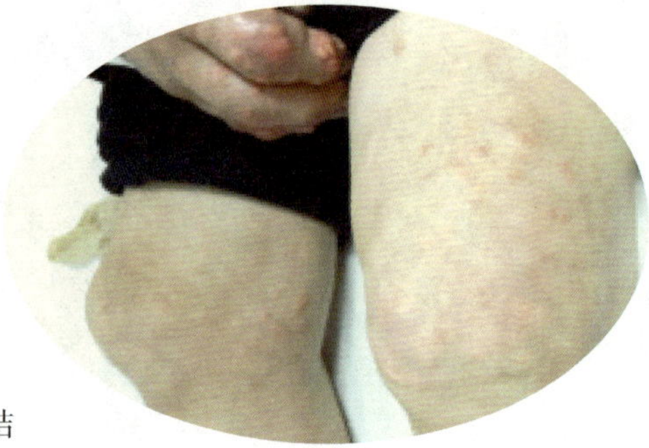

四、“钻石”为何青睐这些部位？

就像钻戒喜欢纤细的手指，这个“钻石”——痛风结节也青睐手。痛风结节容易长在血液循环不畅、体温较低的部位。除在典型部位耳轮处外，还会在关节炎反复发作的部位出现，如足趾、手指、腕、膝、肘等周围，少数病人可有眼睑、角膜、舌、声带、鼻软骨、心肌和主动脉瓣上的痛风石，由于痛风石作为一种异物，沉淀在脏器，必然会引起炎症反应，导致相应器官、组织的功能障碍。通常关节腔内的痛风石要比皮肤上的痛风石出现早，痛风石可大如鸡蛋，小如芝麻，可以无明显疼痛，也可溃烂脱落，色如石灰，有时破溃后看到像豆腐渣样的物质。沉积在关节腔或关节附近的痛风石可破坏关节，造成关节畸形，以致影响日常生活。巨大的痛风石不能穿鞋，行走困难。痛风石一旦破溃，一定要去医院治疗，小的清创即可，大的应及时手术切除。万不可自行用药或挤压，否则，一旦不慎并发感染，后患无穷。肾脏中的痛风石导致肾绞痛发作，出现血尿，少数病人因大量的痛风石阻塞了肾小管，或巨大的结石阻塞了输尿管而引起肾盂积水，继发感染，肾功衰竭。此外，心肌等重要器官上的痛风石可使心脏受损，出现传导阻滞从而给病人带来致命的危害。**因此，此“钻石”非彼“钻石”，最好避而远之。**

第三节　痛风不只是痛那么简单

一、痛彻心扉的尿路结石

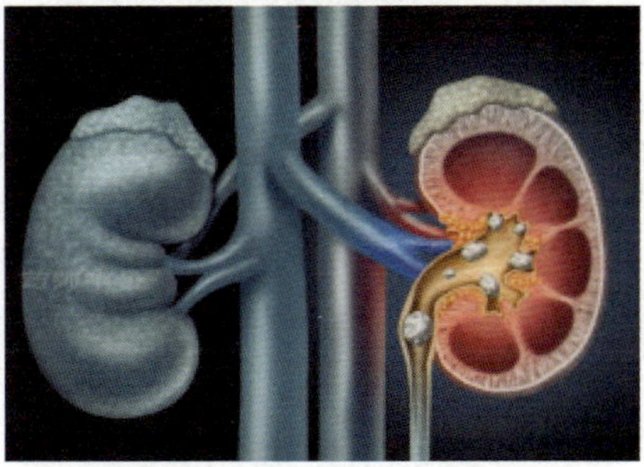

我们的人体，就好像是一个尿酸库，平日正常情况下，这个尿酸库储备着约1200毫克的呈游离状的尿酸。这个尿酸库由肝、肾、肠“三兄弟”来负责管理，他们的师父叫作“代谢系统”。大师兄肝每天负责把大约750毫克的新尿酸运进尿酸库；二师兄肾每天负责把大约500毫克的旧尿酸运出尿酸库；剩下的250毫克，则由三师弟肠负责从肠道运出。平日里三兄弟各司其职，配合密切，有进有出，维持着尿酸库的整体平衡。忽然某一天，师父“代谢系统”失去平衡，或许是为了惩罚给大师兄肝脏加大了工作量（尿酸合成过多）；也或许是觉得需要心疼一下二师兄，让肾减少了工作量（尿酸排泄障碍）；于是我们的这个尿酸库就突然或者日积月累的“爆仓了”。当肾脏里的尿酸太多时，就会结晶凝固，加上酸性尿的助攻，这就容易使尿酸沉积在肾脏或者尿路中，形成结石。当结石停留在肾脏，几乎不会有自觉症状，但当结石随着尿液从肾脏排出时，堵塞尿路，会让人痛到喘不过气来。原发性痛风患者20%～25%并发尿酸性尿路结石，部分病人肾结石的症状早于关节炎的发作。继发性高尿酸血症者尿路结石的发生率更高。细小泥沙样结石可随尿液排出而无症状，结石较大者常引起肾绞痛、血尿及尿路感染症状。X线检查就像一面“照妖镜”，但偶尔也显不出形。纯尿酸结石能被X线透过而不显影，但混合钙盐较多者，可于尿路平片上被发现。也有不少患者首次因泌尿系结石就诊，检查化验后才发现罪魁祸首竟是高尿酸血症。

二、痛风肾，从肾衰竭到尿毒症

以前，因痛风所致的肾衰竭和尿毒症，是痛风并发症致死的首要原因。历

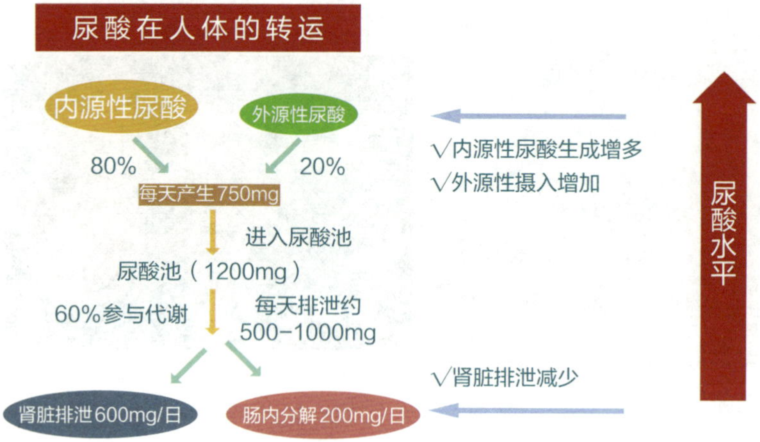

时较久的痛风病人约三分之一有肾脏损害，这种因痛风造成的肾功能障碍称为“痛风肾”。尿酸盐结晶沉积于肾组织引起间质性肾炎，早期可仅有蛋白尿和显微镜血尿，且呈间隙出现，容易被遗漏。随着疾病的进展，蛋白尿转为持续性，肾功能尤其浓缩功能受损，往往会出现晚上起夜次数增多，尿比重偏低等现象，病情进一步发展，由慢性氮质血症发展到尿毒症症群。由于大量尿酸结晶广泛阻塞肾小管腔，导致尿流梗阻而产生急性肾功能衰竭症状。此时如给予积极治疗，如多饮水、碱性药物、降低血尿酸等，病情常可挽回。如果对肾功能障碍

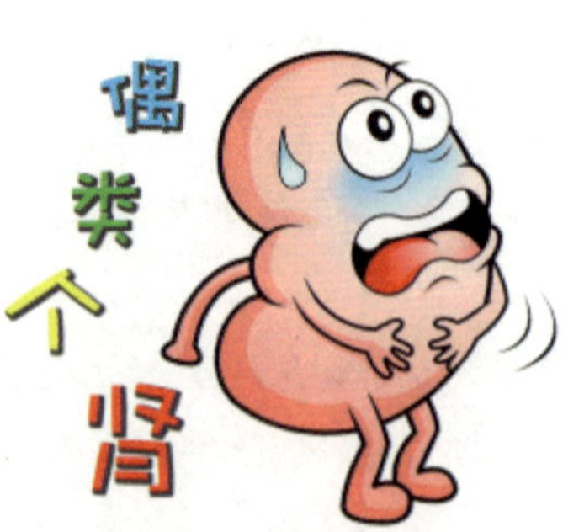

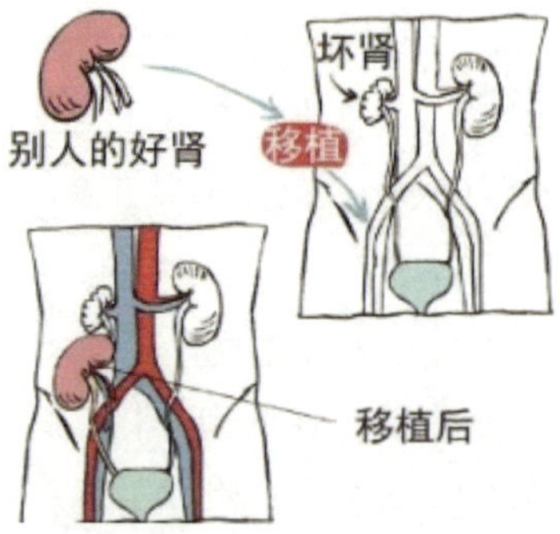

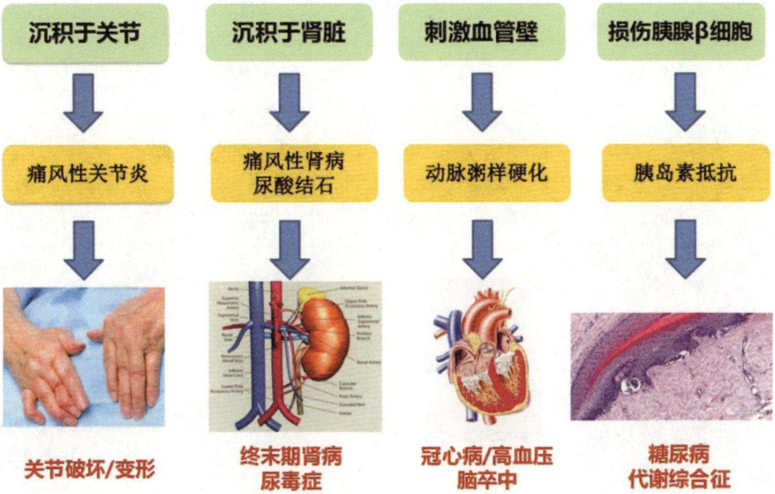

置之不理，就可能发展为肾衰竭，由于肾衰竭无法将废物及时排出体外，就会发生尿毒症。一旦恶化到尿毒症，患者尿量锐减，全身浮肿，精神极差，没有食欲，严重时甚至会死亡。因此，痛风肾一定要早期接受治疗，防止肾功能进一步恶化。

三、除了痛风肾，痛风还有哪些并发症？

除了上述可怕的“痛风肾”，痛风还有很多并发症。近年研究证实，高水平血尿酸与心脑血管疾病密切相关。尿酸结晶于血管壁，损伤血管内膜，促进动脉粥样硬化形成；同时高水平血尿酸可促进血栓形成，是急性脑梗死和冠心病发病的独立危险因素。此外，高尿酸血症可增加2型糖尿病患者发生脑血管病变的风险。值得注意的是，高血尿酸期间对心脑血管的不利影响已悄然来袭，然而却常常因为没有症状而被忽视，成为潜在的危害，即所谓“隐形杀手”。高尿酸血症更是心力衰竭、缺血性卒中发生及死亡的独立危险因素，降低尿酸水平可以显著改善冠脉血流及扩张型心肌病的左室功能，减少患者心血管及全因死亡的风险。然而，不是所有的关节痛都是痛

	类风湿关节炎	风湿性关节炎	痛风性关节炎
起病方式	缓	急骤	急骤
常见首发部位	近端指间关节、掌指关节、腕	大关节受累更常见，如膝、踝、肩、腕	第一跖趾关节
疼痛特点	持续、休息后加重	游走性多关节疼痛	剧烈、夜间重
肿胀特点	软组织为主	非对称性肿胀	红、肿、热
关节变形	常见	无	少见
受累关节分布	对称性多关节炎	受累关节逐渐增多，多为下肢关节	负重关节明显，单关节首发常见
其他特征	受累关节有明显的晨僵	风湿热活动期会累及心脏，常伴有心肌炎、心内膜炎等	

风，因此也不用太过担心。痛风需与其他类型关节炎（化脓性关节炎、创伤性关节炎、反应性关节炎、类风湿关节炎）进行鉴别。通过对关节滑液、痛风石样本进行检查，是确诊痛风的金标准，结合典型症状、体征及影像学检查可辅助鉴别。

第四节　和平相处，远离痛风

一、新时代的“痛风餐”，您了解了吗？

自古以来的英雄、科学家、艺术家、小说家等，如达尔文、牛顿等，苦于痛风的轶事屡见不鲜。在这个“快餐”“外卖”“跑腿”“啤酒美食广场”“24小时便利店”盛行的时代，想吃随时都可以吃，“帝王餐”那是应有尽有。然而，当今“帝王餐”也有了新的意义——新时代的“痛风餐”：改变不良饮食习惯，不碰烟酒低嘌呤，拒绝甜食和诱惑，打消宵夜念头，吃饭“七分饱”，避免暴饮暴食，争取规律三餐，饭后有氧运动。由于粗粮产生的嘌呤较多，因此痛风患者的主食应尽量避免食用糙米、粗面粉、全麦片等。副食中，不必限制鸡蛋和牛

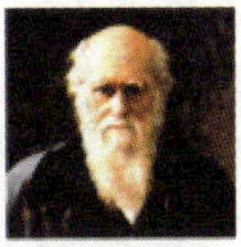
达尔文

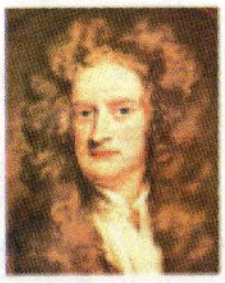
牛顿

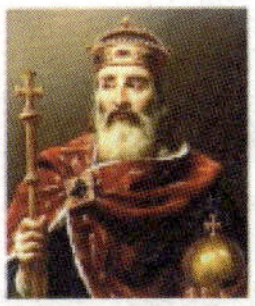
查理大帝

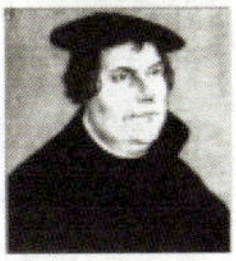
马丁路德

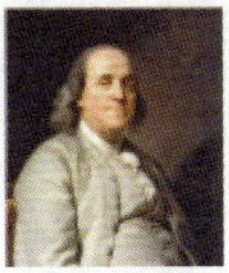
富兰克林

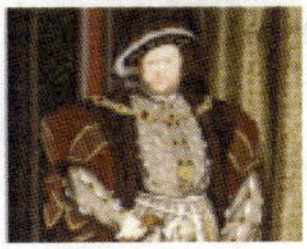
亨利八世

奶、鱼、鸡肉、牛羊肉，但是不宜吃富含嘌呤物质的食物。辣椒等辛辣刺激食品可以诱发或加重痛风，应禁止食用。此外，痛风与肥胖、高脂血症密切相关，所以控制脂肪与蛋白质的摄入，对于预防痛风发生和加重有一定作用。患者的饮食应以清淡的碱性素食为主，可以多吃一些含嘌呤较低的奶类和蛋类，痛风患者的蛋白质摄入应限制在每千克体重每日0.8~1.0克以下，脂肪的摄入量应控制在每日60克以下。当然，痛风患者应多饮水，每日饮水量应在2升以上，这样有利于尿酸的排出。切记，“啤酒小龙虾，难忘居酒屋”，要避而远之。

二、食物嘌呤含量的“红绿灯”

对于痛风患者，食物中“红绿灯”要牢记于心。痛风患者在急性期，宜选用第一类“绿灯区”含嘌呤较少的食物，以牛奶及其制品、蛋类、细粮、蔬菜、水果为主。在间歇期，可增加选择“黄灯区”含嘌呤中等量的第二类食物，但应适量，如肉类每日不超过150克，尤其不要在一餐进食过多，将肉煮沸弃汤食用会减少嘌呤的摄入。不论急性期或缓解期，均应避免“红灯区”含嘌呤高的第三类食物。为了远离痛风，要避免内脏、海鲜、啤酒、火锅这“四大金刚”，除了管住嘴，别忘了迈开腿。

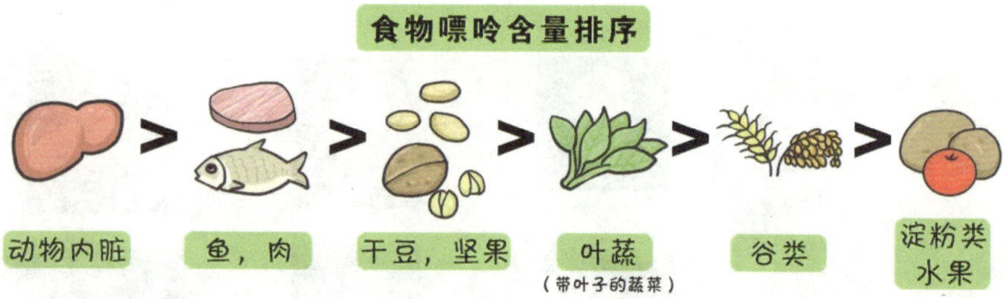

食物嘌呤含量分为三类：

第一类（绿灯区）：含嘌呤较少，每100克食物含嘌呤小于50毫克。（大米、小米、玉米、芋头、面粉、面条；鸡蛋、牛奶、猪皮；南瓜、冬瓜、黄瓜、丝瓜、苦瓜、芥菜、白菜、萝卜、胡萝卜、番茄、莴苣、甘蓝、芹菜、卷心菜、山芋、土豆、洋葱、空心菜、木耳、海参、海带；杏子、石榴、菠萝、红枣、苹果、梨、桃、香蕉、葡萄、橘子、柠檬、哈密瓜）。

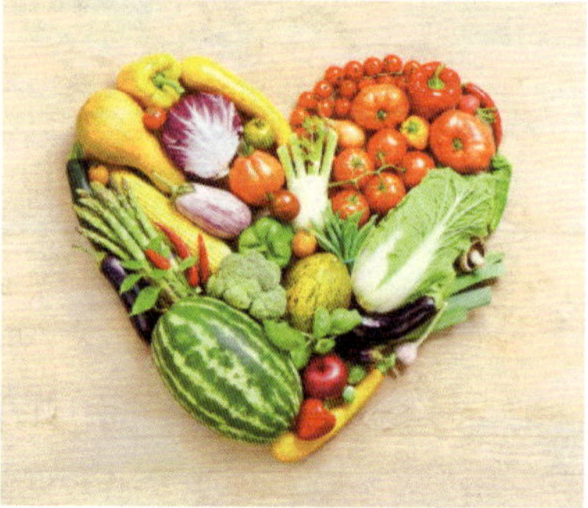

第二类（黄灯区）：含嘌呤较高，每100克食物含嘌呤50～150毫克。（麦片、麦麸、黑芝麻、红豆、绿豆、黑豆；鸡肉、羊肉、火腿、猪肉、牛肉、猪肚、猪腰；金枪鱼、鱼丸、鲑鱼、鲈鱼、螃蟹、海虾、草鱼；菜花、四季豆、菠菜、蘑菇、芦笋、芸豆、豌豆、青豆、扁豆、笋干、银耳；腰果、花生、葵花籽）。

第三类（红灯区）：含嘌呤高，每100克食物含嘌呤150～1000毫克。（动物内脏、海鲜贝类、肉质高汤、发芽豆类；牡蛎、酵母粉、白带鱼、三文鱼、鱿鱼、鳝鱼、鲳鱼、生蚝、秋刀鱼、贝类、沙丁鱼、凤尾鱼；啤酒、紫菜、香菇、豆苗、芦笋、黄豆芽）。

三、哪些运动适合痛风的您？

运动对于高尿酸血症和痛风来说是把“双刃剑”，因此，痛风患者应避免剧烈运动，应适当进行中小强度的有氧运动。如果痛风患者在痛风急性发作时运动，不仅会使疼痛加剧，很有可能还要加重病情，加重关节损害。痛风患者宜选择有氧运动（快步走、骑自行车、慢跑、太极、瑜伽等），运动强度低，可长时间的持续进行，我们的肌肉也不会产生过多的乳酸，运动后也不容易产生疲劳酸痛的症状。比起游泳，水过冷导致的尿酸排泄异常。对痛风患者最合理的运动建议就是走跑运动。无氧运动是痛风病人的大忌，那么无氧运动有哪些呢？如一百米短跑、一百米游泳、举重等，这些都是痛风病人应该避免的。

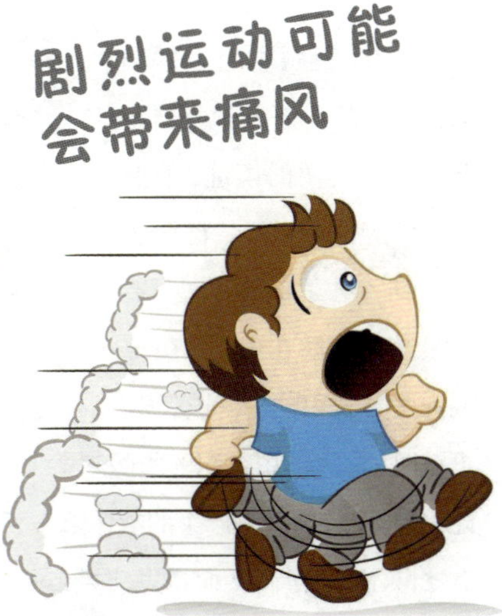

为什么剧烈运动会引致痛风发作？首先，剧烈运动时大量出汗，体内水分缺失，若没有及时补充水分，可导致血流量、肾血流量减低，尿酸和肌酸等排泄减少，会使血液中尿酸浓度增高。其次，剧烈运动时肌肉和关节运动过度，局部由于氧气供应不足，会导致体内糖酵解，产生乳酸堆积，而乳酸与尿酸均是酸性物质，一方面竞争性从小便中排出，影响了尿酸排泄；另一方面，体内因乳酸过多形成酸性环境，使尿酸在关节局部沉积，诱发痛风发作。剧烈运动也会使肌肉细胞损坏，使体内嘌呤过多，导致血尿酸升高。因此，高尿酸血症在运动员中并不少见，这种现象被称为运动性高尿酸现象，这种血尿酸升高的现象恢复并不快，有时候过了24小时还处于高值。

四、胖，是万病之源

俗话说“一白遮百丑”，那“一胖毁所有”，还有可能“一胖得百病”。肥胖，不仅仅影响外观，更是很多疾病的独立危险因素，比如痛风、糖尿病、高血压等。肥胖不仅增加痛风发生的风险，而且肥胖患者痛风发病年龄一般较早。肥胖，还会引起游离脂肪酸增加，通过影响嘌呤代谢增加尿酸的合成。有研究发现，高血压、糖尿病、高尿酸血症有相近的遗传基因，痛风和高脂血症都有一定的家族遗传性，并且合并胰岛素抵抗，从而导致糖、脂肪、嘌呤代谢的紊乱，使痛风、肥胖、高血压、糖尿病集一身。吃得多，动得少，造成过多的脂肪在皮下、腹部或内脏器官积贮，每当劳累、

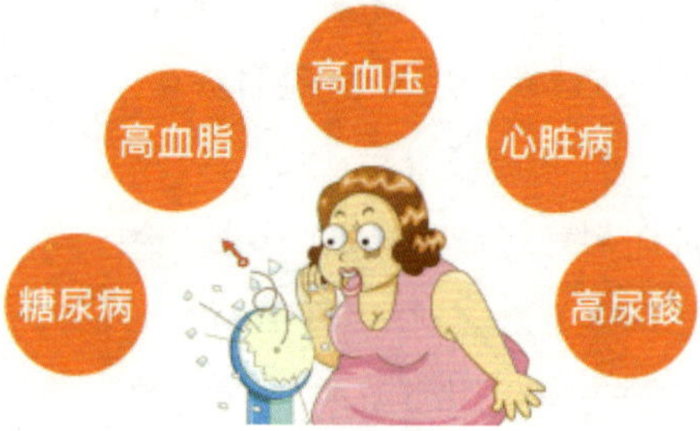

饥饿时，机体动用存积的脂肪来产生热量，以供我们活动需要。此时，脂肪“燃烧”产生的酮体阻碍了血尿酸的排泄，间接地使血尿酸水平增高，从而诱发痛风。肥胖和各种生活习惯密切相关，解决肥胖问题，可以在一定程度上改善痛风和高尿酸血症，以及相关的并发症，因此，远离痛风，从瘦做起。

五、与痛风和平相处

痛风患者改善生活方式的六大原则：（1）戒烟限酒。其中啤酒会严重抑制尿酸的排泄，也是痛风复发的主要因素，风险最大，白酒、红酒次之。（2）减少高嘌呤食物的摄入，尤其是痛风急性发作期要严格禁食。（3）减少富含果糖饮料的摄入，避免加重或诱发痛风。（4）多喝多排。对于肾功能可以的痛风患者最好保证每天饮水量2000毫升以上，不但利于尿酸的排泄，也可以减少结石发生。（5）适量运动。每日中强度有氧运动30分钟以上，避免剧烈活动，尤其是对于已经有关节损伤的患者，减少深蹲、爬山等关节负荷较重的运动，同时也要注意关节的防寒保暖。（6）控制体重。超重或肥胖与人体代谢功能紊乱密切相关，一般随着体重的下降，尿酸的水平也会随之改善，痛风复发的风险也会相应降低。

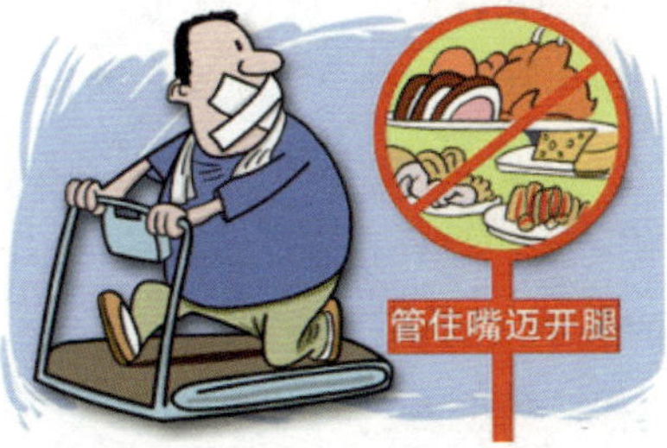

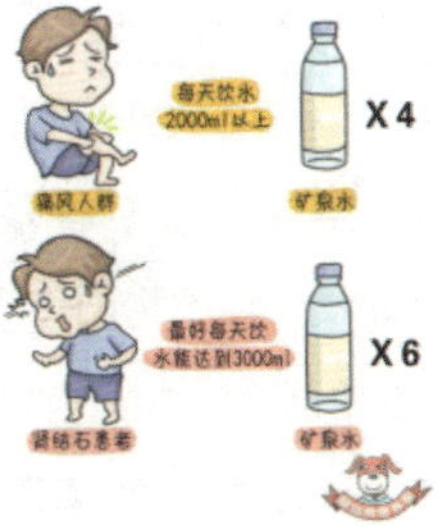

第五节　痛风的治疗，我们要注意些什么？

一、痛风来袭，如何评估？

痛风来袭，切不可置之不理，一想二看三数四摸五查六测。想想平日的生活习惯，看看有无关节的肿痛，数数肿痛关节的个数，摸摸局部的温度高不高，查查有没结节形成，测测血尿酸、尿尿酸的水平，必要时还要拍个片子或者做个肌骨超声看看具体病变的情况。其中，对患者关节液或痛风石内容物进行尿酸盐结晶的检查，是诊断痛风的必要方法。如果患者符合下面三个特点中的两项或两项以上（发作期间症状完全消退；症状缓解小于等于14天；持续极度疼痛的时间不到24小时），即为典型发作，多次典型症状复发者提示病情严重。当然，出现痛风石，也就意味着病情程度比较严重，要尽快到正规医院就诊。

二、痛风急性期，有哪些药物治疗？

痛风急性发作的患者，除了避免“病从口入”，改变生活方式外，患者应卧床休息，抬高患肢，一般应休息至关节痛缓解72小时后才可恢复活动。药物治疗越早越好，早期治疗可迅速缓解症状。常用药物有以下几种：（1）非甾体类抗炎药。急性期首选的止痛药物，如双氯芬酸钠或双氯芬酸钾，或塞来昔布、美洛昔康等，开始时剂量要足，症状缓解后及时减量，疼痛消失则应停药，不可长期服用。为减轻消化道不良反应，最好餐后服用，对于活动性消化道溃疡及出血患者禁用，应用期间注意监测血肌酐水平。(2)秋水仙碱。非甾体类抗炎药无效或过敏者可考虑应用，开始时小剂量口服，直至症状缓解或出现药物副作用时停药。使用秋水仙碱期间要严密监测不良反应。(3)糖皮质激素。如果有肾功能不全的患者，急性期可以考虑糖皮质激素。痛风治疗中一定要明确，痛风不是普通发炎，痛风性关节炎不是普通炎症，不能乱用消炎药、抗生素，痛风急性发作期，不宜加用降尿酸药物，避免“转移性痛风”发生。

三、降尿酸药物，该如何选择？

高尿酸血症和痛风患者降尿酸药物的选择可以根据患者的病情及分型，药物的适应证、禁忌证及其注意事项等进行降尿酸药物的选择和应用。目前临床常见药物包含抑制尿酸合成的药物和增加尿酸排泄的药物，其代表药物分别为别嘌醇和苯溴马隆。别嘌醇是抑制尿酸生成的首选药物，不良反应包括胃肠道症状、皮疹、肝功能损害、骨髓抑制等，应密切观察监测。最可怕的莫过于少见的“别嘌醇超敏反应综合征”，主要发生在最初使用的几个月内，最常见的是剥脱性皮炎，比较严重的有Stevens-Johnson综合征、中毒性表皮坏死松解症等，死亡率高，因此最好在使用别嘌醇前应进行HLA-B*5801快速检

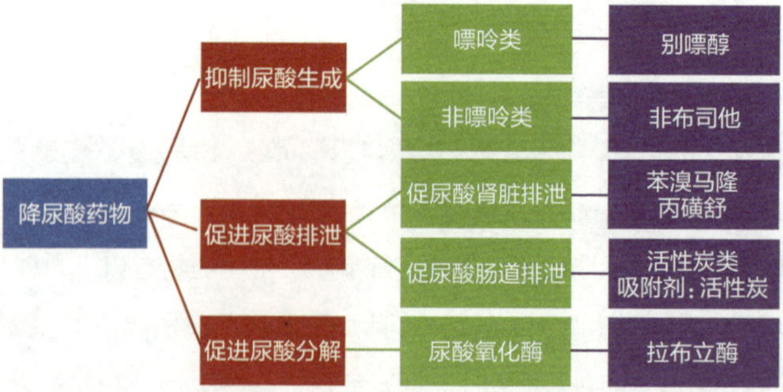

测。此外，抑制尿酸合成的药物除了别嘌醇，还有非布司他，在降低尿酸的有效性和安全性方面，较别嘌醇更具优势，适合别嘌醇治疗不达标、不耐受、有禁忌的患者，尤其适用于轻中度肾功能不全的患者。还有一类为促进尿酸排泄的药物，代表药物为苯溴马隆、丙磺舒，在使用这类药物时应从低剂量开始，要注意多饮水和使用碱化尿液的药物。此外，在使用此类药物之前要测定尿尿酸的排出量，如果患者的24小时尿尿酸的排出量已经增加（大于3.54毫摩尔）或有泌尿系结石，则禁用此类药物，有溃疡病或肾功能不全者慎用。其不良反应包括胃肠不适、腹泻、皮疹等，较为少见，罕见肝功能损害。

应强调的是降尿酸药物可能诱发急性关节炎，因此在急性期不宜使用，而且此类药物均应从小剂量开始使用。碱化尿液也是痛风治疗的有效方式之一，研究发现尿pH值在6.2~6.9时，有利于尿酸盐结晶溶解和尿酸排泄，因此当尿pH值在6.0以下时，需碱化尿液治疗，其中常用药物为碳酸氢钠（小苏打）或枸橼酸氢钾钠，但尿pH值在7.0以上时易形成草酸钙及其他类结石。因此，碱化尿液过程中要检测尿pH值水平，及时调整剂量方案。对于服用枸橼酸氢钾钠的患者，同时要监测血钾浓度，避免发生高钾血症。

温馨提示：治疗痛风，不能“见好就收”，避免“卷土重来”，必须持之以恒，不能半途而废，要重视痛风缓解期治疗。

四、哪些药物会引起尿酸水平升高?

在我们身边可以看到，大部分痛风的患者或多或少会合并其他代谢的异常，然而，药物之间的相互作用，有可能在降压、降脂的过程中，会促进尿酸生成，或是影响尿酸排泄，从而使尿酸水平升高。因此，一定要在治疗过程中，兼顾利弊，权衡风险，根据病情及不同时期合理用药。（1）抗血小板药物：小剂量阿司匹林 阿司匹林根据不同药物剂量对尿酸代谢具有双重作用，但小剂量阿司匹林可影响尿酸清除能力，因此在痛风急性发作时，应避免服用小剂量阿司匹林，或调整为其他抗血小板药物。（2）利尿剂：痛风患者常合并高血压，而利尿剂是降压的有效药物之一，然而几乎所有的利尿剂都可以导致高尿酸血症，其中以袢利尿剂和噻嗪类利尿剂最常见。因此痛风患者合并高血压者尤应注意。（3）降脂药：约20%的服用烟酸降脂的患者会有尿酸水平的升高，同时烟酸对尿酸升高的影响呈剂量依赖性，因此，对于痛风合并高脂血症的患者，可选择阿托伐他汀钙降脂。（4）维生素C：大剂量维生素C可明显增加尿中草酸盐的含量，敏感者甚至会出现痛风性关节炎或肾结石。（5）

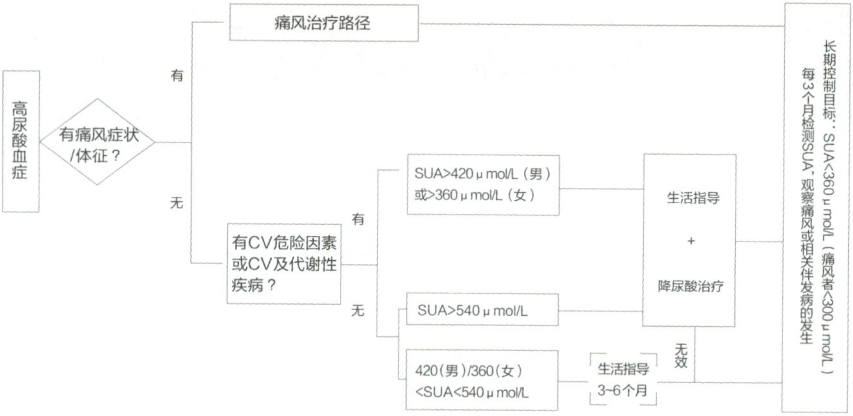

高尿酸血症治疗路径

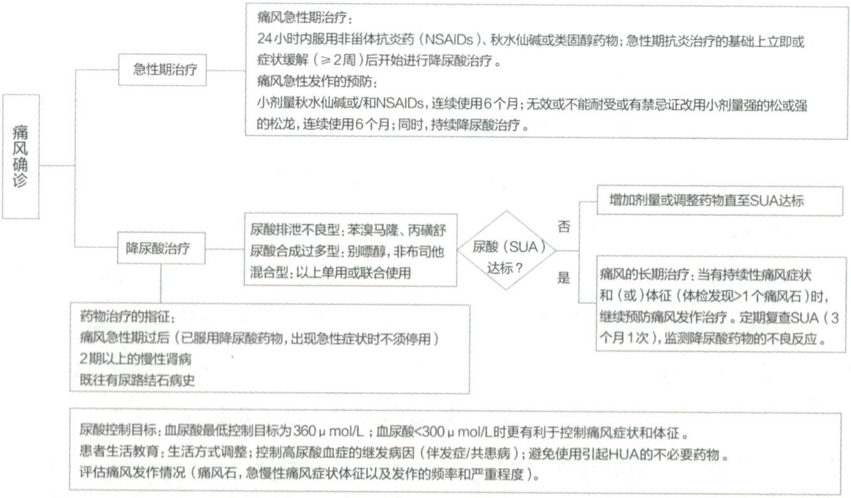

痛风的治疗路径

其他：抗结核药、肿瘤化疗药、免疫抑制剂等也可升高尿酸水平，要根据患者病情选择适当的药物。

五、痛风的控制目标及并发症联合用药

鉴于大量研究证实，血尿酸水平超过正常范围或者正常高限时，多种并发症的发生风险增加。建议对于高尿酸血症合并心血管危险因素和心血管疾病者，应同时进行生活指导及药物降尿酸治疗，使尿酸水平控制在小于360微摩尔/升。对于无心血管危险因素或无心血管伴发疾病的高尿酸血症者，建议给予相应的干预方案。

痛风患者起始降尿酸药物治疗的时机：1.痛风患者血尿酸≥480 微摩尔/升时，开始降尿酸药物治疗；2.血尿酸≥420 微摩尔/升且合并下列任何情况之一时起始降尿酸药物治疗：痛风发作次数≥2次/年、痛风石、慢性痛风性关节炎、肾结石、慢性肾脏疾病、高血压、糖尿病、血脂异常、脑卒中、缺血性心脏病、心力衰竭和发病年龄<40岁。建议痛风急性发作完全缓解后2～4周开始降尿酸药物治疗。建议痛风患者控制血尿酸<360 微摩尔/升，合并上述情况之一时，控制血尿酸水平<300 微摩尔/升；不建议将血尿酸长期控制在<180 微摩尔/升。

对于有不同并发症的患者，二甲双胍、阿托伐他汀、非诺贝特、氯沙坦、氨氯地平在降糖、调脂、降压的同时，可以辅助降低痛风患者的尿酸水平，建议优先选择。如高血压患者伴血尿酸增高，选用氯沙坦抗高血压的同时，亦能降低血尿酸；另外，氯沙坦治疗合并血尿酸升高的慢性心功不全患者可使血尿

酸下降；非诺贝特可作为治疗高甘油三酯血症伴高尿酸血症的首选；二甲双胍可作为治疗糖尿病伴高尿酸血症的首选。

希望通过及时有效的治疗，达到“四大目标”：（1）尽快终止急性关节炎发作；（2）防止关节炎复发；（3）纠正高尿酸血症，防治尿酸盐沉积于肾脏、关节等所引起的并发症；（4）防止尿酸肾结石形成。

结语

不知不觉间，痛风和高尿酸血症已飞入寻常百姓家。我们知道，痛风不只是痛那么简单，也是多种心血管危险因素及相关疾病（代谢综合征、2型糖尿病、高血压、心血管事件及死亡、慢性肾病等）的独立危险因素。当痛风悄然来袭，我们要学会如何将它扼杀在摇篮之中，及时就医，进行分型诊断，合理选择有效适合的药。将健康的生活方式贯穿始终，将尿酸水平控制在360微摩尔/升以下，最好到300微摩尔/升，并长期维持。如今，痛风已成为一种常见病，希望通过以上痛风知识的学习，让我们一起走进痛风，认识痛风，远离痛风，不要畏而生惧，学会与痛风的相处之道，一起健康生活。

揭开更年期的面纱

第九章　揭开更年期的面纱

更年期是人生中的一个必经阶段，也是一生中重要的特殊时期，标志着一个人走向衰老的开始。随着体内激素水平的逐渐衰退，身体各个器官机能改变，从而引起一系列临床症状和心理变化。许多人对更年期的认识很片面，认为到了更年期身体就会各种不舒服，心情也无法愉快，生活态度变得消极，不懂得如何自我调节。其实更年期的确对人体有一定的危害，但只要正视它，积极去面对，早期消除可能引起疾病的隐患，更年期是完全可以平稳度过的。

第一节　“女大十八变”——雌激素与卵巢

俗话说：“女人是水做的”。现代医学已经证明，所谓的“水”就是雌激素，它是一种女性激素，主要由卵巢和胎盘产生。卵巢是女性特有的一个生殖器官，卵巢到底有什么作用呢？卵巢主要有内分泌和生殖这两个功能。卵巢除分泌两种主要类固醇激素：雌激素和孕激素外，还分泌少量雄激素。育龄期妇女除妊娠和哺乳期外，卵巢内的卵泡每个月发生一次周期性变化，分泌并排出成熟卵细胞，一般发育成熟的只有1个，因此每个月只有1个卵子成熟。卵泡在卵巢内成熟后一般在月经周期的第14~16天后被排出。排卵后卵子如几小时内进入输卵管并遇到精子即成为受精卵。只有功能正常的卵巢才可以分泌雌激素，而雌激素又可以维持阴道、外阴以及子宫的正常发育，还有维持女性的盆底结构。所以卵巢对于女性来说非常重要，它可以使女性生殖器官发挥相应功能，同时也能够防止盆腔的脏器发生脱垂。雌激素可以调节机体的代谢，促进肌肉蛋白质，保护心脑血管，同时促进骨质的致密，有效防止骨质疏松等。它还会对泌尿系统、神经系统以及皮肤等这些系统有很大的功效。卵巢就像是女性体内的一座“小花园”，在女性小的时候就已经在体内形成了，里面藏着许许多多的“种子”，女性成年后卵巢内“种子”的数量即已固定。卵巢的功能是女人的灵魂，女性卵巢除了肩负着传宗接代的使命之外，还是女性青春美丽的守护神。

在儿童期，女性只有少量雌性激素分泌，进入青春期后（12~18岁），女性随着性器官的逐渐发育成熟，卵巢开始分泌雌激素。18岁开始，在雌激素的主导下逐步过渡到性成熟期（生育期），阴道、子宫、输卵管和卵巢进一步发育，卵巢开始规律排卵，同时子宫内膜在雌、孕激素的协同作用下发生周期性脱落、增生而产生月经。雌激素还能促使皮下脂肪富集，使女性体态丰满，乳腺增生，乳头、乳晕颜色变深，使女性出现

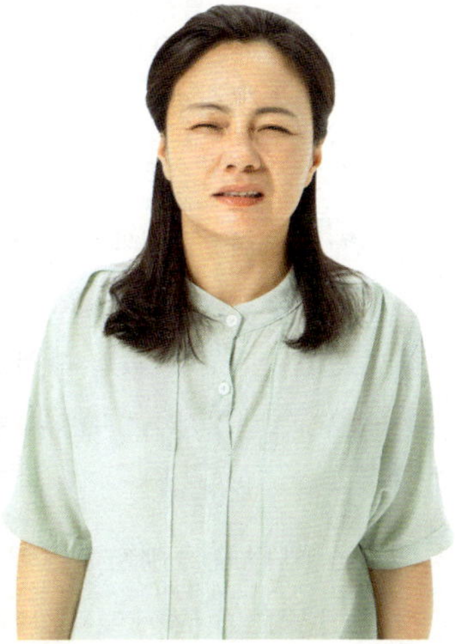

明显的第二性征，促进性欲的产生和维持；雌激素还能促使体内钠和水的潴留，骨骼中钙质的沉积等。女性大约从40岁始，卵巢功能开始衰退，性激素波动下降，进入围绝经期，也称“更年期”，整个更年期历时10余年左右。60岁以后，卵巢功能进一步衰竭，性激素水平低落，进入老年期。在卵巢周期性排卵的同时还分泌着能够维持女性青春美丽和活力的女性激素，一旦卵巢功能出现异常，那么分泌性激素节律和数量的改变，不仅会发生女性月经紊乱、性欲减退、体质下降，易发生肥胖、骨质疏松、肿瘤、血管功能失调及自主神经功能紊乱等各种更年期的症状，而且还会引发很多皮肤问题的出现。女性体内有400多个部位含雌激素的受体，主要分布在子宫、阴道、乳房、盆腔（韧带与结缔组织）以及皮肤、膀胱、尿道、骨骼和大脑。雌激素的作用范围如此之广，难怪有“女大十八变”一说了。

可以说，雌激素造就了女人的一生，女人一生中的各个阶段都离不开雌激素的参与，女性的外貌、心理以及生殖内分泌系统的功能都是在雌激素的主导下不断演变发展的。女性在40岁以前，卵泡数量的变化近似线性，而一过了40岁，随着年龄不断衰老，雌激素逐渐缺乏，卵泡数量减少更快，直至无卵泡残留，残留卵泡对脑垂体分泌的促性腺激素反应逐渐降低，直至完全丧失反应，卵泡消耗在生育期最后10年内明显加速，出现“折棍”现象。因此，更年期的本质是卵巢功能波动性衰退，卵巢储备下降加速，生殖激素波动性变化，月经出血模式改变，生育能力下降，绝经期症状出现，慢性疾病危险性上升。

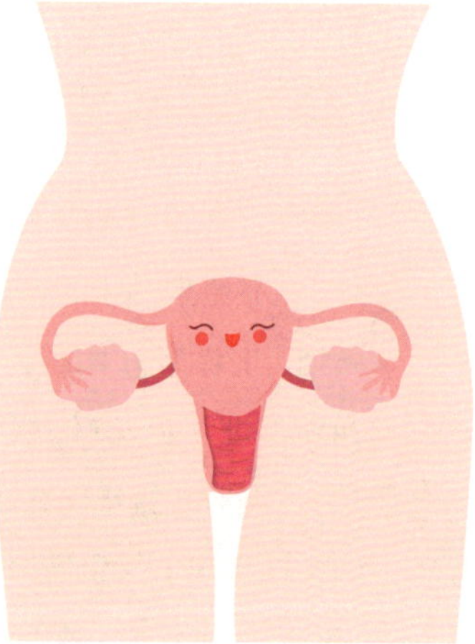

第二节 衰老——一个不可抗拒的自然过程

衰老指在正常状况下生物体发育成熟后，随年龄的增加，自身组织结构逐步发生退行性变化，机体器官的机能减退，内环境自稳能力减弱，对内外环境损伤因素的抵抗力降低。生老病死是自然法则，不管是谁，出生之后都要一步步走向衰亡。

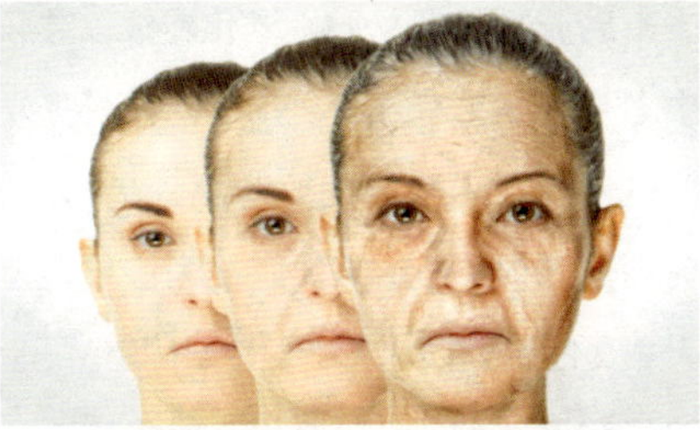

人为什么会衰老呢？这是古往今来人们最关心的问题，也是医学科学家尚未解决而正在探索的一个自然之谜。人的衰老，实际上就是细胞的衰老。但人体器官都有个大致的衰老时刻表，如果出现了以下信号，说明人体已经开始衰老。

一、记忆力减退

研究发现，从20岁起，大脑神经细胞就会开始减少，到了40岁后，还会以每天1万个的速度递减，但一般出现明显的记忆和理解能力下降要在60岁以后。近年来，不少年轻人也会抱怨自己记忆力下降，总是记不住事，这可能和工作太依赖电子设备、不良生活方式导致脑动脉提前硬化有关。对老年人来说，健身先健脑，做到退而不休，积极钻研兴趣爱好，多读书看报；多进行人际交流，例如参加老年团体活动；多去旅游，接触和学习新鲜事物；把一些重要安排记在日历或本子上，有助于释放大脑记忆压力。对中青年朋友来说，保持积极的生活观和健康的生活方式，不熬夜，勤于动脑，保持开朗的心态，可以有效延缓大脑衰老。

二、泌尿系统功能减退

女性随着年龄的不断增长，变得总爱起夜，憋不住尿，有的女性甚至一咳嗽或活动就出现漏尿等尿失禁现象。出现这些症状时要警惕，这可能是泌尿功能衰老的表现，尤其是50岁过后的中老年人。男性出现该症状的主要原因是前列腺肥大和增生引起的，女性泌尿问题多由膀胱括约肌松弛、老化造成。建议中老年人平时做到不憋尿，防止泌尿功能进一步减退。男性要避免久坐，以防前列腺长时间充血，加速前列腺增生肥大；女性要勤换内裤，注意下体清洁，以防泌尿系统感染，睡前一小时内减少流质食物摄入，保证睡眠质量。女性的泌尿生殖道特殊的构造使得较男性更易患泌尿系统感染，所以一旦出现尿频、尿急、尿痛或排尿困难，应及时就医。

三、骨骼

膝关节疼痛或负重后关节疼是衰老的标志。英国一项研究发现，关节在35岁时就会出现退行性改变。随着年龄的增大，女性50岁后、男性60岁后，骨质疏松的产生会加速关节和骨骼的衰老，这在肥胖人群中尤为明显。因此，当出现爬山或搬重物时膝盖疼，甚至脊柱向前弯时，那就可能是骨骼开始衰老的标志。近年来，骨质疏松年轻化趋势明显，很多年轻人平时不注意锻炼，喜食甜食及大量摄入碳酸饮料等不良生活习惯导致骨质疏松提前到来。所以在平时生活中，应当改变不良的生活习惯，进行科学的锻炼，延缓四肢衰老；坚持每天多晒30分钟太阳，使身体合成维生素D，促进钙的吸收；从年轻时就要避免不良姿势对颈、腰椎及肩周的影响；杜绝超重肥胖，以免关节负担过重而过早老化。

四、保持容颜的青春靓丽，是女性最大的梦想

然而，随着年龄的增长及其他因素的影响，女人出现衰老的现象是不可逆转的。那么，女人衰老的主要原因是什么呢？相信这是困扰着许多女性朋友的

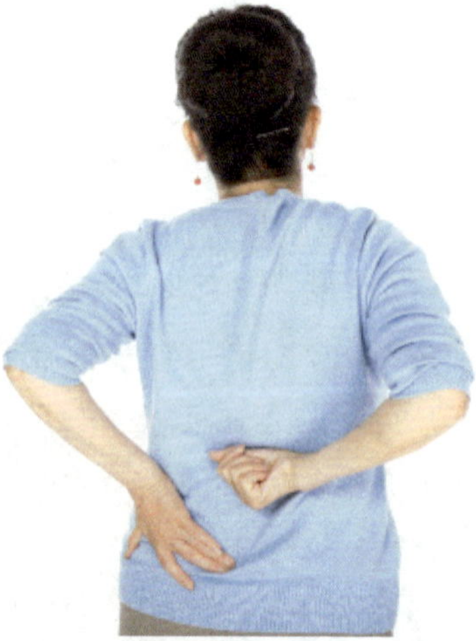

一个问题。答案就是因为失去了激素的保护。绝经后皮肤胶原含量与年龄是呈反相关系的。绝经后最初5年的胶原丢失30%。对于女性来说，进入更年期就是走向衰老的一个标志。

据报道，全球每年约有2500万妇女经历围绝经期，2010年，我国40~60岁女性约为1.9亿，预计到2030年，全球50岁以上女性将达到12亿，我国将超过2.8亿。中国正在经受更年期考验的女性数量已达全球首位，如果不尽快重视起来，这将是一个非常严重的问题。

到底什么是更年期呢？
要了解更年期，我们首先了解几个概念。

1.围绝经期

包括绝经前的这段时间（即自出现接近绝经的内分泌学、生物学和临床特征时起）至绝经后的第一年。

2.绝经

是指妇女一生的最后一次月经，是一个回顾性概念，一般需要在最后1次月经12个月之后方能确认。绝经的真正含义并非指月经的有无，而是指卵巢功能的衰竭。

3.绝经前期

是指卵巢有活动的时期，包括自青春期到绝经的一段时期。

4.绝经后期

是指从绝经一直到生命终止的这段时期，大约占女人一生中的三分之一的时间。

5.绝经过渡期

是从绝经前的生育期走向绝经的一段过渡时期，是从临床特征，内分泌学及生物学上开始出现绝经趋势（如月经周期紊乱等）直至最后1次月经的时期。

6.更年期

更年期是传统名称，指绝经及其前后的一段时间，是从生殖期过渡到老年期的一个特殊生理阶段，包括围绝经期前后。更年期综合征是指妇女在更年期出现的一系列症状。

那么，什么是更年期综合征呢？更年期综合征又有哪些表现呢？

女性进入更年期之后，随着卵巢功能逐渐退化，雌激素水平下降可引起一系列精神心理、神经内分泌和代谢变化，从而产生的各器官系统的症状和体征称为“更年期综合征”。大多数女性的自然绝经年龄在45~55岁，平均为50岁左右。随着女性的平均寿命延长，女性三分之一的生命周期将在绝经后度过。所以，更年期是每一位女性人生中的必经阶段，每一位女性都应该坦然面对，把绝经当作新生命阶段的开始，积极地去面对。

45~55岁的中年女性是本病的高发人群。卵巢功能的下降，雌性激素分泌量的减少，是造成更年期综合征的生物学基础。但是不同的女性，所处家庭背景以及社会环境也不相同。调查显示，精神负担重、家庭不够和睦的环境是促使和加剧围绝经期综合征躯体及精神反应的重要因素。近年来，由于逐渐激烈的社会竞争环境，人们生存压力的普遍加大，家庭成员之间的互相沟通、理解、支持也就显得尤为重要。由于每个成员的生活习惯、受教育程度、品德修养水平不同，面对外界的困难和压力的反应态度也就表现各异。成员之间沟通顺畅，能互相理解，求同存异，家庭气氛就和谐平静。大多数丈夫面对妻子更年期出现的一些身体及情绪变化，以及容貌和性格上的改变，如多疑、敏感、易怒和唠叨，都能够充分地包容理解，并加以体谅关心，使妻子能较为平稳地度过这一特殊阶段。而有些家庭成员之间，平日就缺乏充分的尊重和理解，沟通不畅，简单地把家庭和亲人当成了垃圾堆和出气筒，把外界压力和烦恼不分青红皂白统统带回家，夫妻之间经常互相埋怨指责。如此环境，久而久之便加重了妇女的身体和精神负担，使得原有的一些身体不适更为显著，痛苦不堪。平素身体健康水平和性格的不同也是造成更年期综合征轻重不一的重要因素。有些妇女身体素质一向很好，她们外出活动较多，性格外向，爱好广泛，能经常参加有益的文体活动，即使出现了一些不良情绪和身体不适，也都能在和外界的接触中不知不觉得到转移和化解，从而平稳度过更年期。而有些女性平日就体弱多病，性格内向，如一些慢性病或重大疾病恢复期，她们不能够经常参加户外运动，常常独处，视野狭窄，很容易造成性格孤僻，心情压抑，自卑敏感，消极处事，一旦自觉身体出现了一些异样，便惊慌、烦躁、失眠焦虑，甚至抑郁。

第三节 男性也有更年期

许多中老年男性会感觉在某段特殊时期特别容易疲劳、食欲不振、精力不集中、记忆力减退、性情发生变化，变得急躁、易怒等，这是由于男性也有更年期。这个特殊时期是男性由中年期过渡到老年期的一个特定时期，是以男性体内激素水平、生化环境、心理状态变化由盛至衰为基础的过渡期。由于身体和心理的变化，很多中老年男性的生活质量明显降低。现在认为，雄激素缺乏是产生男性更年期综合征的主要原因。其他方面因素包括年龄、工作生活压力大、慢性疾病、不良生活方式、缺乏体育运动及腹部肥胖等。大多数男性更年期从40～55岁就逐渐开始了。

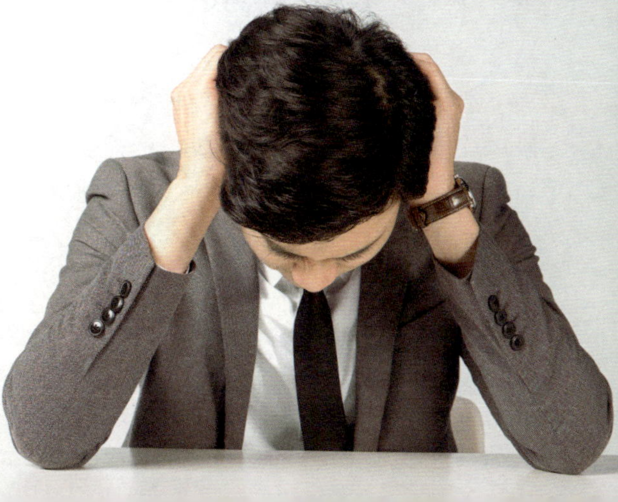

一、男性更年期的主要表现：

1.生理体能症状

体能和精力下降，容易疲劳，食欲不振，便秘或腹泻，骨骼与关节疼痛，肌量和肌力下降，经常感到腰酸腿软，毛发脱落和腹型肥胖等。

2.精神心理症状

精力不集中，记忆力减退，性情急躁、易怒，多疑猜忌或感情淡漠，悲观失望，对生活失去热情。

3.神经系统症状

呼吸不畅感，局部麻木、刺痛感，四肢发凉，部位不定的疼痛或皮肤有蚁行感；自主神经功能紊乱方面，主要是心血管系统症状，如心悸、心前区不适，血压波动，头晕耳鸣，眼前有黑点，潮热、阵汗；神经衰弱表现，如失眠、少寐多梦、易惊醒、健忘、反应迟钝等；

4.性功能减退

性欲减退，性活动减少，勃起功能障碍，性欲下降，射精无力和精液量减少等。

二、男性更年期的诊断

应采用实验室检测、相关症状评分以及诊断性治疗的方法，并以诊断性治疗有效为最终诊断依据。血浆睾酮水平测定、雄激素生物活性检测及丙酸睾酮作试验性治疗可有助于诊断。男性更年期综合征的治疗，应该遵循个体化的原则，采取以心理调节为主，配合合理营养、体育锻炼及药物等综合方法。注意合理饮食和均衡营养，多吃富含蛋白质、钙质和多种维生素的食物。积极且个性化的综合治疗，可以极大地缓解中老年因男性更年期带来的各种烦恼，而且对其改善生活质量也有非常积极的意义。

主要治疗措施如下：

①因为男性更年期综合征的主要原因之一是雄激素缺乏，通过补充睾酮可以改善症状和提高生活质量，但应在医生指导下应用。

②为解除精神紧张、激动、抑郁、焦虑等症状，可适当使用镇静药；倘若有头昏、目眩、感觉异常、记忆力减退等，可服用调节自主神经功能药物，如维生素B_1、甲钴胺、谷维素等。

③中医调理该病以平补阴阳、调理脏腑为主。

④培养多方面的爱好，进行自我调节，分散男性更年期各种症状的注意力，以减缓症状。

⑤家人应多与其沟通，帮助患者舒

缓心中的抑郁情绪。

⑥保持生活规律，保证充足的睡眠。

⑦积极参加户外活动，多呼吸新鲜空气，并注意科学性、循序渐进和量力而行，避免劳累。

⑧保持适宜的性生活。适度、有节、愉快的性生活，更有益于健康和延年益寿。

⑨注意合理饮食和均衡营养，要做到粗与细、荤与素和主副食的合理搭配，应多吃富含蛋白质、钙质和多种维生素的食物，比如一些粗粮和新鲜蔬果等，尽量避免多糖、多盐、多油食品。在烹调方法上宜多蒸煮少煎炸。

第四节 烦恼——都是激素惹的祸

女性更年期的症状主要是雌激素下降的相关症状及带来的近期、远期并发症。如月经紊乱或闭经、血管舒缩功能异常、疲乏、情绪波动、记忆力下降、抑郁症、睡眠障碍、心悸、潮热出汗、性交痛、泌尿系症状、血压波动、感觉异常、生殖泌尿系统萎缩、骨质疏松骨、关节肌肉疼痛等。40~50岁多出现血管舒缩症状、睡眠障碍、月经紊乱或闭经；50~60岁主要表现为阴道萎缩、性欲减退、皮肤皱缩；60~70岁以上骨质疏松症、动脉粥样硬化、冠心病、脑血管疾病的发生率明显上升。女性随着体内激素水平的急剧下降，通常会开始逐渐出现更年期的症状，如月经的变化、身体的变化、心理变化等。

近期症状

1.月经周期改变

月经周期改变是更年期出现最早的临床症状，多为月经周期不规则，持续时间长及月经量增加，或过早绝经及不规则的阴道出血等。

2.血管舒缩功能失调

是最常见和最具特征性的绝经症状，即潮热出汗，此症状四分之三的绝经妇女都会经历，可以发生在绝经之前、同时或之后，症状持续数月到数年，严重程度和频度个体相差很大。阵发性潮热感，常表现为前胸首先发热，随之热涌向颈部及面部，热后出汗。每次发作持续几秒钟或几分钟，每日发作数次，甚至数十次不等，夜间或应激状态易促发。

3.精神神经系统症状

从绝经前期开始，妇女情绪变化较大，常易激动，烦躁易怒，焦虑不安，郁郁寡欢，无故悲伤啼哭。记忆力减退，注意力不集中也较常见。

4.心血管症状

因绝经后雌激素水平低下，使血胆固醇水平升高，各种脂蛋白增加，而高密度脂蛋白与低密度脂蛋白的比率下降，故出现心悸、头晕、头痛、耳鸣等。

5.骨质疏松

更年期过程中约25%的妇女患有骨质疏松症。患者常有肌肉痛、腰腿痛、颈背痛、夜间腿抽筋等症状，部分病人有身高降低、关节变形、驼背、脊柱弯曲等。

6.泌尿生殖道症状

主要表现为泌尿生殖道萎缩症状，外阴瘙痒、阴道干涩疼痛、性交困难；子宫脱垂；膀胱、直肠膨出；排尿困难，尿急，压力性尿失禁，反复发作的尿路感染。

7.皮肤的变化

皮肤变薄、干燥、瘙痒、弹性减退，皮肤感觉异常，如麻木、温度低、针刺、蚁走或虫爬感，色素沉着亢进，出现老年色素斑，口鼻腔黏膜干燥，眼结膜干涩。

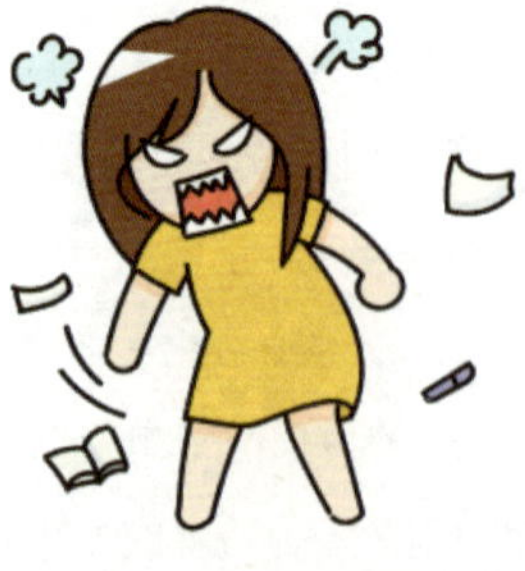

8.其他

疲乏、骨关节疼痛、眩晕、头痛、心悸、皮肤蚁走感、四肢麻木感等。

出现上述症状时，应首先进行相应的科学检查，排除全身器质性疾病导致的身体不适。

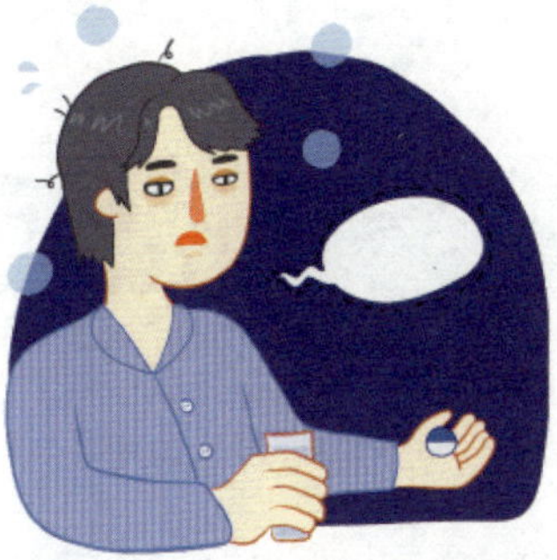

许多急性症状会逐渐消失，但是绝经后妇女雌激素的缺乏会导致一些远期并发症，特别是骨质疏松症和心血管疾病。

骨质疏松

表现为骨痛、骨骼压缩、身材变矮、易发骨折等。

约四分之一的更年期妇女患有骨质疏松，50岁以后女性发生髋关节、脊椎、四肢关节等部位的骨折比例接近40%。特别是脊椎和髋关节的骨折常会导致瘫痪，引起残疾。

心血管疾病

在我国，心血管疾病是妇女死亡的首位原因。绝经后的妇女年龄每增加10岁，冠心病的死亡率增加7倍。心血管疾病的发生，女性赶上男性的关键年龄段是50~55岁，而这一年龄段正是女性发生重大生理变化，即发生绝经的过程。女性的绝经和心血管疾病有关系吗？对此，医学界做了大量的研究，目前得出的结论是：在绝经早期，当心血管病变还处于初始阶段的时候，应用雌激素可以有效延缓甚至逆转心血管病变的进展，预防心血管疾病的发生；而当妇女进入绝经晚期，血管的病变已经进入到较为严重的程度，已经发生动脉粥样硬化斑块，补充雌激素将不能逆转这种病理改变。因此，下文中我们会谈到更年期早期补充雌激素的意义。

对于更年期出现的症状，最常用的评价量表就是Kupperman评分表。Kupperman评分表是目前国际通用的评价更年期综合征质量的量表。改良后的Kupperman评分表如下：

女性更年期综合征自我诊断评定表

评分：每项所得分×该项加权系数后之和。

分级：＞35分为重度，20~35分为中度，＜20分为轻度。

症状	加权系数	无（0分）	轻（1分）	中（2分）	重（3分）
潮热出汗	4	无	＜3次/日	3~9次/日	≥10次/日
失眠	2	无	偶尔	经常用安眠药有效	影响工作生活
烦躁易怒	2	无	偶尔	经常能克制	经常不能克制
忧郁多疑	1	无	偶尔	经常能克制	失去生活信念
性交困难	2	无	偶尔	性交痛	性欲丧失
关节肌痛	1	无	偶尔	经常，不影响功能	功能障碍
眩晕	1	无	偶尔	经常，不影响生活	影响日常生活
乏力	1	无	偶尔	上四楼困难	影响日常生活
头痛	1	无	偶尔	经常，能忍受	需治疗
皮肤感觉异常	2	无	偶尔	经常，能忍受	需治疗
泌尿系统症状	2	无	偶尔	＞3次/年	＞1次/月
心悸	1	无	偶尔	经常，不影响生活	需治疗

这些症状只是表面现象，也可能只是暂时的，但真正可怕的，是在身体深处还潜伏着更大的危机，可能在5年甚至10年以后对健康造成重大影响。因此，我们需要把握治疗的黄金期和时间窗。

第五节　正确补充激素，不必“谈虎色变”

对更年期和绝经后女性小剂量地补充雌激素，以缓解因卵巢功能衰退导致的雌激素不足所带来的各种绝经症状，并预防一些老年病的发生发展，即绝经激素治疗（Menopause Hormone Therapy，以下简称MHT）。对于MHT的治疗，专家一致指出应早期使用（绝经10年之内至60岁以前），早期使用受益最大。在我国，卵巢功能开始衰退并出现相关绝经症状即可应用；国际上一致认为绝经过渡期即开始MHT，可以对常见的绝经期并发症如骨折、潜在的心脏及大脑疾病提供保护，降低这些并发症带来的风险。当然，有子宫的女性还需要补充孕激素以保护子宫内膜。绝经期激素治疗可以迅速降低潮热的频率和严重程度，可以有效缓解泌尿生殖道萎缩症状，它可以有效缓解由于雌激素下降引起的神经精神症状，如失眠、焦虑、抑郁等；长期使用可提高骨含量，预防骨质丢失，降低骨质疏松性骨折的发生率。因此，更年期激素治疗对改善更年期症状的疗效是其他药物无法替代的，推荐早期绝经期激素治疗另外一个重要原因就是对心血管的保护作用。更年期也是心血管疾病的高发期，更年期早期激素治疗可谓“一举两得”。国际绝经学会曾提出过“时间窗”理论，即如果在更年期或绝经早期及时使用激素治疗并且长期持续治疗，对心血管系统具有很好的保护作用，对于既往没有心血管疾病的小于60岁的妇女，激素治疗可以降低心血管疾病的发生率和死亡率。对预防其他心血管疾病的风险因素如高血脂、糖尿病等也有积极的作用。更年期补充激素还可以降低女性患早老性认知功能障碍的风险。因此，MHT治疗应做到个体化，应用前由经验丰富的专业医师权衡利弊，在综合考虑绝经期具体症状、治疗目的和安全性的前提下，选择能达到治疗目的的最低有效剂量，同时必须在医师的监测下应用，做到定期随访和多学科综合管理。

在决定MHT治疗前，需要到医院做详细全面的体格检查，确定自己是否合适MHT治疗。要把握好激素使用的原则：在专业医师指导下，严格掌握适应证及禁忌证，早期和长期坚持应用，获益大，风险小，使用激素治疗后需要定期复查一些指标，以判断激素使用后对身体健康是否有影响。最好每年检查一次。使用的药物、剂量、时间、用药途径等遵循个体化原则，因人而异。

同时，我们需要了解激素治疗的禁忌证：

①已知或怀疑妊娠；②原因不明的阴道流血；③已知或怀疑患有

乳腺癌；④已知或怀疑患有性激素相关性恶性肿瘤；⑤患有活动性静脉或动脉血栓栓塞性疾病；⑥严重肝肾功能障碍；⑦血卟啉病；⑧耳硬化症；⑨脑膜瘤（禁用孕激素）。

以下情况需要慎用雌激素：①子宫内膜异位症；②子宫内膜增生史；③尚未控制的糖尿病及严重高血压；④有血栓形成倾向；⑤胆囊疾病；⑥癫痫；⑦偏头痛；⑧哮喘；⑨高催乳素血症；⑩系统性红斑狼疮；⑪乳腺良性疾病；⑫乳腺癌家族史。

在MHT治疗过程中，没有必要对MHT持续时间进行限制，只要受益大于风险，即可继续给予。如果仅有月经紊乱，MHT用于恢复规律月经的方案如下：

（1）每月用10～14天孕激素，推荐天然孕激素：微粒化黄体酮200～300毫克/天；接近天然的孕激素——地屈孕酮10～20毫克/天；甲羟孕酮4～6毫克/天。雌、孕激素序贯治疗，既能恢复规律月经，又能有效缓解围绝经期相关症状。

（2）复方制剂。周期序贯：戊酸雌二醇与雌二醇醋酸环丙孕酮（克龄蒙），连续序贯：雌二醇与雌二醇地屈孕酮（芬吗通）。

（3）雌、孕激素单药配伍周期应用：雌激素连续使用21～28天：补佳乐1～2毫克/天；经皮吸收雌激素后10～14天加用孕激素。

绝经一年以上，MHT原则是给予雌、孕激素连续联合补充治疗，雌、孕激素的选择应以天然制剂为主。

参考患者意愿以及体重关注等方面，具体分析患者的疾病风险，选择雌、孕激素治疗方案。

缓解症状的同时获得远期获益，如有利改善心血管疾病的风险因素、预防骨质疏松等。在MHT治疗过程中，强调医生、护士、心理医师、药师、营养师的多学科综合管理。医师起到决策的作用，全方位评估制订个体化治疗方案，强调坚持的重要性；专业护士协助评估、落实督导、运动指导；药师主要从合理用药方面把关：用药教育，优化用药，提高药物治疗依从性，减少不良反应；营养师进行膳食指导：饮食构成、数量、合理分餐效果监测。因此，MHT的治疗不是单纯的"吃激素"那么简单。

由于更年期综合征所特有的情绪变化和精神症状，使得人们多不愿意接近患者，这样使她们更加孤独、委屈甚至愤怒，很不利于疾病的康复。无论是医院的医生和护士还是亲戚朋友、家庭成员，都要充分理解、尊重和关心患者，督促患者按时服药，主动和患者谈心，耐心倾听她们的叙述，理解和体谅她们的痛苦，使其烦躁情绪能够得到充分的宣泄，提供精神上的支持，不歧视她们，帮助她们更好的度过这一特殊时期。患者的家属要积极配合医生的治疗，主动学习相关知识，理解更年期给女性带来的种种不适和痛苦，主动分担日常家务，减轻患者的负担。谅解患者出现急躁、焦虑、易怒等消极情绪，避免硬碰硬发生冲突，以利于患者早日恢复健康。

要重视对患者进行更年期常识的宣教，应耐心向患者讲解健康科普知识，帮助她们克服恐惧衰老，消极处事的不良态度和习惯；同时帮助和提供给患者正确控制和转移自己不良情绪的方法。说服她们积极参加社会活动，做一些有益的脑力和体力劳动，以乐观向上的心态对待周围的人和事，让她们知道，更年期并不可怕，它只是一个正常的生理过程，人人都有更年期，只要以平和淡然的心态对待它，多事的围绝经期也会平安度过。

第六节 自我调节——平稳度过更年期

女性到了更年期，要主动学习更年期相关知识，正确认识更年期，消除误解和恐惧心理，乐观面对生活，积极参加社交活动，学习情绪管理和自我放松技巧，学会自我调节。掌握一定的更年期保健常识有助于我们以更好的身体及心理状态迎接更年期的到来。激素治疗是维持绝经后妇女健康策略的一个重要组成部分，健康策略的其他部分应包括对生活方式的改善。更年期保持健康的生活方式非常重要，包括健康饮食、戒烟限酒、适量运动、保持正常的体重、保持良好的心态、增加社交活动与脑力活动、增加生活情趣等。

一、均衡膳食，关注体重与营养

进入更年期后，由于新陈代谢的改变及活动量减少而发胖，所以老年人适当减少食物摄入量，特别要注意减少高胆固醇、高饱和脂肪酸和高营养类食物的摄入；由于更年期的特殊生理需求，要指导患者及家属科学合理安排饮食，对疾病的康复往往可以起到事半功倍的效果。饮食宜清淡多样化。应适当减食高脂肪类食物及盐糖类，防止浮肿，如咸菜、腌肉、火腿、香肠、豆酱等腌制品。食用油以植物油为主，多食绿叶蔬菜和杂粮，可以有效地补充体内维生素的缺乏。苹果、樱桃、西柚、十字花科蔬菜及谷物还是“防癌高手”；黄豆及各种豆制品含丰富的雌激素，可缓解更年期妇女因雌激素锐减而造成的不适。多食高钙类食物，如牛奶、鱼类、海藻类食品，有利于缓解更年期烦躁易怒、骨质疏松等症状。推荐每天4~5次进食水果和蔬菜，每日进食水果和蔬菜不少于250克；每周两次鱼类食品；低脂饮食，应限制摄入食盐（低于6克/日）；妇女每天酒精的摄入量不超过10克；提倡戒烟，少喝咖啡因饮料，适量补充钙质。还可以进行中医药食疗，应以补肾精、健脾胃、养心安神之品为主。合理的饮食安排不但可以缓解症状，更有利于更年期的轻松度过。

二、保持乐观开朗愉快的心境保持活跃的精神状态

很多女性认为更年期到来，就意味着衰老将至，她们怕衰老，心灰意懒，有恐惧感，感觉生活无趣，终日惶惶不安，感到困乏，但又睡不着，晨起后浑身无力，四肢沉重。此时，必须要进行适当的心理治疗。事实证明，如能保持智力活动，到了高龄仍可思维敏捷；积极参加社会活动，如老年活动站、老年大学，扩大人际交往范围，增加生活情趣；心态随遇而安，解除不必要的顾虑与烦恼，保证劳逸结合和充分的睡眠。

三、生命在于运动

适当的体力劳动和体育锻炼，可以促进血液循环和呼吸功能，并能预防心血管疾病的发生，预防骨质疏松。但应注意避免过度劳累和大运动量的活动。

推荐每周不少于3次体育锻炼，每次不少于30分钟，强度达中等。保持正常的体重非常重要，过胖过瘦都要不得。

四、建立和睦幸福的家庭环境

丈夫要理解妻子在更年期的心理特征。妻子也要照顾丈夫此时的感受和情绪，建立良好的亲子关系、夫妻关系。尽量保持心胸开阔、心情舒畅、情绪稳定，使自己生活在一个亲切温暖、互敬互爱的气氛中，从而保持身心健康。

五、关于更年期的性生活

绝经并不意味着性功能消失，相反由于绝经后不需避孕，减少了怀孕的思想负担，性生活会更加协调。如果由于雌激素缺乏而阴道黏膜变薄时感到干燥疼痛，可适当选用少量润滑剂。

六、生育年龄切除卵巢的治疗

生育年龄妇女切除卵巢，并排除恶性肿瘤后，要及时运用雌激素等药物替代治疗，防止更年期综合征的发生。

更年期除激素替代疗法外，还可以适当服用谷维素、B族维生素等，能起到营养和镇静调节神经的辅助作用。我国中医药副作用小，对治疗更年期综合征也有不容忽视的效果。中医学认为，更

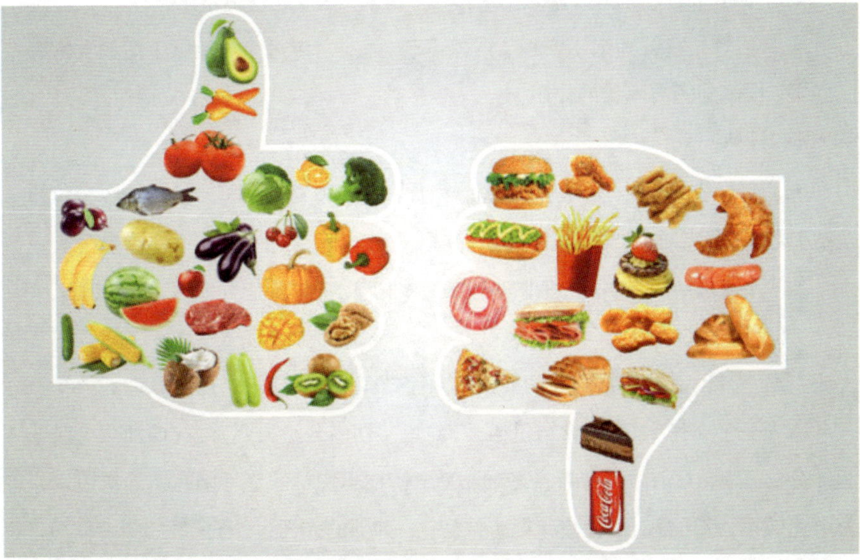

年期综合征是人到中年，肾气不足、天癸衰竭、阴阳平衡失调造成的。因此在治疗时，以补肾气、调整阴阳、醒脑开窍、疏肝涤痰为辨证施治原则。中成药治疗可以服用逍遥丸、六味地黄丸、女珍颗粒等，如症状较为复杂，还可以煎服汤药治疗，如枸杞子、生地、远志、柏子仁、黄芪等，都可以起到益气养血、补益肝肾、滋阴安神的效果。

以下推荐几个有助于调理更年期妇女体质、减缓更年期不适的药膳食谱。

贵妃润脏汤

材料：当归3钱、熟地2钱、川芎1.5钱、枸杞子4钱、红枣3颗、干姜5片、鸡尾椎骨360克、米酒2大匙、盐1/2匙、12碗水。

效果：此汤品有补血、调经之效，对于改善更年期障碍、更年期引起皮肤粗糙问题有不错的效果。

百合桂圆红枣粥

材料：百合6钱、桂圆1两、红枣15个、白米一杯、冰糖适量。

效果：对于改善睡眠不安稳、精神不宁、意志不集中等，及更年期妇女常有的睡眠、情绪问题有不错的作用。

银芽炒鸡心

材料：鸡心150克，豆芽菜（银芽）半斤，枸杞20克，米酒、酱油适量，柴鱼粉及盐1小匙，橄榄油1大匙。

效果：能缓解头晕目眩、失眠、贫血、易手脚冰冷、心悸等症状。

素炒五彩

材料：金针、香菇、红萝卜、油菜、包心菜各30克，盐、橄榄油、白糖适量。

效果：红萝卜、包心菜含微量激素，对更年期内分泌失调有益；而油菜可促进胆汁分泌正常，对消除疲劳有良好的功效；俗称忘忧草的金针则有镇静作用。综合上述效果，此道菜对女性更年期感到疲乏、抑郁的人而言，有很好的缓解作用。

怀孕那些事儿

第十章　怀孕那些事儿

第一节　“糖妈妈”≠“甜蜜蜜”——妊娠合并糖尿病

一、妊娠糖尿病应该如何筛查？

1.哪些孕妈应该作为高危人群进行筛查？

孕期高血糖危险人群包括：有妊娠期糖尿病史、巨大儿分娩史、肥胖、多囊卵巢综合征、一级亲属糖尿病家族史、早孕期空腹尿糖阳性者，和无明显原因的多次自然流产史、胎儿畸形史及死胎史、新生儿呼吸窘迫综合征分娩史者等。

2.非高危孕妈筛查如何筛查？

孕妇于妊娠24~28周进行75克口服葡萄糖耐量试验来评价糖代谢状态。

孕期检测血糖有两个重要的时间段：初次产检和妊娠24~28周。

1.初次产检小要点（排除孕前糖尿病）

空腹血糖大于等于7.0毫摩尔/升，即诊断为糖尿病，后期要密切观察控制。

2.妊娠24~28周

空腹血糖低于4.4毫摩尔/升，发生妊娠期糖尿病可能性极小，在妊娠

24~28周进行75克口服葡萄糖耐量试验即可。

妊娠糖尿病确诊后，每天至少测4次血糖（早晨空腹、三餐后2小时）。

在应用药物治疗期或血糖很高时，还可能需要测三餐前血糖和夜间血糖（凌晨血糖或睡前血糖），共7次，三餐前、三餐后2小时及夜间。

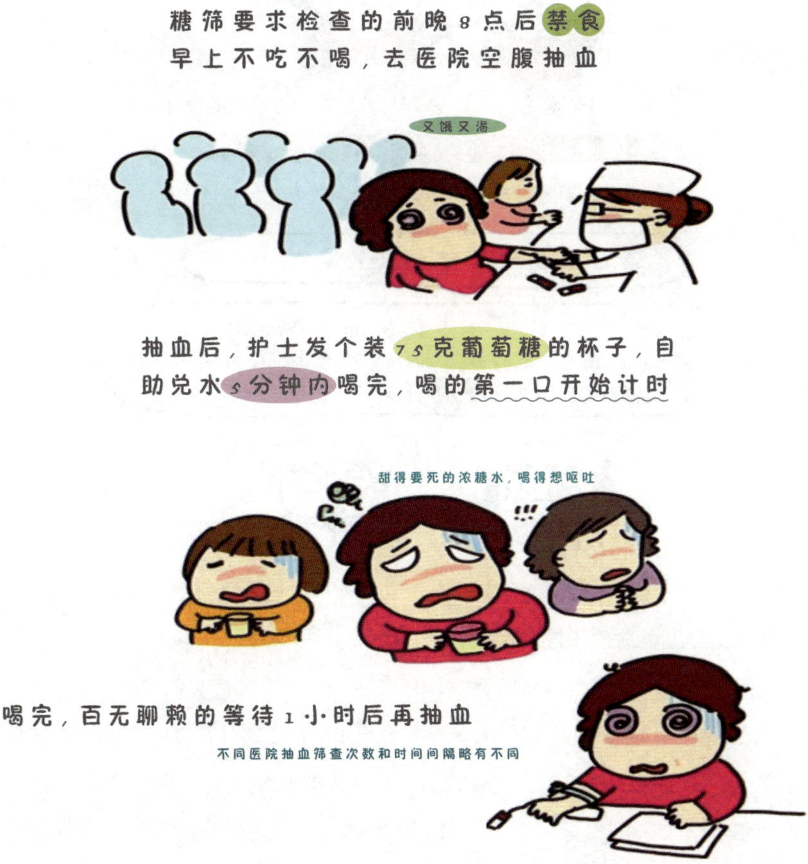
糖筛要求检查的前晚8点后禁食
早上不吃不喝，去医院空腹抽血
又饿又渴
抽血后，护士发个装75克葡萄糖的杯子，自助兑水5分钟内喝完，喝的第一口开始计时
甜得要死的浓糖水，喝得想呕吐
!!!
喝完，百无聊赖的等待1小时后再抽血
不同医院抽血筛查次数和时间间隔略有不同

只要其中一次血糖高于正常值，就诊断为妊娠期糖尿病，就需要进入饮食指导。

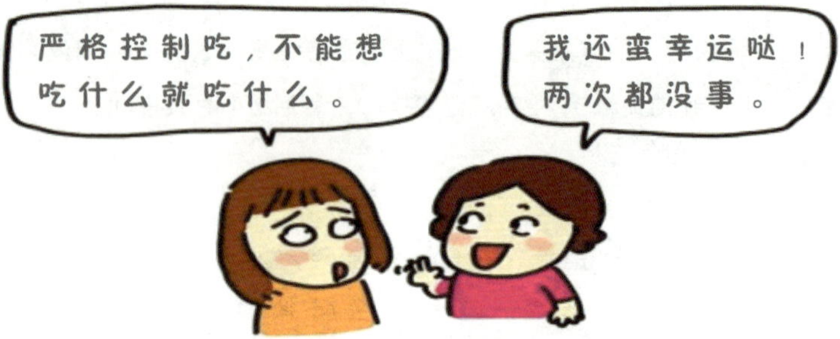
严格控制吃，不能想吃什么就吃什么。
我还蛮幸运哒！两次都没事。

没受到血糖困扰，自然不会了解妊娠糖尿病

妊娠糖尿病到底是什么鬼？

我问了好几个专业的内科、产科医生。

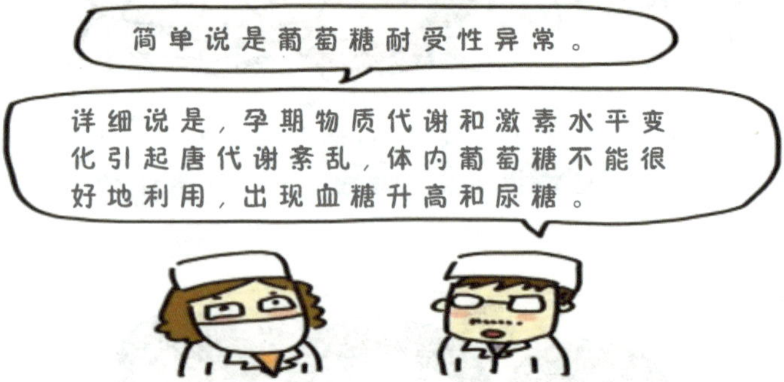
简单说是葡萄糖耐受性异常。
详细说是，孕期物质代谢和激素水平变化引起唐代谢紊乱，体内葡萄糖不能很好地利用，出现血糖升高和尿糖。

二、孕期糖尿病的诊断标准

1.妊娠期糖尿病（GDM）

孕期任何时间行75克口服葡萄糖耐量试验（以下简称OGTT），5.1毫摩尔/升≤空腹血糖＜7.0毫摩尔/升，OGTT 1小时血糖≥10.0毫摩尔/升，8.5毫摩尔/升≤OGTT，2小时血糖＜11.1毫摩尔/升，三者任意指标高即诊断为GDM。但孕早期单纯空腹血糖＞5.1毫摩尔/升不能诊断GDM，需要随访。

2.妊娠期显性糖尿病

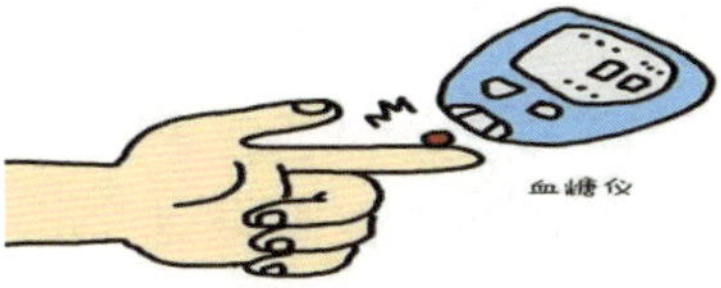

也称妊娠期间的糖尿病，指孕期任何时间空腹血糖≥7.0 毫摩尔/升，或糖负荷后 2小时血糖≥11.1 毫摩尔/升，或随机血糖≥11.1毫摩尔/升。

3.孕前糖尿病（PGDM）

指孕前确诊的1型、2型或特殊类型糖尿病。

三、如何管理妊娠合并糖尿病患者的生活方式？

1.计划妊娠的糖尿病患者孕前管理

（1）孕前咨询：计划妊娠之前回顾如下病史；了解糖尿病与妊娠之间的相互影响；慢性并发症评价。

（2）关于孕前药物应用：停用二甲双胍以外的其他类别口服降糖药；停用血管紧张素特化酸抑制剂（ACEI）、血管紧张素Ⅱ受体阻滞剂（ARB）、β受体阻滞剂和利尿剂降压药，改为拉贝洛尔或二氢吡啶类钙拮抗剂控制血压；停用他汀类及贝特类调脂药物。鼓励孕前服用叶酸。

（3）孕前血糖目标：糖化血红蛋白＜6.5%时可妊娠。应用胰岛素治疗

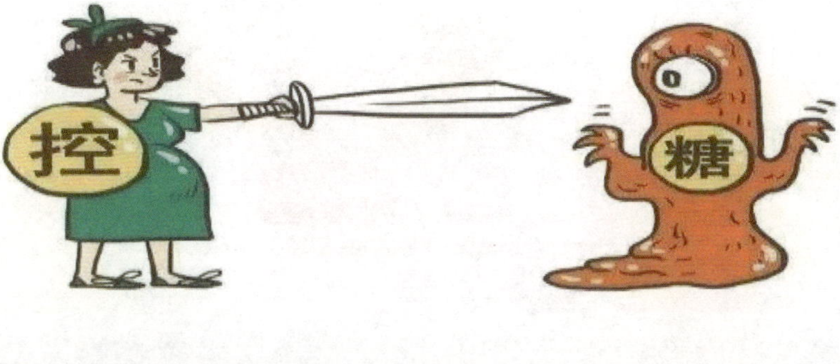

者＜7.0%，餐前血糖控制在3.9~6.5毫摩尔/升，餐后血糖在8.5毫摩尔/升以下时，可妊娠。

2.如何进行体重管理，做s型孕妈妈？

孕期规律产检，监测体重变化，保证合理的体重增长。

3.孕妈妈降糖药物选择

（1）胰岛素：①可应用于孕期的胰岛素类型：所有的人胰岛素：短效、中效及预混的人胰岛素。胰岛素类似物：门冬胰岛素和赖脯胰岛素。②孕期胰岛素应用方案：推荐三餐前短效或速效胰岛素+睡前中效胰岛素。由于孕期胎盘胰岛素抵抗导致的餐后血糖升高更为显著的特点，预混胰岛素不作为常规推荐。

（2）口服降糖药物：目前不推荐使用。

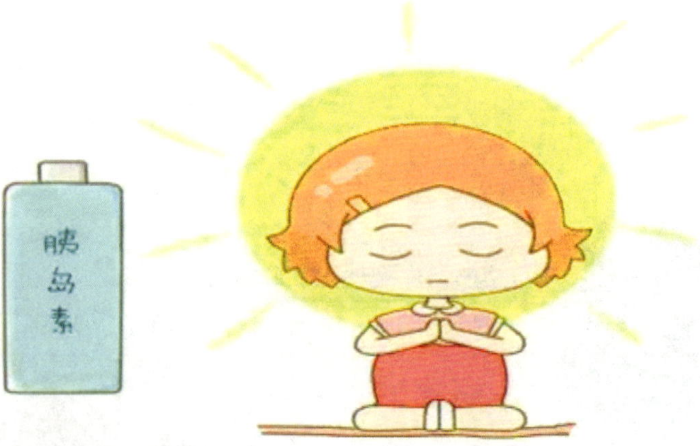

四、糖妈妈该怎么吃？

白水：冷热开水，多多益善。

食盐：清淡饮食，咸腌不吃。

杂粮：薯类菇类，少量常吃。

水果：糖度高低，区别对待。

糖果：甜食糖果，点到即止。

鸡蛋：一天一个，刚好足够。

油炸：油炸油煎，一点不沾。

油脂：一餐一匙，按量为宜。

米面：巧妙搭配，一碗不多。

蔬菜：绿红黄白，多吃不限。

坚果：花生瓜子，偶尔少食。

鱼类：鱼比肉好，肉以禽好。

豆奶：每天一次，不能不吃。

烟酒：戒烟戒酒，坚持长久。

正确选择食物：

主食：以精粮为主，搭配粗粮杂粮，米面混食有益健康。每天必吃，不少于300克。

蔬菜：每天必吃，不少于500克，超出不限；绿色为主，不少于50%。

蛋白：应优质（高蛋白低脂肪），如精瘦肉、家禽类、鱼虾、鸡蛋、牛奶、豆制品等；每天一个鸡蛋一袋奶。

低糖量的果（首选）：甜瓜、西瓜、火龙果、柚子。

中糖量的果：桔子、苹果、梨。

高糖量的果：香蕉、红枣、荔枝、柿子、山楂。

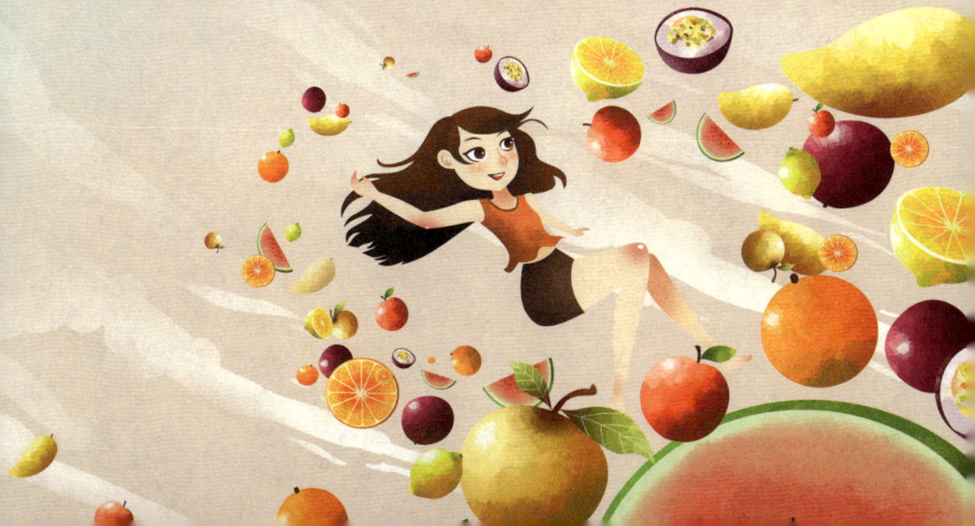

经典食谱2

早餐：小米粥50克，水煮鸡蛋1个，牛奶220克。

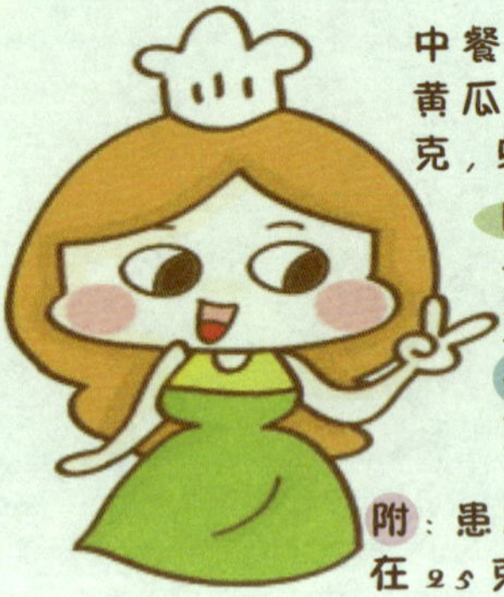

中餐：米饭（稻米和小米）100克，拌黄瓜80克，炒绿豆芽200克，蒸扁鱼100克，虾皮菜秧榨菜汤150克。

晚餐：米饭（稻米和小米）100克，青椒肉丝130克，芹菜炒肉130克，三丝紫菜汤110克。

另：早、中、晚点可分别搭配250克豆腐脑，100克梨，150克西红柿。

附：患糖尿病的孕妈妈每天食油量要控制在25克以内，食盐量要控制在4克。

当！当！当！在这里，我们为大家倾情奉献一份超级棒的适合糖妈妈们使用的食谱。

管住嘴，迈开腿

五、糖妈妈在孕期该如何运动？

推荐每天或每周的大部分时间中每天能进行20~30分钟中等强度的有氧运动，可采用步行、慢跑、骑自行车、游泳、有氧体操等运动形式，应减少久坐时间，建议餐后的健步走或上肢运动。运动前需摄入适量的碳水化合物，限制锻炼时长，补充水分，监测胎动和宫缩、血糖水平。运动过程中出现低血糖的时候，应立即进食10~15克简单的碳水化合物（糖、可快速吸收的片剂、含糖饮料）。

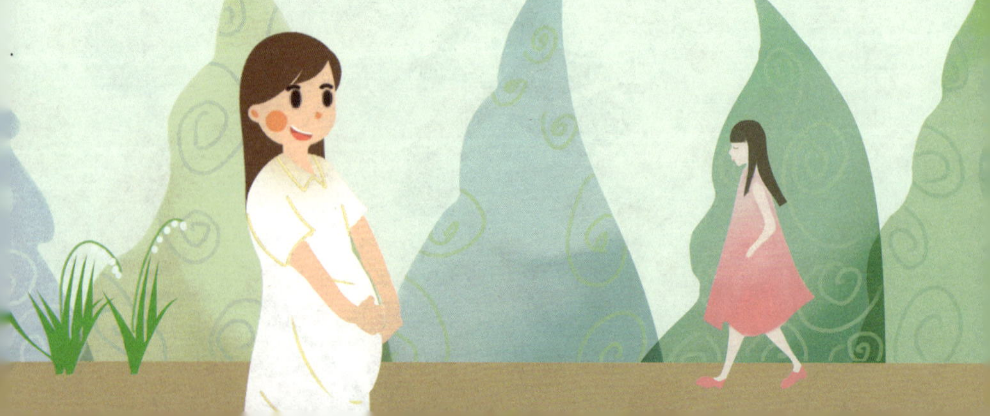

六、妊娠期糖尿病对孕妇有哪些危害呢？

1.并发妊娠高血压疾病

较非糖尿病孕妇高4~6倍，子痫、胎盘早剥及脑血管意外的发生率也明显增高。

2.羊水过多

羊水过多的发生率增加10倍左右。羊水过多则胎膜早破发生率增高，因而早产的发生率增高。

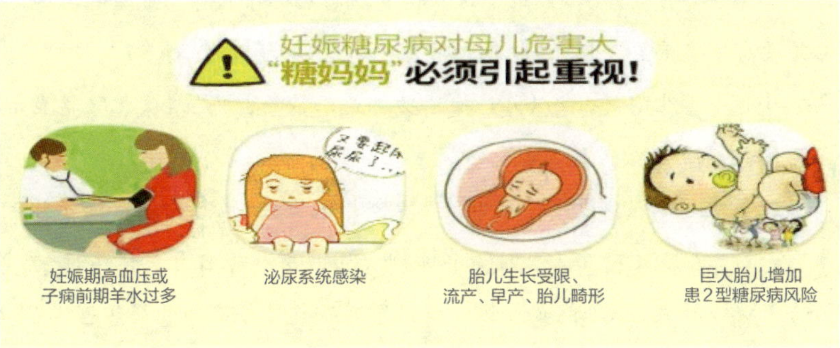

3.感染

糖尿病患者可出现白细胞功能缺陷，容易发生泌尿生殖系感染，甚至发展为败血症。

4.手术产率高

由于巨大胎儿发生率高，加上妊娠高血压疾病等并发症存在，故剖宫产率及阴道分娩时软产道损伤率增高。

5.产程延长及产后出血发生率高

由于血糖利用不足导致能量缺乏，以致子宫收缩乏力。

6.易发生酮症酸中毒

酮症酸中毒是妊娠期糖尿病的严重并发症，是患者死亡的主要原因。

第二节 “折翅”的小蝴蝶——妊娠合并甲亢、甲减

课前小故事

它不凶残，莫要慌张——妊娠一过性甲亢

小丽怀孕3个月了，最近一次产检发现自己的甲状腺功能有异常，但是妊娠前她并没有甲亢病史。为此，她很烦恼，并前往当地医院就诊。

小丽：医生您好，我以前产检甲功都是正常的，可是这次化验单显示有异常。您能帮我解释吗？

王医生：你以前没有甲亢病史，不合并甲状腺眼病，化验单提示你FT4、TT4升高，促甲状腺激素>0.1毫国际单位/升，而且甲状腺自身抗体阴性，触诊没有明显的甲状腺肿大，很可能是妊娠一过性甲亢。你怀孕期间吐得厉害吗？有没有心慌和出汗的症状？

小丽：嗯嗯，怀孕期间吐得特别厉害，因为妊娠剧吐还住过院。那我这些症状需要服药吗？

王医生：专业一点讲，妊娠一过性甲亢发生在妊娠前半期，呈一过性，与人绒毛膜促性腺激素（HCG）产生增多，过度刺激甲状腺激素产生，以及肝脏合成甲状腺结合球蛋白增多有关。临床特点是在妊娠8~10周发病，有心悸和多汗等高代谢症状，血清FT4和TT4升高，血清中促甲状腺激素降低或者不能测出，甲状腺自身抗体阴性。本病与妊娠剧吐有关，30%~60%妊娠剧吐者会发生。该症不需要抗甲亢药物治疗，仅对症处理即可。再结合你的症状和你的化验结果看，完全符合这个诊断，所以你不要担心，放松心情，无需服药，定期随诊，宝宝也会很健康的。

小丽：听您这么一解释我就放心啦，感谢您！

“大珠小珠落玉盘”

——妊娠合并甲状腺结节

小丽怀孕2个月了，最近洗漱完涂抹护肤品的时候，无意间摸到自己的颈部有大小不等的“疙瘩”，并且这些“疙瘩”还可以随吞咽动作上下移动。这使她不由得紧张起来。在家人的陪同下，小丽来医院就诊。

小丽：医生您好，我最近发现我的脖子里长了好多大大小小的疙瘩，并且它们还可以随吞咽上下移动。我现在怀孕2个月了，我好紧张，不知道这是怎么了，会不会对孩子的发育产生影响？

王医生对小丽进行甲状腺触诊后解释道：目前初步诊断这是甲状腺结节，但是结节的性质无法经过触诊判断，你还需做甲功检测以及甲状腺彩超，我们根据实验室检查和影像学结果才可以给你正确的诊断。

小丽的甲状腺彩超提示甲状腺多发囊性低回声结节，结节内点状低回声，边缘完整，为良性结节。王医生考虑到小丽目前处于妊娠早期，不宜做其他的有辐射性或有创的确诊检查，建议小丽定期复查彩超，观察结节的生长情况。

我这个暴脾气呦

——妊娠合并甲亢

这天，某派出所接到一起群众举报，说是当地某小区某单元某层住户家传来女住户大喊大哭的声音，还有玻璃摔碎的声音，且持续了半个小时之久。因为女住户是孕妇，邻居考虑到她的安全，遂报警。警察接到报案后马上出警。

警察到达现场后，发现屋内为一对夫妻，情况如报案人所说，女住户已怀孕5个月，并且家里满地都是打碎的各种玻璃制品。了解情况后，令人意外的是居然是女方“家暴”男方。男主人李先生向警察解释，自己的妻子患有甲状腺功能亢进症，因为病情的原因，她的脾气也越来越暴躁，会因为一点家庭琐事就大发雷霆，严重的时候也会出手相向。像今天这样的情景其实已经不是第一次发生了。警察了解情况后建议李先生带妻子去医院就诊。

李先生：医生您好，我的妻子患有甲亢，目前已怀孕5个月，她的脾气越来越暴躁，不允许我犯一点错误，不然就是一顿"狂风暴雨"，请问这个情况该怎么办？

医生：你的妻子并没有规律服用抗甲状腺药物，现在正在妊娠期，这种做法很危险。对自己不好，对胎儿也是很不负责任。她现在眼突脖子大，各项指标也都异常，一定要规律服药，定期复查。现阶段她脾气暴躁，也是疾病的原因，你作为丈夫，更应该体谅她的不易。所以尽量让她保持愉悦的心情，这样对疾病、对怀孕都有好处。

李先生：谢谢医生的提醒，我一定好好照顾她，并监督她好好治疗。

沉默的羔羊

——妊娠合并甲减

小丽和小敏两个人是多年的闺蜜，如今两人都各自成了家，过着幸福的生活。然而小敏近期发现原来叽叽喳喳是个话痨的小丽最近在朋友圈很是安静，自己给小丽发的微信也总是换来几句敷衍的回答。小敏想一个孕妇在家不可能忙成这样啊，何况安静如淑女根本不是小丽的风格。考虑再三，小敏决定上门一探究竟。

到小丽家后，小敏觉得怀孕后的小丽像变了一个人，对自己不再像以前那么热情了，而且小丽整个人变得少言寡语，表情淡漠，真个人看起来都不精神了。这可把小敏吓坏了，以为自己的闺蜜得了妊娠期抑郁症，赶紧带着她去了医院咨询。

进过一系列的检查，小丽最终被确诊为妊娠合并甲减。医生告诫小丽一定要认真对待甲减，因为妊娠期临床甲减会增加妊娠不良结局的风险，包括早产、低体重儿、死胎和流产等，对胎儿神经智力发育也可能有不良影响。因此，一定要进行常规治疗，2~4周复查一次。

不知道各位孕妈妈看完我们的课前小故事有没有对妊娠合并甲状腺疾病有初步的认识呢？那接下来，涨知识的机会来咯，快搬着小板凳来听课咯！

一、什么是妊娠合并甲亢呢？

1.妊娠甲亢综合征

发生在妊娠前半期，呈一过性，与人绒毛膜促性腺激素（HCG）产生增多和过度刺激甲状腺激素产生有关。临床特点是在妊娠8~10周发病，有心悸和多汗等高代谢症状，血清FT4和TT4升高，血清中促甲状腺激素降低或者不能测出，甲状腺自身抗体阴性。本病与妊娠剧吐有关，30%~60%妊娠剧吐者会发生。该症不需要抗甲亢药物治疗，仅对症处理即可。如果甲亢症状严重，合并甲状腺肿大和突眼等症状，应该与弥漫性甲状腺肿伴功能亢进症相鉴别。

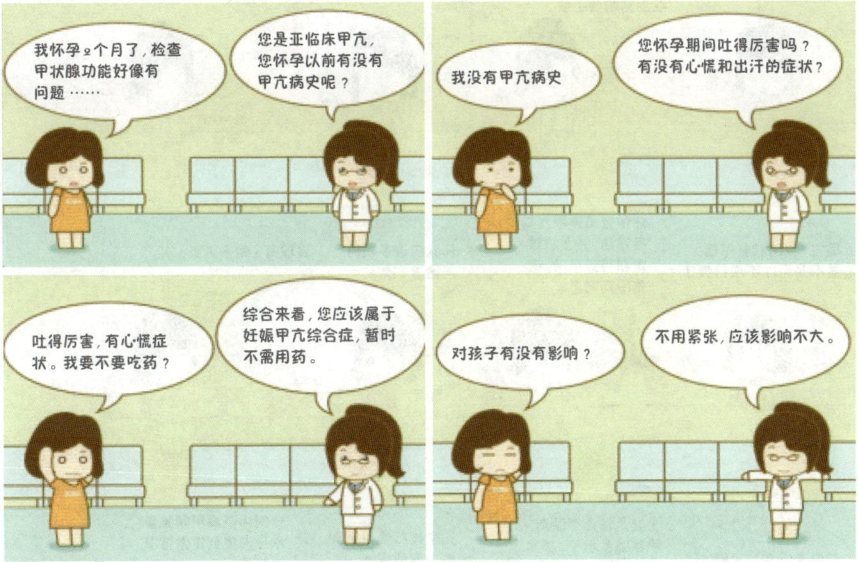
我怀孕2个月了，检查甲状腺功能好像有问题……
您是亚临床甲亢，您怀孕以前有没有甲亢病史呢？
我没有甲亢病史
您怀孕期间吐得厉害吗？有没有心慌和出汗的症状？
吐得厉害，有心慌症状。我要不要吃药？
综合来看，您应该属于妊娠甲亢综合症，暂时不需用药。
对孩子有没有影响？
不用紧张，应该影响不大。

2.甲亢患者怀孕该如何治疗？

妊娠合并甲亢的患者首选药物治疗。甲巯咪唑有致胎儿发育畸形的报道，丙硫氧嘧啶有致肝脏损害的报道。因此，《妊娠和产后甲状腺疾病诊治指南》推荐，妊娠前3个月，优选丙硫氧嘧啶；妊娠中后期，优先选择甲巯咪唑。

对抗甲亢药物过敏或者药物控制效果差的患者，可以在怀孕中期考虑手术治疗；妊娠甲亢禁忌采用放射性碘治疗。

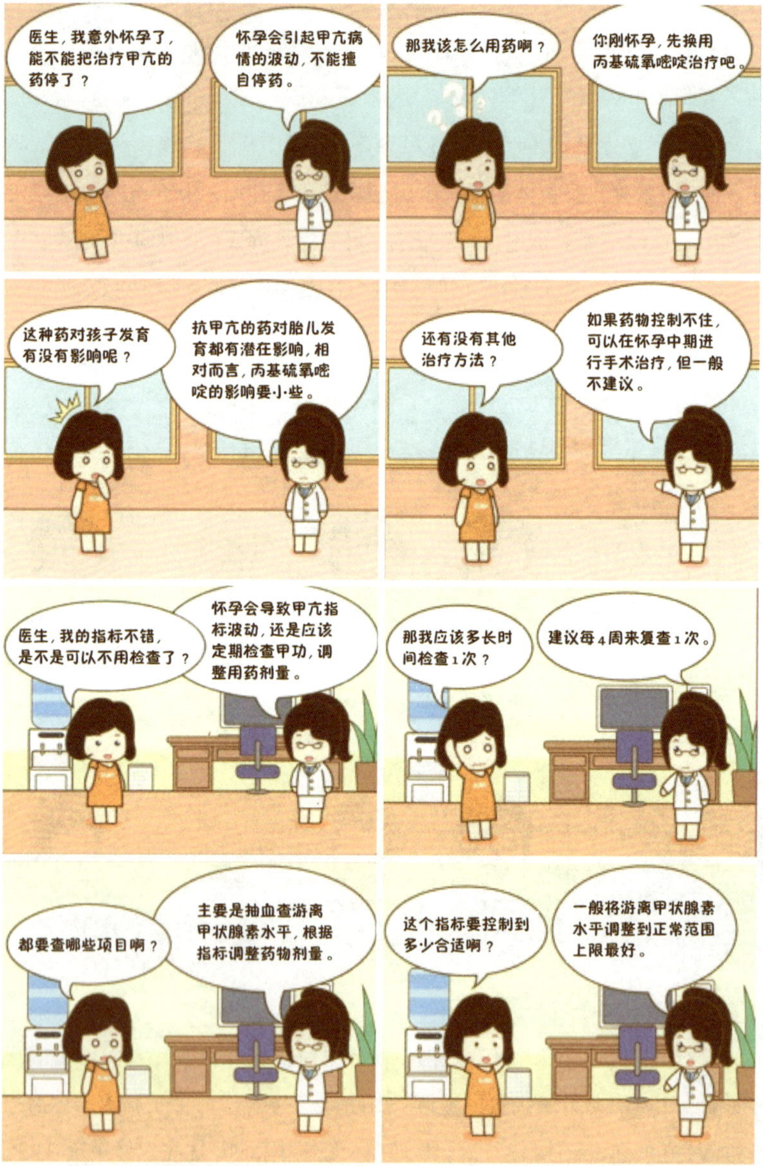
医生，我意外怀孕了，能不能把治疗甲亢的药停了？
怀孕会引起甲亢病情的波动，不能擅自停药。
那我该怎么用药啊？
你刚怀孕，先换用丙基硫氧嘧啶治疗吧。
这种药对孩子发育有没有影响呢？
抗甲亢的药对胎儿发育都有潜在影响，相对而言，丙基硫氧嘧啶的影响要小些。
还有没有其他治疗方法？
如果药物控制不住，可以在怀孕中期进行手术治疗，但一般不建议。
医生，我的指标不错，是不是可以不用检查了？
怀孕会导致甲亢指标波动，还是应该定期检查甲功，调整用药剂量。
那我应该多长时间检查1次？
建议每4周来复查1次。
都要查哪些项目啊？
主要是抽血查游离甲状腺素水平，根据指标调整药物剂量。
这个指标要控制到多少合适啊？
一般将游离甲状腺素水平调整到正常范围上限最好。

3.妊娠合并甲亢的控制目标

妊娠期间监测甲亢指标首选血清游离甲状腺素，控制目标是使血清游离甲状腺素接近或轻度高于参考值上限。起始治疗阶段每2~4周监测1次，达到目标后每4~6周监测1次。从自然病程来看，在妊娠早期，甲亢病情可能加重，此后逐渐改善。因此，在妊娠中后期，可以减少抗甲亢药物的剂量。

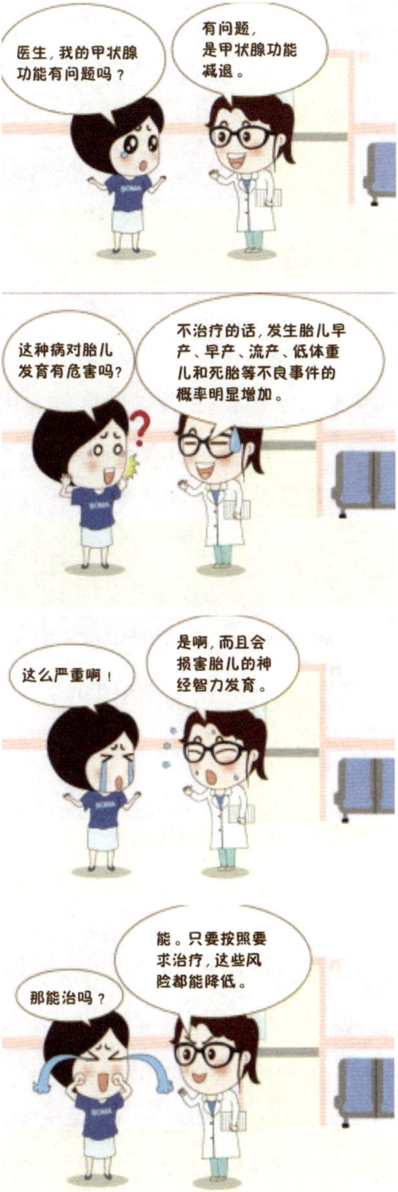
医生，我的甲状腺功能有问题吗？
有问题，是甲状腺功能减退。
这种病对胎儿发育有危害吗？
不治疗的话，发生胎儿早产、早产、流产、低体重儿和死胎等不良事件的概率明显增加。
这么严重啊！
是啊，而且会损害胎儿的神经智力发育。
那能治吗？
能。只要按照要求治疗，这些风险都能降低。

二、妊娠合并甲减

1.妊娠合并甲减的分类

包括妊娠前确诊甲减和妊娠期初诊甲减，妊娠期甲减又可分为临床甲减、亚临床甲减及低T4血症。

妊娠期甲减主要是由孕妇自身免疫性甲状腺炎、甲亢碘131治疗和甲状腺切除术引起。也会发生于一些孕前甲状腺功能正常的孕妈妈。妊娠期甲减的诊断标准是：中促甲状腺激素＞2.5毫国际单位/升（或妊娠期特异的参考范围），且FT4下降；或中促甲状腺激素≥10毫国际单位/升，无论FT4水平如何。

妊娠期亚临床甲减是指孕妇血清TSH水平高于妊娠期特异的参考值上限，小于10毫国际单位/升，而FT4水平在妊娠期特异的参考值范围内。

2.妊娠期甲状腺功能减退的危害有哪些？

妊娠期临床甲减会损害后代的神经智力发育，增加早产、流产、低体重儿、死胎和妊娠高血压等风险，必须接受药物治疗。妊娠期临床甲减患者接受有效治疗后，妊娠不良事件和胎儿神经智力发育受损风险都会明显降低。

3.娠期甲状腺功能减退孕妈妈的激素怎么调？

妊娠期甲状腺功能减退的治疗目标：在怀孕前3个月，促甲状腺激素水平控制在0.1~2.5毫国际单位/升；怀孕3~6个月，促甲状腺激素水平控制在0.2~3.0 毫国际单位/升；怀孕6个月以后，促甲状腺激素水平控制在0.3~3.0 毫国际单位/升；一旦确诊，立即治疗，尽快达标。

4.妊娠期亚临床甲减需要治疗吗？

研究发现，孕期亚临床甲状腺功能减退症会增加流产和早产等不良事件，影响胎儿的生长发育，对孩子未来的智力发育也有负面影响。因此，最好在孕前将甲状腺功能调整到最佳状态再怀孕，一般要求孕早期TSH控制在2.5毫国际单位/升以下，孕中晚期中促甲状腺激素在3毫国际单位/升以下最佳。

5.妊娠期女性要不要补碘？

世界卫生组织（WHO）推荐怀孕和哺乳期妇女碘摄入量每天250微克。中国由于实行全面加碘盐，除了部分山区以外，绝大部分地区都不再缺碘。只要能保证正常饮食，每日摄碘量都是足够的，基本不需要额外补碘。对于有甲状腺疾病史的孕妇，补碘过量反而有可能增加甲状腺功能异常的风险。

第三节　知己知彼——妊娠合并肾上腺疾病

一、妊娠合并肾上腺疾病

妊娠合并肾上腺疾病的三个常见的疾病分为？

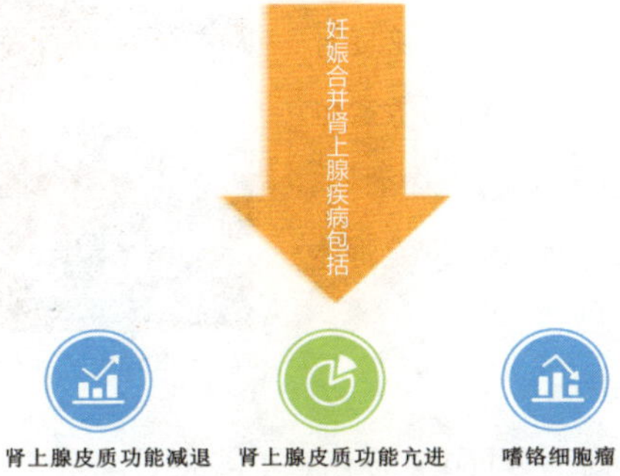

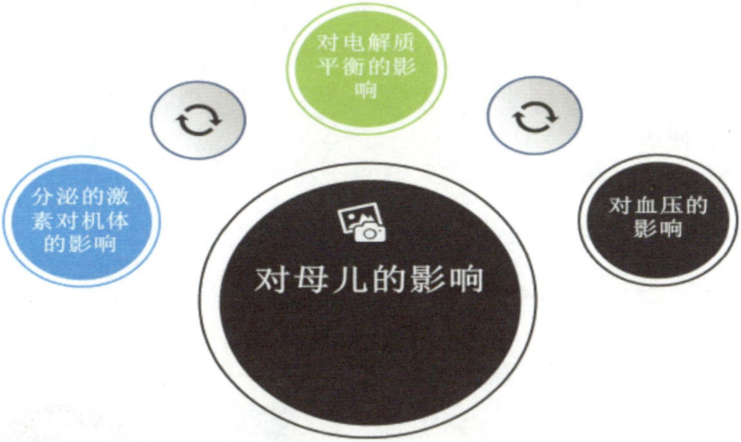

由于肾上腺功能较复杂，对母子危害也较大，主要有其分泌的激素对机体的影响，对电解质平衡的影响，对血压的影响。

二、如何发现妊娠合并肾上腺疾病？

本病多见于成年人，老年人和幼年者较少见。结核性者男性多于女性，自身免疫所致“特发性”者女性多于男性。起病缓慢，早期表现为疲乏、衰弱无力、精神萎靡、食欲不振，体重明显减轻，酷似神经性官能症。

三、妊娠合并肾上腺疾病的典型表现

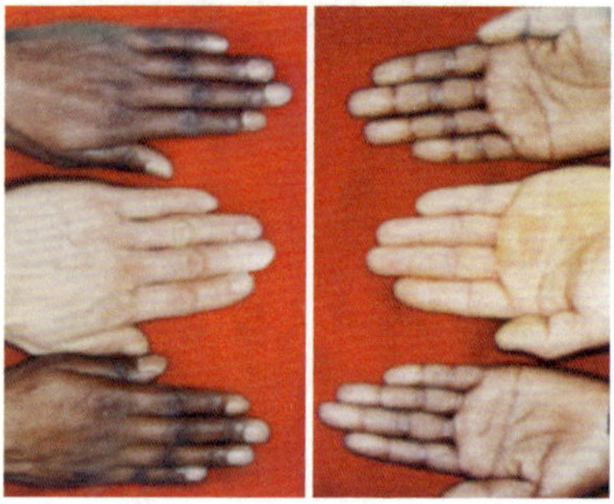

1.色素沉着

见于原发性患者。由于垂体分泌促肾上腺皮质激素增高，黑色素细胞刺激素也增高，出现皮肤、黏膜色素沉着，在摩擦处、掌纹、乳晕、瘢痕等处尤为明显。继发垂体前叶功能减退者无此症状。

2.心血管系统

近半数患者血压可低于90/60毫米汞高，危象时可降至零。常有头晕、直立性低血压、昏厥。

3.胃肠系统

食欲减退，喜咸食，体重减轻，有恶心、呕吐、腹胀、消化不良、腹泻、腹痛、便秘等症状。

4.神经、精神表现

肌肉无力是主要症状之一。多表现为淡漠、疲劳、嗜睡、精神失常、精力不集中、记忆力下降、易激动、多失眠。

5.其他

高血钾、低血钠、慢性失水、体重大都减轻5~10千克以上。糖异生减弱，可发生空腹低血糖。两性性功能减退，男性阳萎；女性阴毛、腋毛脱落，月经失调或闭经，轻症患者可妊娠。

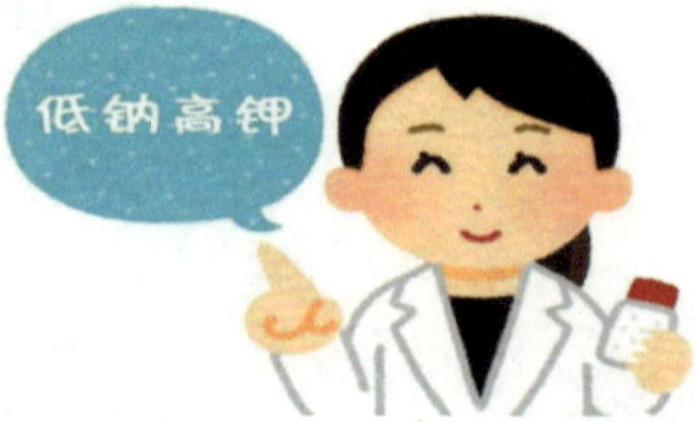

6.危象

为本病急骤加重的表现。常于感染、创伤、手术、分娩等应激刺激下或骤然中断治疗等情况下发病。表现为恶心、呕吐、腹痛、腹泻、严重脱水、血压降低、心率快、脉细弱、低血糖、低血钠、高热、精神失常，如不及时抢救，可迅速发展至休克、昏迷、死亡。

四、医生如何治疗妊娠合并肾上腺疾病？

1.病因治疗

如患有结核应采取相应的抗结核治疗。

2.避免诱发因素

避免体力与精神上的过度疲劳，尽量防止感染、损伤、呕吐、腹泻等。

3.纠正代谢紊乱

饮食需富含糖类、蛋白质及维生素，多钠盐，少钾盐。如食物中氯化钠不足可用药片补充，每天约需10克以维持电解质平衡。

4.内分泌替代补充

妊娠期用药剂量应控制在必需的最低量，遇应激时则适当增加。

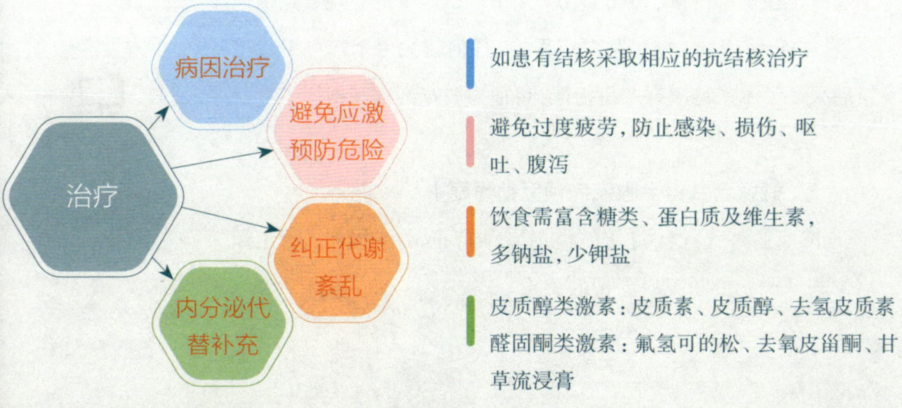

5.妊娠与分娩期处理小要点

妊娠早期、妊娠中期、妊娠晚期及分娩期，这几个时期应特别注意，处理不当可发生危象。

（1）妊娠早期：常发生早孕反应。应注意电解质和水分的补充，并酌情增加激素用量，以防发生危象。有肾上腺皮质功能减退的孕妇并不一定要人工流产，由于替代疗法和抗生素治疗的进展，一般认为预后良好，死亡率明显下降。

（2）妊娠中期：因体内皮质素和醛固酮的产生相应增多，使症状有所改善，有主张减少类固醇剂量或仍维持原剂量。

（3）妊娠晚期：由于胎盘分泌的雌激素及孕激素水平升高，盐的潴留可能略有改善，患者自觉症状好转。但妊娠对肾上腺功能不全并不产生保护作用，整个妊娠期均需应用激素替代治疗，未经治疗孕妇可使病情进行性恶化。

（4）分娩期：因体力消耗、疼痛、出血等可能发生危象，应及早预防，提早住院待产。①引产问题：患本病的孕妇应尽量避免引产，自然分娩最为理想；②激素用量：临产后增加氢化可的松每天100～200毫克，分娩后继续应用1～3天，分娩后7天内逐渐递减至正常维持量；③分娩方式：采取最简单的分娩方式结束分娩，如会阴切开、缩短第二产程等，任何较大手术都可引起严重后果。手术产均应有产科指征，可适当放宽剖宫产指征。

早期：注意电解质和水分的补充，科酌情增加激素用量

中期：主张减少类固醇或仍维持原剂量

晚期：激素替代治疗

分娩期：及早预防肾上腺危象

五、妊娠合并肾上腺疾病预后很重要！

长期的替代疗法可使该类患者维持正常的生活。胎儿预后常与孕产妇的状况呈平行的关系。

第四节　你的垂体害了你——妊娠合并垂体疾病

一、妊娠并发原发性甲状旁腺功能亢进症

课前小故事

故事一

患者：大夫啊，我怀孕3个月了，化验单显示甲状旁腺激素升高，我是啥病呢?

张医生：让我看看，你这个病考虑是妊娠并发原发性甲状旁腺功能亢进症，我们称它为甲旁亢。

患者：甲旁亢？那是啥病呢？没听说过？

张医生：不要担心，妊娠并发原发性甲旁亢在我国较为罕见，我给你讲讲就知道了。原发性甲旁亢是由于甲状旁腺本身病变（肿瘤或增生，其中肿瘤约占85%）引起的甲状旁腺素（PTH）合成与分泌过多，通过对骨与肾的作用，导致高钙血症和低磷血症。妊娠合并甲旁亢是孕妇甲状旁腺激素分泌过多而发生的一系列钙磷代谢紊乱的罕见疾病。

患者：那何为继发性甲旁亢呢？

张医生：慢性肾功能不全、肠吸收不良综合征、维生素D缺乏或抵抗，妊娠、哺乳等将导致低血钙、低血镁、高血磷的发生，从而刺激甲状旁腺为提高血钙、血镁和降低血磷而分泌过多的甲状旁腺素。总之就是一系列情况引发的甲状旁腺素分泌过量，继发性甲状旁腺功能亢进就产生了。继发性甲旁亢是慢性肾脏病的常见并发症之一，影响透析患者的生活质量和存活率。

患者：甲旁亢会有哪些变现和危害呢？

张医生：它不仅会影响骨头和关节，对心肺循环、血液系统、神经系统都会带来不可逆的损害。一般有如下表现：骨痛、骨折、肌肉病变、皮肤瘙痒、急性关节炎和假性痛风，除此之外，还会有转移性钙化，相关症状如，血管钙

化：血管瘘栓塞，血管腔狭窄，四肢末端缺血坏掉；心脏瓣膜钙化；瓣膜关闭不全或者狭窄，心脏杂音，心肌病变，心衰，最终导致死亡；胃钙化：顽固性食欲减退，胃出血；肺钙化：肺部感染，肺功能减退；脑钙化：性格改变，脾气古怪，脑功能障碍；骨髓钙化：顽固性贫血，血小板功能下降，生长迟缓等。

患者：这个病对我的孩子有影响吗？

张医生：妊娠期间，特别是孕晚期，母体内促进甲状腺激素受体抗体水平仍明显增高时，新生儿发生甲状腺功能异常的危险性显著增加。以甲状腺激素刺激或抑制抗体为主的自身抗体通过胎盘进入胎儿体内时，可分别导致胎儿和新生儿甲亢、新生儿暂时性甲低和高甲状腺刺激激素血症。

患者：这么多危害，我怎么样才能知道我得了甲旁亢呢？

张医生：既往病史、症状为有力线索。确诊有赖于实验室检查。血总钙升高，游离钙升高，血磷降低，甲状旁腺素明显升高，但轻症血钙可呈正常高值。甲状腺区B超有助于诊断。

妊娠并发原发性甲旁亢的危害有哪些？

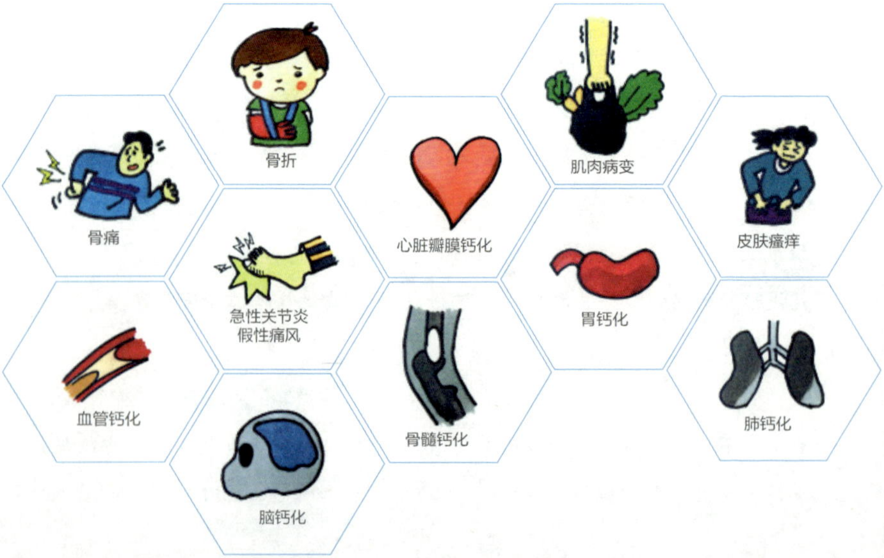
骨折
肌肉病变
骨痛
心脏瓣膜钙化
皮肤瘙痒
急性关节炎
假性痛风
胃钙化
血管钙化
骨髓钙化
肺钙化
脑钙化

妊娠并发原发性甲旁亢需要做哪些实验室检查？

1.实验室检查

（1）血钙、血清PTH测定：高于2.5毫摩尔/升则可疑为甲旁亢，甲旁亢患者血钙平均在2.6～2.7毫摩尔/升以上。早期血钙不稳定，应反复多次抽取。同时血清PTH增高，尿钙增高，血清碱性磷酸酶升高。

（2）血磷测定：血磷大多低于1.0毫摩尔/升以上，但诊断意义不高。

2.妊娠并发原发性甲旁亢需要做哪些影像学检查？

（1）超声检查：可发现甲状旁腺腺瘤。

（2）X线和CT：孕妇禁用。

妊娠并发原发性甲旁亢的治疗要点

1.低钙饮食是基础

限制饮食中钙的摄入。

2.药物治疗是武器

应用呋塞米、有机磷药物、糖皮质激素等治疗。因孕期不宜服用双磷酸盐，选择此类药应慎重。

3.手术治疗是保障

在保守治疗失败时应积极采取手术治疗。

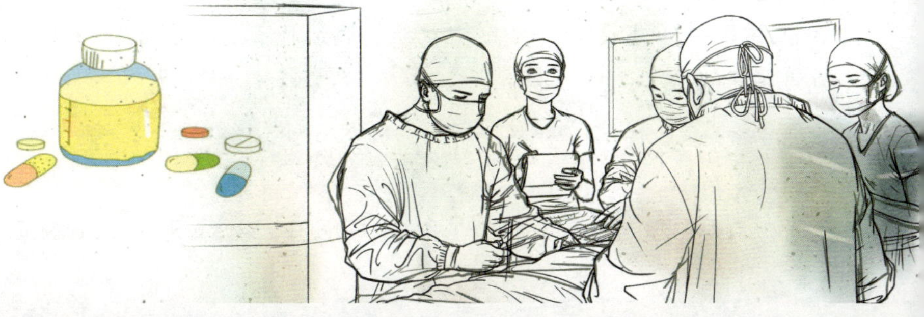

二、妊娠与垂体疾病

课前小故事

故事二

患者：大夫，什么是垂体泌乳素腺瘤？

顾大夫：垂体是人体内最复杂的内分泌腺，所产生的激素不但与身体骨骼和软组织生长有关，而且影响其他内分泌腺的活动，被称为人体“内分泌腺之首”。垂体泌乳素腺瘤，是生长在垂体并分泌泌乳素的肿瘤，属于良性肿瘤。

患者：大夫，垂体泌乳素腺瘤常见吗？

顾大夫：垂体泌乳素腺瘤是育龄妇女最常见的垂体良性腺瘤，国内妊娠合并垂体泌乳素腺瘤的发生率为1.02‰。

患者：血清泌乳素什么时候测定最科学？

顾大夫：按照“查低不查高”的原则，月经2～4天的早上10点至11点是泌乳素最佳的抽血检测时间。处事我们安之若素，遇事我们泰然应对，在做泌乳素水平测定时大家持有这种心态准不会错。

患者：泌乳素腺瘤主要有哪些临床表现呢？

顾大夫：主要包括两个方面：一是高催乳素血症临床表现：女性表现为闭经、月经不调、泌乳；男性表现为性功能下降。二是肿瘤压迫表现：大腺瘤压迫视神经，引起视力下降，视野缺损；微腺瘤没有压迫表现。

患者：哪些因素会引起泌乳素增高？

顾大夫：除了泌乳素腺瘤外，多种因素会引起泌乳素增高。如病理性因素：下丘脑与垂体的病变、原发性甲减、应激刺激、肾衰、肝硬化寒冷、乳腺病变等。生理性因素：疲劳、紧张、寒冷、疼痛、性交、乳头刺激、妊娠等。药物性因素：避孕药、抗高血压药、安眠药、抗抑郁药、抗精神病药、胃病药物，以及不明成分的中药等。

患者：我家亲戚月经不调，磁共振检查发现一个垂体微腺瘤，是不是泌乳素腺瘤呢？

顾大夫：泌乳素腺瘤的诊断除了临床表现外，还依赖于血清催乳素的数值。

一般来说血清催乳素为100～200微克/升，并排除其他原因引起的高泌乳素血症，才能诊断。泌乳素数值受多种因素影响，所以做出诊断需要专科医生确定。

患者：顾大夫，泌乳素数值略高于正常，要不要治疗？

顾大夫：泌乳素腺瘤患者的数值一般高于正常值4倍以上，对于不足4倍的增高，可以考虑定期复查观察，暂时不治疗。

患者：得了泌乳素腺瘤，该怎么治疗？

顾大夫：多巴胺激动剂是泌乳素腺瘤的首选治疗，主要包括溴隐亭与卡麦角林。服药后绝大多数患者的催乳素水平正常，肿瘤体积显著缩小，甚至消失。所以，不要背负过多思想包袱。

患者：溴隐亭怎么服用？

顾大夫：溴隐亭2.5毫克/片，建议根据泌乳素数值，来确定服药剂量。可以从每天半片开始服用，如果泌乳素数值正常了，就维持服药。如果泌乳素下降不满意，就增加药物剂量，直到泌乳素数值控制到正常范围。一般，7.5毫克/天是有效治疗剂量，如果药物控制不理想，可逐步加量到15毫克/天。再增加剂量，并不能改善治疗效果。具体服药剂量，找专科医生来确定。

患者：溴隐亭有哪些副作用，怎么服用才科学？

顾大夫：呕吐、口干、鼻塞、抑郁失眠等，建议从小剂量开始（如开始服用溴隐亭时，睡前口服一片，2.5毫克/片），且随餐服用，服药后避免运动。

患者：溴隐亭治疗后，什么情况下可以停药？

顾大夫：一般来说，泌乳素正常两年以上，磁共振检查没有肿瘤的情况下，停药是安全的，所以建议服药至少两年，停药前要找医生确定有无停药指征。另外，停药后有部分病人，会肿瘤复发，需

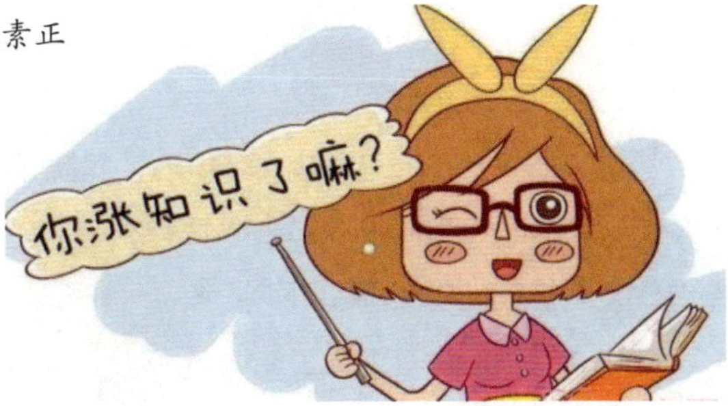

要再次服药。

患者：泌乳素腺瘤患者经药物治疗后怀孕了，怀孕期间怎么服药，药物对胎儿有影响吗？

顾大夫：溴隐亭对胎儿安全性较高。对于垂体微腺瘤患者，可以考虑在怀孕12周后停药，停药可以减少流产的风险。对于垂体大腺瘤患者，由于怀孕有增大肿瘤体积的风险，建议妊娠期间，全程服药。

患者：药物治疗无效，服药副作用太大怎么办？

顾大夫：确实有10%～25%患者，对溴隐亭耐药，这种情况下可以尝试卡麦角林的治疗。如果确实无效，可以考虑手术治疗，切除肿瘤。

患者：哪些情况下，泌乳素腺瘤需要手术治疗？

顾大夫：一是药物治疗无效；二是药物副作用大，无法耐受；三是肿瘤体积不缩小，视力下降；四是药物治疗后出现脑脊液漏者；五是肿瘤囊变者，药物治疗疗效多不佳，也可考虑手术。

患者：对泌乳素腺瘤患者，有什么建议？

顾大夫：按时服药，定期复查，不要自行决定，脱离医生的指导。

第五节　健康骨质，轻松好孕——妊娠合并骨质疏松

课前小故事

张女士，40岁，孕28周。近期频繁出现腿困、腿抽筋，以为是孕期正常现象，未给予重视。近一周来，劳累后感到腰部疼痛明显，呼吸气促、气短。9月5号，张女士与其丈夫来到医院，导医推荐其去内分泌科就诊。

刘主任：你好，你哪里不舒服？

张女士：医生，我最近以来腰背酸疼，疲乏无力，呼吸感觉不顺畅。

刘主任：怀孕之前有这种症状吗？持续多久了？有没有体力劳动或者受外伤？

张女生：在家基本没有体力劳动，也没有受过外伤，这种症状差不多持续一个月了，加重有一周。

刘主任：你这个是“妊娠合并骨质疏松症”，多见于绝经后女性和老年男性。孕妇由于营养因素、遗传因素、缺少运动、内分泌改变等原因也会出现骨质疏松。

张女士：医生，那我应该怎么办啊？

刘主任：多吃含钙质和维生素的食物，例如鱼类、海带、大骨汤、牛奶、豆类等，孕期也应该合理运动、晒太阳，这样才能怀得上、生的下。

张女士：谢谢您，刘主任。

一、什么原因导致妊娠合并骨质疏松？

原因未明，钙和维生素 D 等营养素相对不足、内分泌改变、妊娠状态及遗传因素等可能是致病的重要因素。因其发生在妊娠哺乳期，一旦因骨质疏松继发骨折，可严重降低孕妇的生活质量，且对胎儿产生重大影响。

二、妊娠合并骨质疏松孕妈妈的主要症状

由于孕期和哺乳期都是大人吃、两人补，对钙质和矿物质的需求较大，如果不能够及时补充，可能会发生钙质等的流失，引起骨质疏松。骨质疏松主要有以下四种症状。

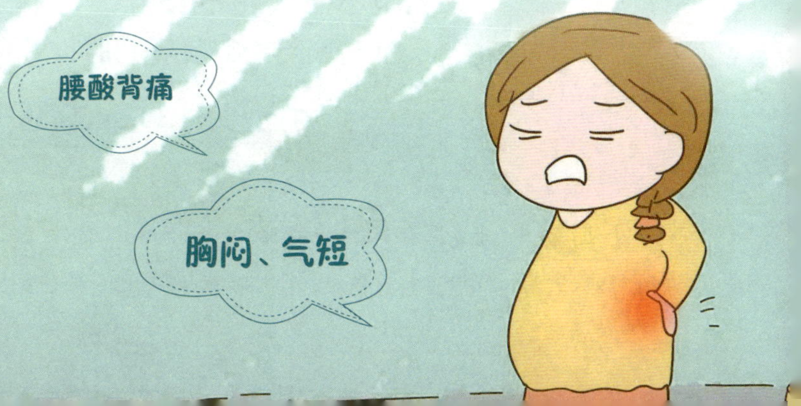

1.疼痛

腰背酸痛，腰膝酸软，关节疼痛，疲乏无力。

2.脊柱变形

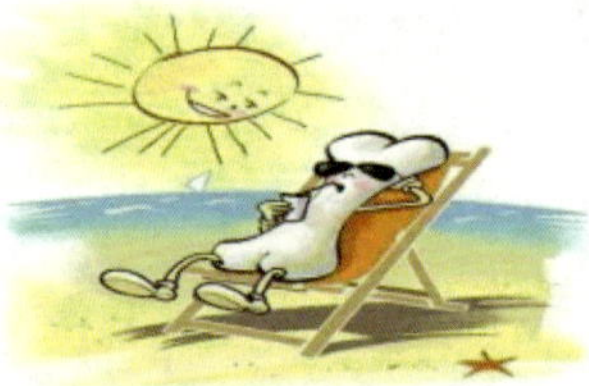

骨质疏松严重者会导致身高缩短和驼背，脊柱畸形和伸展受限。孕妇如果发现怀孕时期身高降低了，就需要注意，及时到医院做检查。

3.发生脆性骨折

多是脊椎骨折。

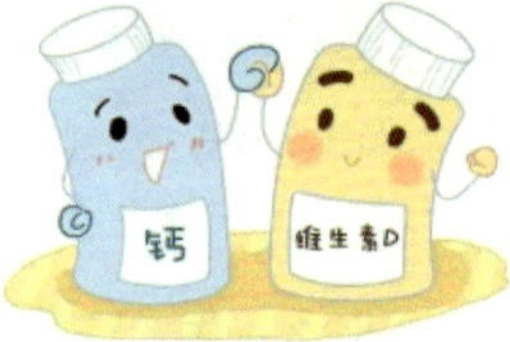

4.呼吸功能下降

胸、腰椎压缩性骨折，脊椎后弯，胸廓畸形，可使肺活量和最大换气量显著减少，患者往往可出现胸闷、气短、呼吸困难等症状。

三、如何让拥有孕妈妈健康好骨骼？

多吃含钙质和维生素的食物，例如鱼类、海带、大骨汤、牛奶、豆类和水果等，如果不能摄取，则可在医生指导下服用钙片。

尽量多运动、晒太阳，多吃蔬菜和水果，最好每天喝牛奶，并且不抽烟、不喝酒。

定期做检查，早期的诊断检查很重要。

第六节　只长胎不长肉
——妊娠与肥胖

课前小故事

王小姐，29岁，平素喜好多食，身高160厘米，体重65千克，担心体重会对怀孕有影响，特来医院进行相关咨询。针对肥胖人群，内分泌科室在每周三的早晨都会进行妊娠性肥胖危害教育，于是王小姐在其母亲的陪同下来到了内分泌科。

医生：首先妊娠期肥胖是指妊娠期妇女体内脂肪组织过度蓄积的状态。妊娠期肥胖分为两种情况，即肥胖妇女妊娠（妊娠前肥胖）和妊娠期体重过度增加。

王小姐：这个有什么危害呢？

王大夫：肥胖妊娠对胎儿和孕妇都有较大影响，孕妇肥胖会增大妊娠糖尿病和妊娠高血压的机率，而且容易导致流产和巨婴难产。

张大夫：不仅如此，产后肥胖会给产妇带来很大的心理压力和精神负担，容易出现过激的语言和行为，变得自卑抑郁。

家属：那我们应该怎么做呢？

胡大夫：总体来说应该“瘦孕”，即科学长胎，科学饮食，科学运动。

一、妊娠合并肥胖对孕妇和胎儿有什么影响？

妊娠性肥胖是指妊娠期妇女体内脂肪组织过度蓄积的状态。妊娠性肥胖分为两种情况，即肥胖妇女妊娠（妊娠前肥胖）和妊娠期体重过度增加。

主要影响

1.妊娠性肥胖对胎儿的主要影响

（1）胎儿期：巨大儿；胎儿并发症；胎儿流产及死亡。

（2）分娩时：产程延长；新生儿窒息及脑缺氧；肩难产。

（3）出生后：新生儿并发症；新生儿先天缺陷性疾病；新生儿及成人肥胖症。

2.妊娠性肥胖对孕妇的主要影响

（1）妊娠期：妊娠期糖尿病；妊娠期高血压；压力性尿失禁。

（2）分娩期：过期妊娠及宫缩乏力；难产率及软产道损伤增加；剖宫率及手术难度增加。

（3）产后：①体重滞留及肥胖症。妊娠性肥胖在产后表现为体重滞留（俗称产后肥胖）。若不及时纠正，部分产后肥胖可最终发展为成人肥胖症，增加了糖尿病、高血压等肥胖相关性疾病的患病风险。②子宫复旧不全及产褥期疾病。妊娠性肥胖产妇易伴发子宫复旧不全，主要表现为恶露不尽、产后出血、腰腹隐痛、气短多汗、大便难等，会对产妇的体质和健康造成长期的影响。

二、妊娠期肥胖管理，不做臃肿妈妈

a.孕期生活方式的干预　b.产前保健要点　c.产时与产后处理

建议到医院就诊后，在医生的指导下合理的饮食。一般要以低盐、低脂、低热量、高蛋白质饮食为主。不要吃甜食和油炸、煎、烤的食品。适当的锻炼身体，合理的减轻体重，可以减少心脏负荷，减少对胎儿的影响。

妊娠期肥胖对身体有何危害？

据统计，在体重超过90千克的孕妇中，75%会发生这样那样的妊娠合并症，其中最多见最危险的是妊娠高血压综合征，占总数的43.6%。有些严重者甚至需要中止妊娠。

妊娠期是女性一生中最容易发生糖尿病的阶段之一，对于

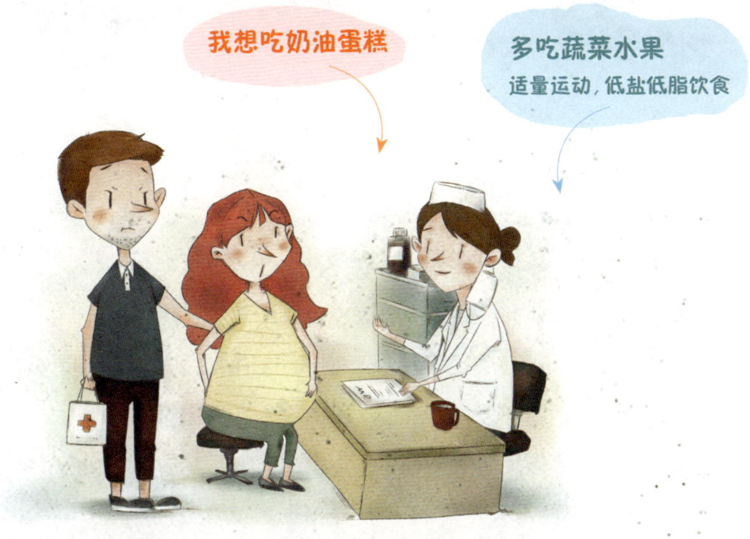
我想吃奶油蛋糕
多吃蔬菜水果
适量运动，低盐低脂饮食

肥胖妇女更是如此。肥胖本身加上妊娠高血压疾病及妊娠糖尿病等合并症，对胎儿的发育有严重影响，流产甚至死胎的发生率大大增加，加上肥胖导致孕妇腹肌无力，所以容易造成难产。

肥胖妇女的腹壁脂肪过厚，给医生的产前检查造成困难。所以，妊娠妇女应该注意合理饮食、适当运动，勿使体重增长过多。很多妇女认为，在怀孕期间应当给胎儿补足营养，所以尽量多吃，而且变着花样吃油吃肉，结果体重猛增。殊不知肥胖妇女在整个怀孕、分娩过程中，可能会碰到许许多多的麻烦。

肥胖对孩子生长发育有影响吗？

很多家长有这样一种观念：我的孩子虽然胖一点，但是这正说明我的孩子营养好，营养好就有利于孩子的生长发育。

其实这种观念是不正确的。儿童肥胖可以给生长发育带来一系列的问题。小儿早期发胖会使开始行走的时间推迟，且常因为体重过重，加上缺钙，容易发生膝内翻（X形腿）、膝外翻（O形腿）及扁平足等畸形。

早期发胖还可以使生长加速，尤其是骨头的生长变快，导致骨年龄提前，然而这样有可能导致骨头发育过早停止，骨骺过早关闭，从而使胖孩子小的时候显得比较高，到了别人蹿个时反而长得慢，最后的个头反而不如体重正常的孩子。

肥胖女孩可出现青春期提前，乳腺发育和月经来潮过早出现，可能比普通孩子提前1～2年。但她们在成年以后，反而容易发生排卵障碍、卵子发育不良，雌激素和孕激素水平低下，结果导致不孕。男孩子的情况则较为复杂，肥胖男孩既可以出现早熟，又可能出现青春发育延迟。严重肥胖更多地是延缓青春发育的步调。乳腺发育是肥胖男孩的最大麻烦。有人观察发现，胖男孩中睾丸萎缩、阴茎短小、前列腺发育较差者常见，这样的孩子长大成人后容易发生性功能低下。

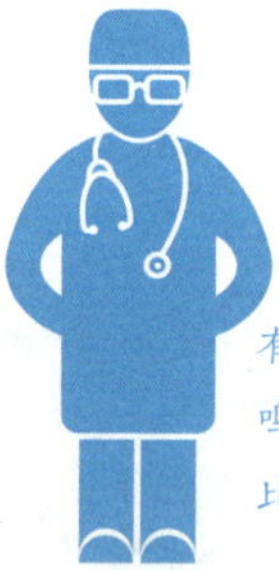

什么是妊娠高血脂？

★妊娠高血压病情较轻时，基本没有明显的症状。而当孕妇感到头疼、耳鸣、晕眩、觉得光线太强时，病情已经比较严重了。

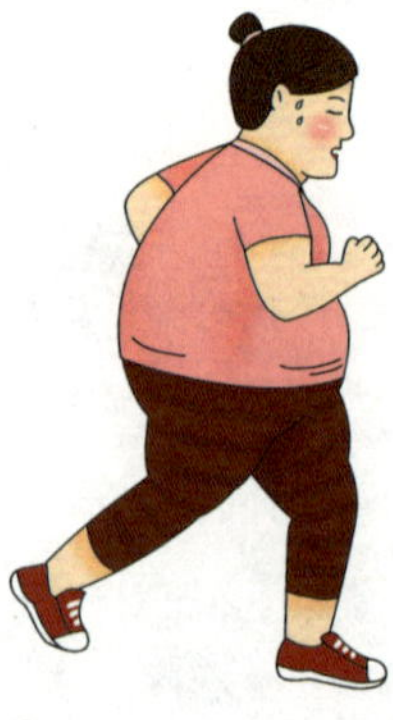

了解生活中的小常识，提前预防，提早治疗，拥有健康好身体